师承医腋集

主 编　安洪泽　杨晓雨

世界图书出版公司

图书在版编目（CIP）数据

师承医腋集/安洪泽，杨晓雨主编 . -- 北京：世
界图书出版公司，2022.3
ISBN 978-7-5192-9352-9

Ⅰ . ①师… Ⅱ . ①安… ②杨… Ⅲ . ①中医临床—经
验—中国—现代 Ⅳ . ① R249.7

中国版本图书馆 CIP 数据核字（2022）第 009322 号

书　　名	师承医腋集
（汉语拼音）	SHICHENG YIYE JI
主　　编	安洪泽　杨晓雨
总 策 划	吴　迪
责任编辑	韩　捷　崔志军
装帧设计	刘　琦
出版发行	世界图书出版公司长春有限公司
地　　址	吉林省长春市春城大街 789 号
邮　　编	130062
电　　话	0431-86805559（发行）　0431-86805562（编辑）
网　　址	http://www.wpcdb.com.cn
邮　　箱	DBSJ@163.com
经　　销	各地新华书店
印　　刷	三河市嵩川印刷有限公司
开　　本	787 mm × 1092 mm　1/16
印　　张	15.75
字　　数	239 千字
印　　数	1—2 000
版　　次	2022 年 3 月第 1 版　2022 年 3 月第 1 次印刷
国际书号	ISBN 978-7-5192-9352-9
定　　价	88.00 元

賀 师承医腋集出版

勤求古训 博采眾长

临証辨治 济世良方

辛丑仲秋杨克福词杨克高书

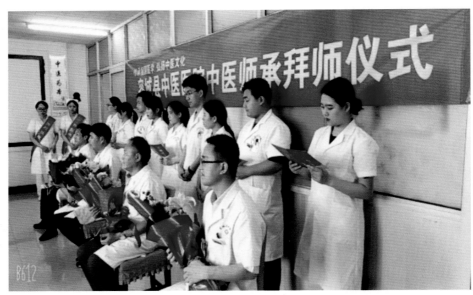

2019 年 6 月 26 日，容城县中医医院举办了以"传承祖国医学，
弘扬中医文化"为主题的中医师承拜师仪式

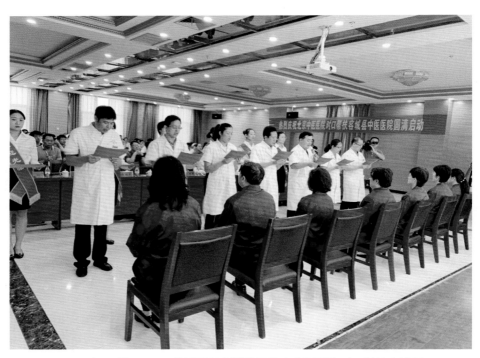

2019 年 9 月 19 日，首都医科大学附属北京中医医院对口帮扶容城县
中医医院启动，并举行隆重的拜师仪式

编委会

主　编

安洪泽　杨晓雨

副主编

杨　杰　张文哲　石亚萍　陈铁龙

编　委

（按姓氏笔画排序）

于君平　王艳军　牛会颖

朱山坡　朱海燕　刘桂莲

孙贺英　张景岳　柴　燕

高　山　槐　瑾　薛积良

序一

中医学是中华民族独有的学术体系，是世界上唯一有数千年传承而且在不断发展完整的医学体系。中医作为我国特有的传统文化，在几千年的历史进程中，不仅为人们的健康保驾护航，也对世界医学体系的完善产生了积极影响。中医学的发展壮大离不开师徒传承这种重要的学习方式，师承教育是中华文化源远流长的一种文明，是中医守正创新发展的基础，更是中医教育体系的核心。

中医师承教育主要通过临床跟师、抄方学习、口传面授的方式来继承老师的临床经验和学术思想，扩展学生的知识结构，培养学生的中医思维，锻炼学生的中医素养，丰富学生的中医底蕴，这种因材施教的教学方法符合中医学的自身发展规律，在历代都影响颇深，特别是随着中医药法的实施，国家相关管理部门在政策上给予中医师承教育大力的支持，其作用和优势愈加明显。

容城县中医医院安洪泽是基层中医的杰出代表，其组织该院中医同道共同编写了《师承医腋集》一书。本书主要讲述了跟师过程中的成长、领悟、感受，并在总结经验的基础上，对老师的病案进行整理和归纳。本书作者十分注重提升中医药文化素养和医德修养，重视继承中医药专家学术思想和临床经验，在跟师过程中不断提高临床技能，从而更好地服务于百姓身心健康，充分体现了

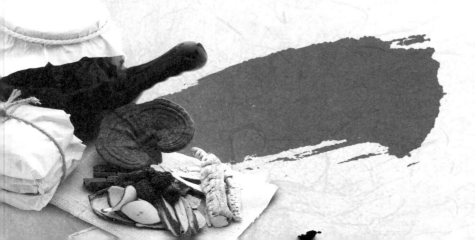

拜师学习与临床实践相互结合的重要性。

在此，我祝贺本书的出版发行！并希望本书能为中医师承教育的发展起到积极作用！

第三届国医大师

李佃贵

2022年1月18日

序二

　　《师承医腋集》一书在主编安洪泽、杨晓雨组织下完稿付梓。该书是集体力量和智慧的结晶，纳诸医家之经验，融个人随诊之感悟，情真意切，对中医后学之人大有裨益。

　　余虽年迈，七十有八，在中医治学的道路上，尚不敢懈怠，工作之余仍在研读，因为中医学术无止境，实可谓博、大、精、深。

　　借此机会，我想与同道共勉：治学中医，一定要铭记医圣张仲景之训——勤求古训，博采众方，留神医药，精究方术（此 16 字见于《伤寒论·序》）。精心学医，良心行医，真心传医，是每一个中医人应尽的天职和应有的担当。

　　裴永清

2021 年 8 月 28 日于北京弘医堂中医医院

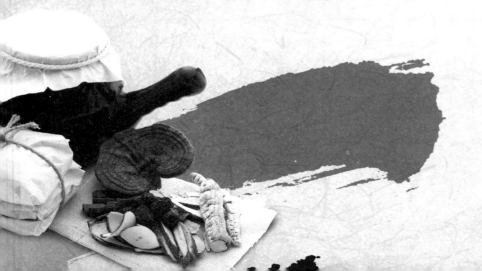

序三

安洪泽主任医师跟诸多名师临床、学经典、搞科研、探究学术，可谓是学验俱丰、非常出色的青年中医专家。由安洪泽、杨晓雨主编的《师承医腋集》，稽之古籍，追溯现状，集多家名医大家之精，汇集了诸多老中医药学家的研究心得，实乃不可多得之作。这些学术思想和临床经验是活的经验、知识和能力的体现，更是他们几十年的研究逐步凝练为智慧的结晶，这是一笔宝贵的精神财富和学术资源，希望中青年中医要珍视之、继承之、发扬之。

此作融合国内各专家的经验，分门别类，发扬固有特点，独树一帜，以供实用，造福人类，为国增辉。

作为中青年中医，任重道远。中医传统的师承方式仍然值得继续发扬。作为中青年中医工作者，应拜高水平的中医为师，边读书边验证于临床，成为当代名中医的私塾弟子，乐何如哉！

愿祖国医学遗产继承和发扬光大的工作更上一个新起点，愿此作对中医事业起到一个推动作用，于医学上之贡献，必甚宏大，读者其所获必丰。认为本书内容是瑕不掩瑜的，故乐为之序而推荐。

2021 年 8 月 28 日

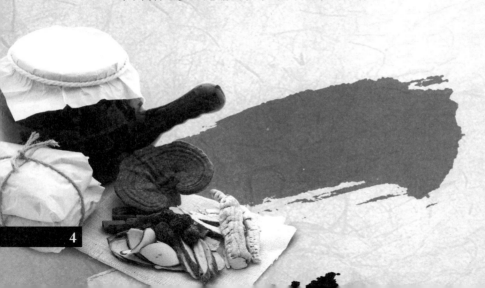

前言

　　读经典、跟名师、做临床是每一个中医成才的必由之路，我有幸成为河北省第三批中医药专家学术继承人，跟师于河北省名中医范新发教授，并顺利结业，又参加了河北省第三批优秀中医临床人才项目学习。可谓感慨良多，6 年的学习时间，每年两次的集中学习，每次 1 周，共 14 位国医名师、临床大家的经验传授和教诲，以及每周 1 次的跟诊抄方，使得我从对中医的懵懂无知到对患者诊治的游刃有余，感慨中医博大精深，医理浩瀚，辨治得法，确能救人于顷刻。项目学习结束后，仍未停止对经典理论的复习，读医案，写体会，跟师抄方，白天临证，夜间读书，可谓不亦乐乎。

　　师承教育作为千百年来中医药人才培养的主要模式，在传承中医药学术思想、临床经验和技术专长方面一直发挥着不可替代的重要作用。名师经验的获得是在对患者诊治过程中反复实践、揣摩出来的，对后辈学者能起到少走弯路的作用。作为中医人，传承国粹，发展中医是我们的神圣职责，所以就发起了院内师承的倡议，并得到院领导支持及同人的积极响应，愿为传承中医做些贡献，4 名高年资医师收 10 名优秀青年医师为徒，进行临床带教，定期召开座谈会，互相交流经验和体会，撰写跟诊医案；又与北京中医医院结成对口帮扶协作单位，

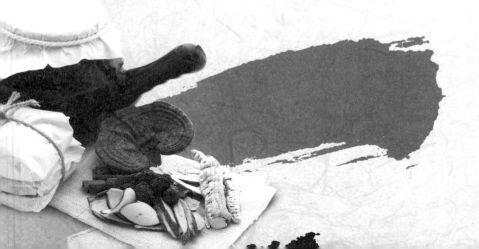

我院7名骨干医师拜名家为师，定期到北京中医医院跟诊抄方，尽得老师们的倾囊相传。同时，河北省骨干医师培训项目学员在广安门中医医院进修学习，也参照师承工作制度严格要求。两年来，院内外师承工作取得一定成绩，今择优秀医案和临床体会合而为辑，供同道学习、参考。

本书分体会篇、医案篇、随想篇、论文篇4部分：体会篇是跟师过程中对某一方、证、药物的认识或跟师经验的总结，或初入杏林的感受和体会，可谓情真意切；医案篇是跟师学员对老师效验的病案整理，有完整的理、法、方、药及病案分析，反映了对中医经典理论原则的领悟及对中医临床的思辨过程；随想篇大多是临床工作中有感而发，耐人寻味；论文篇是在期刊杂志上发表的，总结归纳老师经验的文章，也一并收录。文章体裁和写作形式多样，不拘一格，尽量原汁原味地展现每位学员的学习成果。

"守正创新，传承精华"的中医药传承发展思路，给中医人指明了方向，沿师承这条主线，中医药定会大放异彩。我们总结师承工作取得的部分成绩，每篇不过只鳞片抓，日积月累而篇幅始具，经整理成集，犹集腋成裘，故名《师承医腋集》。因写作水平有限且为初学，书中难免纰漏甚多，敬请斧正！

目录

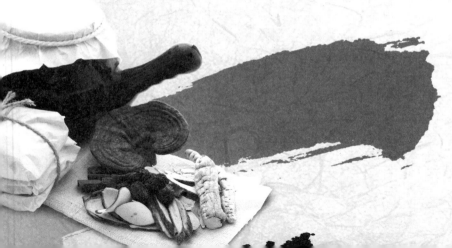

目录

师承医腋集

第一章 体会篇

第一节　裴永清从湿、热、瘀辨治疑难杂病经验

北京中医药大学教授裴永清，是伤寒大家刘渡舟亲传弟子，中国中医药信息学会学术流派分会会长。他博览群书，学验俱丰，是精心习医、良心从医、真心传医的一代大家。笔者有幸侍诊于侧，思其精要，学有所获，对老师的学术思想作以粗陋浅谈，以飨同道。

一、学术思想

裴老从医60余载，具有丰富的临床经验，活用经方，不弃时方，倡导经方时方有机结合，以应对当今复杂的临床病情，其遣方用药，令人称奇，临床擅长从湿、热、瘀论治各种疑难杂症。认为"湿为百病之始、怪病多痰、久病多瘀"，湿郁内蕴生热，痰热凝结成瘀是临床疑难杂症的主要病机。以化湿清热、祛痰通络为治疗大法，临床多有效验，屡起沉疴。

二、理论溯源

湿。湿有内湿、外湿之分，外湿多因于居住潮湿、坐卧湿地，湿邪内侵机体，凝滞于经络脏腑。而内湿多责于脾，现代人多恣食肥甘厚味，损伤脾胃，脾虚则水谷不化，聚而成湿。内湿、外湿亦常相兼为病或与其他病邪杂致为患，共

犯机体，历代诸家多有阐释。如清·叶桂《温热论·外感温热篇》云："湿盛则阳微。"湿为阴邪，易伤阳气，阻遏气机，因湿邪的重着之性而出现清阳不升，头重如束布帛。故《素问·生气通天论》说："因于湿，首如裹。"湿性黏腻，缠绵难解，如油入面，或病程较长，胶着难愈。吴塘《温病条辨·上焦篇》谓之"其性氤氲黏腻，非若寒邪之一汗即解，温热之一凉即退，故难速已"。湿性趋下，易袭阴位，《素问·太阴阳明论》有"伤于湿者，下先受之"的记述，故湿邪多易出现下肢水肿、湿疹及湿邪壅滞的"脚气"等症。湿邪的伤阳、重浊、黏腻、趋下等致病特点，决定了湿邪的宣化、清化、淡渗等诸多治疗大法。

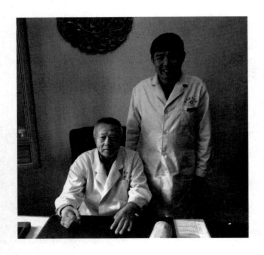

湿热。湿邪不化，久则郁而化热，弥漫三焦，或湿热之邪共同侵犯人体，湿与热合。湿热病机或因感受外来湿热之邪，或嗜辛辣醇酒，肥甘厚味，脾失健运，酿湿生热。可致湿热郁阻肝胆，或内蕴中焦，或侵袭大肠，或下注膀胱、流注关节等，形成湿邪弥漫三焦诸证。因湿热病邪具有"蒙上、流下、上闭、下壅"以及闭阻三焦的特点，临证宜辨明湿重于热或热重于湿及侵及脏腑的不同，立足分解湿热，分利三焦，如《素问·至真要大论》中提到"湿淫所胜，平以苦热，佐以酸辛，以苦燥之，以淡泄之。湿上甚而热，治以苦温，佐以甘辛"，治疗湿热病，以辛香之药芳香化湿，苦温之药健脾燥湿，淡渗之药渗湿热于下。

湿、热、瘀。湿阻蕴热，痰热互结，阻遏气机，气机闭塞，血行瘀滞，终至湿、热、瘀互结。《医原》曰："湿微则物受其滋，甚则物被其腐，物如此，人可知矣。"故有"湿为百病之始"的说法。津运障碍，凝湿成痰，因痰致瘀，《明医杂著》曰："人之一身，气血清顺，则津液流通，何痰之有。惟夫气血浊逆，则津液不清，熏蒸成聚而变为痰焉。"痰瘀互结，胶固难化，蕴结体内，壅塞络道，郁久腐化，凝聚成毒而变生他病。故《灵枢·百病始生》云："凝血蕴里而不散，津液涩渗，著而不去而成积。"临床出现积聚、症瘕、岩瘤等痰热瘀阻的临床诸症。

三、临证发微

现代人多属湿浊偏盛体质，其病因是嗜食肥甘，损伤脾胃，运化失司，湿邪内停，聚而生痰。而痰源于津，瘀本乎血，津血同源，血中阴液渗于脉外则为津，津液凝聚均为痰，血液停滞皆为瘀，留于脉络内外黏缠难解，必然影响气血之运行，久则郁而蕴蒸，凝聚化热成瘀，变生他病、坏病。由此可知，湿、热、瘀既可单独致病，也易复合兼夹、互为因果。外湿乘虚内侵，脾胃不和阻碍津液运化，内、外合邪生湿化浊；气机不畅郁而化热、化火，湿与热合其势更盛；久病入络，血脉瘀滞，乃生瘀血。湿、热、瘀痹阻，影响气、血、津液运行，影响脏腑功能，变生各种疑难杂症。临证时，须分清湿热孰轻孰重，抑或侵犯上、中、下焦或脏腑经络。裴老常言：要从舌、脉、症抓机而先定湿热之性，再明湿热之位，否则位异则药异矣。如湿重于热者，以化湿为主；热重于湿者，以清热为主，三仁汤、藿朴夏苓汤参合治之。湿热上蒸，多出现颜面肿胀诸症，常治以普济消毒饮；湿蕴上焦，出现肺热咳喘，多用《千金》苇茎汤加减；湿热蕴于肝胆者，如胆囊炎、胆息肉等，常以龙胆泻肝汤化裁；脾胃湿热证如胃溃疡、糜烂或肠化，以金鉴清胃理脾汤，伴口腔溃疡者合导赤散；湿热下注膀胱，以八正散、白头翁汤；湿热流于下肢出现痛风，或紫癜者，多加味苍白散；皮肤四肢湿热证则以薏苡竹叶散加味。裴老认为，对湿热病当以治湿为主，湿去则热孤，与芳香化湿、苦温燥湿或淡渗利湿，以分消三焦湿热。湿热久郁为患，大多夹瘀，多合用活血化瘀之品如莪术、赤芍或抵当汤。

四、经验荟萃

1. 四诊合参，尤重舌诊

裴老认为，四诊之中不可偏废一诊，每个患者均要仔细问诊，查色按脉，舌诊尤为详细，必以手电筒查验舌苔的有无、厚薄或黄腻与否。对常规伸舌望诊相比，能查看到舌根苔的厚腻程度，从而断定疾病的寒热属性。苔黄属热，苔腻属湿。大多湿热病症多为苔黄厚腻或白腻，从而提供准确的辨证思路。如以四肢不温、肠鸣腹泻来诊患者，医者大多会以虚寒论治。查舌苔为黄腻，方知湿热郁阻、阳气不能外达所致，裴老谓之"独处藏奸"。尤其对久病慢病疑难杂病，舌底脉络迂曲紫暗，一辨即明，多为湿热内蕴，瘀毒入络之证。或有瘀血征如结节性肝硬化、萎缩性胃炎等，即使舌底脉络迂曲不著，亦以瘀血辨证，多有浮鼓之效。

2. 衷中参西，融会新知

裴老认为，现代医学发展到分子水平，对疾病的诊治有很大帮助，定期体检能发现潜在的疾病，可以早期干预，早期治疗。对慢性疑难杂症患者，尤其重视辅助检查，一是避免误诊，二是可以检验治疗效果。认为西医检查是中医四诊的延伸，对中医的诊治会有很大帮助，如治疗脾胃病，必须结合胃镜、肠镜及实验室检查结果，谓胃、肠镜是中医望诊之延伸，必须结合镜下所见，如黏膜苍白多虚寒；黏膜充血、水肿、糜烂明显者，必多湿热；黏膜增生、粗糙必有瘀滞；或伴胃肠息肉等，这是四诊不能诊查到的，再如不明原因高热、各种癌肿等，所以现代医学检查要为中医所用。裴老反对以中药药理研究结果进行堆砌式处方，始终秉承辨证论治的中医诊疗思维，即"观其脉证，知犯何逆，随证治之"。

3. 崇尚仲景，博采众方

裴老崇尚经方但不偏废时方，对各种经方时方的原文信手拈来，如数家珍，他博览群书，采众家所长，并结合临证经验，拟定了独特疗效的协定方。如用于肝胆郁热、脾胃湿盛之证的柴胡胃苓汤即是张仲景的小柴胡汤、平胃散和四苓汤合方，对脂肪肝有良效；刘渡舟的柴胡解毒汤，治疗乙肝；印会河的化瘀通气方，治疗结节性肝硬化；吴谦的加味苍白散治疗痛风；王锦之的人参健脾丸，治疗慢性胃炎；张锡纯以三棱莪术与参、术、芪并用能开胃消食，刘弼臣以马钱子治疗重症肌无力等，不一而足。裴老尤其对张仲景的抵当汤在疑难杂病中

的应用多有研究，多次在医界呼吁重视抵当汤的应用。认为该方是活血化瘀第一方，非虎狼之剂，尚有补虚之功。

4. 调畅情志，合理膳食

裴老强调，良好的精神状态才是健康的第一要素。《内经》就有七情致病的理论阐述，说明情志调节的重要性。大多疑难杂病或因经济所限，或病痛折磨，或家庭矛盾，或社会压力，都有情绪低落、悲观厌世、急躁易怒等精神症状。裴老每次诊完后都要对患者说三个字"乐呵呵"，告诫其努力做好心态平和，不急躁不忧虑，即《内经》云："恬淡虚无，真气从之；精神内守，病安从来"。同时，裴老要反复叮嘱饮食宜忌，"膏粱之变，足生大疔。饮食自倍，肠胃乃伤"颇具现实意义，很多疾病都是吃出来的，所以要严格忌口，饮食宜清淡。忌烟酒、辛辣、油腻、甜食、水果及各种滋补品，因其有助湿生热之弊。

（安洪泽）

第二节　裴永清辨治脾胃病经验拾零

伤寒大家刘渡舟先生高徒、首都国医名师裴永清是北京中医药大学教授，中国中医药信息学会学术流派分会会长，北京弘医堂中医医院专家，学验俱丰，临证每以经方起沉疴、愈废疾，其用方简练，令人称奇，又推崇时方，倡导经方与时方有机结合，以应对现今复杂的临床病情，自称"辨证论治派"。笔者有幸侍立裴老左右，受益匪浅。现将老师治疗脾胃病经验进行总结，以飨同道。

裴老论脾胃病，大多以虚实论治，分清虚实即明辨阴阳，明阴阳才能有的放矢，才能执简驭繁。教科书上对脾胃病按症状分为呕吐、吞酸、反胃、胃脘痛、胃痞等病名，各病中又有饮食积滞、脾胃虚寒、肝胃不和等辨证分型。裴老认为，

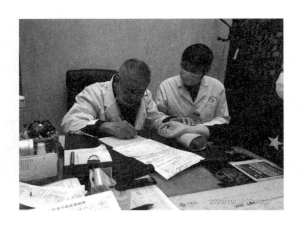

大凡脾胃疾病，多与饮食、情志等有关。现代人多肥甘厚味，嗜食辛辣刺激；或贪凉喜冷，夏季空调冰啤、麻辣烫。经云"膏粱之变，足生大疔。饮食自倍，肠胃乃伤"，或湿滞肠胃、郁而化热；或损伤中阳、脾胃虚寒。故而脾胃病不越寒、热两型，或兼食滞，或兼气郁，或兼血瘀，或寒热错杂。

裴老治脾胃病，必须结合胃镜、肠镜及实验室检查结果，谓胃、肠镜是中医望诊之延伸，必须结合镜下所见，如黏膜苍白多虚寒；黏膜充血、水肿、糜烂明显者，必多湿热；黏膜增生、粗糙必有瘀滞；或伴胃肠息肉等，这是四诊不能诊查到的，所以现代医学检查要为中医所用。同时，裴老注重诊舌，必以手电筒查验舌苔的有无、厚薄、黄腻或白腻，对常规伸舌望诊相比，能查看到舌根苔的厚腻程度，从而断定疾病的寒热属性。而舌底脉络迂曲、紫黯，多为湿热内蕴、瘀毒入络之证。

裴老认为，现今临床中，脾胃疾病湿热者十之八九，多以清胃理脾汤加减，此方出自《医宗金鉴》，由平胃散加黄连、黄芩组成。主治醇酒厚味，以酒为浆，以肉为粮，致湿热为病，痞胀哕呕，不食，吞酸，恶心，嗳气，更兼大便黏臭，小便赤涩，饮食爱冷，口舌生疮诸症。该方以黄连、黄芩清胃热，苍术、厚朴理脾湿。共奏清胃理脾之功。凡脾胃疾病属湿热者，应用此方验之无数。

病案1：崔某，女，73岁，2020年11月6日初诊。主诉进食后胃胀、嗳气，伴反酸、烧心一年。心窝部针扎样不适，大便正常，口腔溃疡反复发作，睡眠较差。中国人民解放军总医院（301医院）胃镜检查提示：慢性非萎缩性胃炎。病理：慢性炎伴轻度肠化生。Hp 阴性。心电图提示 ST-T 波异常改变。查其舌质黯，苔黄腻，舌脉迂曲、紫黯。脉弦滑。诊断为慢性非萎缩性胃炎；复发性口腔溃疡。

中医辨证为脾湿胃热。治宜清胃热、化脾湿。予清胃理脾方加味。药用：苍术12g，厚朴12g，陈皮10g，川黄连10g，黄芩10g，姜半夏12g，白术10g，麸炒枳壳10g，煅瓦楞子30g$^{（先煎）}$，生代赭石末30g$^{（先煎）}$，旋覆花10g$^{（包煎）}$，莪术10g，生水蛭10g，土鳖虫10g，生大黄6g，桃仁10g，生虻虫6g。7剂，水煎服，每日1剂，早晚温服。嘱忌油腻、辛辣刺激、生冷黏腻、干果、水果和甜食及不易消化食物。患者7天后复诊，告知餐后胃胀大减，已无口腔溃疡，大便成形。查其舌苔白微腻，脉弦滑。原方加减调理月余。诸症消失。

按语：《医宗金鉴·删补名医方论》："若醇饮肥甘、炙煿过用，以致湿热壅于胃府，逆于经络，此伤血分，治宜清热。"盖脾属土，湿为土之气，因湿属阴邪，其性黏滞，若湿滞脾胃，运化失职，阻遏气机，气滞不行，久郁化热，灼伤血络。临床多以餐后胃胀、泛酸烧心、口浊或口糜、便干或稀、舌苔腻或黄腻舌尖红为主要诊断依据。对于伴见口腔溃疡患者，多合用导赤散；反酸、烧心者加煅瓦楞子、海螵蛸；嗳气者加代赭石、旋覆花降胃气，代代花、绿萼梅疏肝气；胃痛明显者加良姜、香附；胃胀明显者加砂仁；便干者加生川大黄；食欲不振伴便溏者加焦四仙；对萎缩性胃炎或伴有肠化生或舌脉迂曲者加莪术、桃仁或抵当汤等。

临床或有素体脾虚，或贪凉喜冷，损伤中阳，寒气内生，致脾胃失于温煦的脾胃虚寒型，其证候表现胃痛或腹痛隐隐、喜暖喜按、空腹时痛甚、进食后痛减，泛吐清水，纳食不香，精神不振，倦怠乏力，手足发冷，大便溏稀，舌淡苔白，脉虚弱或迟缓，裴老多以健脾丸、理中汤等化裁。

病案2：贾某，男性，2020年11月10日由天津慕名求裴老诊治。患者因腹泻20年加重半年为主诉，实验室各项检查无异常，多处求医问药，不效。刻下症见：腹泻，每日七八次，着凉或生气后加重，口不渴，矢气多。舌质淡，舌苔白微腻。脉沉细。诊断为慢性胃炎。中医辨证为脾胃虚寒。治宜温中健脾。予理中汤加味。药用：太子参30g，茯苓30g，白术30g，炮姜10g，炙甘草6g，川黄连10g。水煎服，6剂后便条成形，每日1～2次，且气、便分离。

二诊结合其胆囊息肉12年，舌脉迂曲，原方加抵当汤、醋莪术调治。

　　按语：脾主中州运化，脾阳虚则寒湿内盛，运化不利，必致水泻。患者多次求医问药，曾服附子理中丸有效。理中丸见于《伤寒论》辨霍乱病脉证并治篇。太阴病以吐、利、腹痛、腹满为特征，属太阴脾虚寒证，仲景提示治法是"当温之""宜服四逆辈"。理中丸由人参、白术、干姜、炙甘草组成，当属"四逆辈"。诸药合用，使中焦重振，脾胃健运，升清降浊功能得以恢复，则吐泻腹痛可愈。本案加茯苓健脾利湿，又加黄连厚肠止利，合而谓之连理丸。对胃痛明显者加良附丸；对于脾虚胃弱者，多以健脾丸加减；对于久病久泻，伤及肾阳者，多以理中丸、四神丸合方。裴老多次告诫大家，要抓主证、抓主要病机，要观其脉证而不是听其症状，就能知犯何逆，随证治之。此患以口不渴、怕冷为主要辨证依据，而效如桴鼓。

　　裴老对脾胃病患者的饮食调摄有严格要求。因病多起于贪凉冷饮或膏粱厚味，所以凡此类病患都要告知其注意事项：严禁生冷、烟酒、辛辣、油腻、甜食、水果及各种滋补品，因其有损伤中阳或助湿生热之弊，不利病情恢复。

（安洪泽）

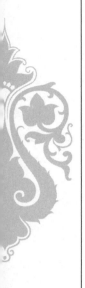

第三节　摒弃旧知，再识桂枝汤

　　自从中医骨干培训之旅开始后，我对中医产生了越来越浓的兴趣，也慢慢颠覆了我已有的中医认识，诸多感想非三言两语能完全表达，尤其是对桂枝汤，《伤寒论》课程结束后，反复归纳总结、咀嚼回味，虽尚未对其完全吃透，但新增认识颇多。

　　桂枝汤，第一反应解表剂，大学方剂学中最耳熟能详的一首，出自《伤寒论》，用于外感风寒表虚证，疏风解表，调和营卫。现代多用于感冒、鼻炎等呼吸道疾病。药物组成简单得不能再简单，常用得不能再常用，以至于连方歌都不用背，出口既能说出。《伤寒论》的阅读从来都是走马观花、水过地皮湿式的，但有关桂枝汤的条文在书中前面部分已有，所以对其原文的学习较多。本以为这已足够支撑我对它的临床应用。多年以前，幸有机会聆听裴永清前辈的桂枝汤讲解，当时即感该方不凡，然并未深入细想。而如今的学习后，惭愧至极，桂枝汤，方书之祖，绝非浪得虚名！在此，摒弃既往井底之蛙的认识，浅谈部分感受，重新认识桂枝汤。

桂枝汤，始见于张仲景《伤寒杂病论》。柯韵伯评其为"群方之魁，乃滋阴和阳，调和营卫，解肌发汗之总方"。认识桂枝汤，应首先识得太阳中风病，所谓"太阳病，发热，汗出，恶风，脉缓者，名为中风。"《伤寒论》（2）。短短十数字，道出太阳中风之总则，也为桂枝汤铺垫了主要脉证。而后，详细论述脉证细则，"太阳中风，阳浮而阴弱，阳浮者，热自发，阴弱者，汗自出，啬啬恶寒，淅淅恶风，翕翕发热，鼻鸣干呕者，桂枝汤主之。（12）""太阳病，头痛，发热，汗出，恶风，桂枝汤主之。（13）""太阳病，发热汗出者，以为荣弱卫强，故使汗出，欲救邪风者，宜桂枝汤。（95）"三条原文，从病机、脉证精炼论出桂枝汤，其发热，为阳浮者，翕翕发热，热势不高，发于浅表，赋予皮毛，以卫阳浮盛，与邪相争所致；其汗出，为阴弱者，微汗出，汗出而热不退，以风邪袭表，卫阳失固，毛窍开张，营阴外泄所致；恶风寒，为啬啬恶寒，淅淅恶风，以卫阳不固，腠理疏松，不胜风寒；头痛、鼻鸣、干呕，以风邪外袭，太阳经气不利；脉为阳浮而阴弱，即脉浮缓，浮为卫阳浮盛，气血充盈体表，缓并非脉来迟缓，而指重按脉弱，以汗出营损所致。病机俨然而出，营弱卫强，营卫失和。

桂枝汤的组成，简单不过，"桂枝三两去皮，芍药三两，甘草二两炙，生姜三两切，大枣十二枚擘"。然如此常见而平凡的五味药，却组成一首群方之魁。桂枝，辛能发散，温通卫阳；芍药，酸能收敛，固护营阴，此两者，一散一收，一刚一柔，发汗中有敛汗之义，和营中有固阳之义。炙甘草甘能补，安内攘外，调和营卫气血。桂枝、甘草又可辛甘化阳，芍药、甘草可酸甘化阴，生姜佐桂枝解表，大枣合芍药敛阴和营，甘草、生姜、大枣固护脾胃，助正达邪，以滋汗源。全方扶正祛邪，内外兼顾，散收并用，刚柔并济。然此就能成为群方之魁？我想原因有三：①其中的对药在诸多临床组方应用中广泛应用，如桂枝甘草汤辛甘化阳，可用于诸病中有阳虚者，可利水、化气等；芍药甘草汤酸甘化阴，用于诸病中有阴弱者，可柔肝缓急，可养阴止痉等；桂枝芍药调和营卫，凡病有营卫不和者皆可施之，甘草、生姜、大枣为固护脾胃常用配方；②该方内证得之，和气血、调阴阳，外证得之，散风寒、调营卫；③该方配伍用量亦有玄妙，桂芍等量和营卫，桂枝加桂降冲逆、温心阳，桂枝加芍缓疼痛，亦有小建中汤、桂枝新加汤、桂枝去芍药汤等，此处可另作一文详细论述，妙不可言。或许其原因另有他说，随着自己对中医、对伤寒论、对桂枝汤再深入地认识，汇聚各前辈老师的思想理解，相信能发现更多桂枝汤的玄妙之处。

　　对于桂枝汤的煎服法，是《伤寒论》中如此详细地说明煎服法及饮食禁忌方面中少有的几个方剂之一。从前学习桂枝汤，仅仅知晓有啜稀粥之说，而其中细节并未深究，因自己从未重视，亦因没认真读过《伤寒论》原文。论曰："上五味，㕮咀三味，以水七升，微火煮取三升，去滓，适寒温，服一升。服已须臾，啜热稀粥一升余，以助药力。温覆令一时许，遍身漐漐微似有汗者益佳，不可令如水流漓，病必不除。若一服汗出病差，停后服，不必尽剂。若不汗，更服依前法，又不汗，后服小促其间，半日许，令三服尽。若病重者，一日一夜服，周时视之。服一剂尽，病症犹在者，更作服。若汗不出，乃服至二、三剂。禁生冷、黏滑、肉面、五辛、酒酪、臭恶等物。"再详细不过。原不止啜稀粥这么简单。要适寒温，微火煮，以水七升，煮取三升，要服已须臾，即服用很短时间内遍啜热稀粥；要温覆令一时许，遍身漐漐，微似有汗即可，似为连续不断，不可如水流漓；要病瘥停服，见好就收，如不见好，可缩短给药时间，连续给药，使药力持续；要忌食生冷、黏滑、肉面、五辛、酒酪、臭恶等物，而这亦是绝

大多数疾病治疗或养生理念的忌口总则。仲景老前辈如此偏爱桂枝汤，概因其物美价廉、应用广泛吧，不敢随意揣测。

《伤寒论》中大多精炼之方，桂枝汤为方书之祖当之无愧，原文中更有其变证、坏证、兼证、禁证等论述，在此不能尽言其详，待再作感文。有时会疑惑仲景前辈成书的动力，或为名？或为利？追踪至《伤寒论》序言中"怪当今居世之士，曾不留神医药，精究方术，上以疗君亲之疾，下以救贫贱之厄，中以保身长全，以养其生。""余宗族素多，向余二百，建安纪年以来，犹未十稔，其死亡者，三分有二，伤寒十居其七。感往昔之沦丧，伤横夭之莫救，乃勤求古训，博采众方……虽未能尽愈诸病，庶可以见病知源。若能寻余所集，思过半矣。"痛夫！哀乎！为悬壶济世！为大医精诚！

（杨晓雨）

第四节　读《伤寒论》再识厥证

厥，《说文解字》为"发石也，从厂欤声"。为气闭、昏倒。厥证，首见于《黄帝内经》，云"厥者，逆也，气逆，厥逆也"，是指气机逆乱，升降失常之厥，据病因病机而命名有煎厥、薄厥、大厥、暴厥、痹厥、寒厥、热厥、气厥、血厥等诸厥，也有专论十二经之厥，内容丰富，病因复杂。而读《伤寒论》时发现亦有厥证的论述，反复阅读思考，此厥与《素问》中的厥论略有不同。《伤寒论》曰："凡厥者，阴阳气不相顺接便为厥。厥者，手足逆冷者是也。"此处厥已经不指某一种疾病，而是一种外侯，即手足逆冷。总的病机为阴阳气不相顺接，是不能互相贯通之说。

热伏于里，阳气郁而不达肢末，而见"热厥"。"伤寒一二日至四五日厥者，必发热。前热者，后必厥，厥深者，热亦深，厥微者，热亦微。厥应下之，而反发汗者，必口伤烂赤"（335）。此为外感化热，邪热深伏，阳气内郁，不得中发，阴阳气不顺接。症状可见四肢冷，发热，而肢冷前，身必发热，厥深热深，厥轻热轻为主要特点。轻指"伤寒，热少微厥，指头寒，嘿嘿不欲饮食，烦躁，数日小便利，色白者，此热除也，欲得食，其病为愈。若厥而呕，胸胁烦满者，其后必便血"（339）。重指"伤寒，脉滑而厥者，里有热，白虎汤主之"（350）。从方剂应用而见，重症应有"大热、大汗、大渴、脉洪大"四大证及心烦、舌红、苔黄、尿赤等里热表现。从总论及从方证法反推，"热厥"为热邪深伏，阳气郁闭，治当下之，清解里热，无形邪热用白虎汤，有形邪热用承气汤。禁忌汗法，灼伤阴液引火上炎清窍，腐灼阴血，而口舌红肿溃烂。

肝失疏泄，气机郁滞而阳气不布，而有"气厥"。"少阴病，四逆，其人或咳，或悸，或小便不利，或腹中痛，或泄利下重者，四逆散主之"（318）。此为少阴病，阳虚阴寒之证，以四肢不温（四逆）为主症，有心悸、小便不利、腹痛、泄利下重等或然症，而少阴肾气借以厥阴肝气疏泄条达，厥阴肝气一开，气机出入畅通，少阴郁阳开解，达于四肢，厥逆自除，用四逆汤舒畅气机，透达郁阳。至于或然证或兼证中，或咳，因肺寒气逆，当用五味子、干姜温肺敛气止咳；或悸，因心阳不足，当加桂枝温心阳益心神定悸；或小便不利，因气化失职，当加茯苓淡渗利水；因腹中痛，因阳虚中寒，当加炮附子温肾散寒止痛；若泄利下重，因中寒气滞，当加薤白，行气滞而下重泄利并除。

蛔虫阻挠，阳气被郁，而有"蛔厥"。"伤寒脉微而厥，至七八日肤冷，其人躁无暂安时者，此为脏厥，非蛔厥也。蛔厥者，其人当吐蛔。令病者静，而复时烦者，此为脏寒，蛔上入其膈，故烦，须臾复止，得食而呕，又烦者，蛔闻食臭出，其人常自吐蛔。蛔厥者，乌梅丸主之。又主久利"（338）。此为蛔厥证，主症手足厥冷，躁有安时，因蛔虫内扰而成，蛔虫静，心烦、疼痛等证可自行缓解。若因上焦有热，脾虚肠寒（藏寒），寒热错杂，蛔虫不安，而见心烦呕吐，甚则剧烈腹痛。治当清上温下、安蛔止痛，用乌梅丸。因该方又可和胃疏肝，温阳泄热，故亦可治寒热错杂之久痢。

第 338 条与蛔厥相鉴别引申出脏厥，既因肾脏真阳极虚而致的四肢厥冷，此病情凶险，预后不良，治当回阳救逆，大补元真之气，方用四逆汤合参附汤。

如单纯因血虚而厥，为血虚厥。"伤寒五六日，不结胸，腹濡，脉虚复厥者，不可下，此亡血，下之死"（347）。伤寒五六日，为邪在半表半里之间，无结胸，腹软不实，脉空虚，此为虚，此时出现厥逆，误认实证用下法，当使身体更加虚弱危重。此厥本就因虚所致，因津液、血液虚，即血虚，四肢不荣所致，故治当养血扶正，可用当归四逆汤或归芪建中汤类。

亦有因血虚寒凝而厥者。"手足厥寒，脉细欲绝者，当归四逆汤主之"（351）。此以手足厥寒，脉微欲绝为辨证要点。以肝血不足，血虚脉道不充而脉细，阴寒凝滞，脉道不利而欲绝。血虚寒凝，气血运行不利，四肢失温而手足厥寒，治以养血散寒、温经通脉的当归四逆汤。

如因阴盛于内，虚阳脱于外见厥证，有"大汗出，热不去，内拘急，四肢疼，又下利厥逆而恶寒者，四逆汤主之"（353）。"大汗，若大下利，而厥冷者，四逆汤主之"（354）。汗出如水淋漓，发热不除，内见腹中拘急，外见四肢疼痛不温，可知阴寒内盛，虚阳外越致厥，治当回阳救逆，用四逆汤。

而当冷结膀胱关元之时，"病者手足厥冷，言我不结胸，小腹满，按之痛者，此冷结在膀胱关元也"（340）。本条言明病位在下焦，"言我不结胸"知中上二焦无病。"小腹满，按之痛者"为只在下焦少腹。"冷结膀胱关元"对病因病机病位一言而破。亦为寒厥的特殊类型，治以温阳散寒，可外用温灸，内服当归四逆汤加吴茱萸生姜汤之类。

当"患者手足厥冷，脉乍紧者，邪结在胸中；心下满而烦，饥不能食者，病在胸中，当须吐之，宜瓜蒂散"（355）。本证为痰凝或食积等有形实邪阻滞致厥，因邪多结于胸中、脾胃，以"其高者，因而越之"，可用瓜蒂散因势利导，涌吐胸中实邪。

由痰而想到水饮，饮停心下，气机不畅，阳气被遏，不能畅达于四末，四肢厥冷，有"伤寒厥而心下悸，宜先治水，当服茯苓甘草汤，却治其厥。不尔，水渍入胃，必作利也"（356）。不论上、中、下之水，皆应从小便而出，茯苓与之正好化气行水。若医者见厥而误辨，不知先治其水，水饮泛滥下渍肠道，必致下利。

寒热皆可致厥，寒热错杂时亦有"伤寒六七日，大下后，寸脉沉而迟，手足厥逆，下部脉不至，喉咽不利，唾脓血，泄利不止者，为难治，麻黄升麻汤主之"（357）。伤寒六七日，若见表证入里化热而尚未成实者，不可误用攻下之法，若误认为里实已成，大下后必伤正气，使邪气内陷，阳郁不伸，上焦邪热内郁，下焦阳郁而寒，阴阳不顺接，故见手足厥冷。热郁于上而咽喉不利、吐脓血，寒伤于下，故泄利不止。上热下寒，虚实互见，而属寒热错杂之证，治当发越郁阳、清上温下，方用麻黄升麻汤。

理解了《伤寒论》这十一种厥，每一种厥都是一种证型。正所谓"观其脉症，知犯何逆，随证治之"，手足厥逆为主症，根据其他病症分析阴阳不相顺接的病机，使厥证的诊治简单明朗。

（杨晓雨）

第五节　阴阳升降刍议

《素问·阴阳应象大论》曰："阴阳者，天地之道也，万物之纲纪，变化之父母，生杀之本始，神明之府也。"这说明对立统一的阴阳是宇宙间一切事物和存在的规律，万事万物之所以存在、变化、生生灭灭，就是因为"神明"，即主宰一切事物发展变化的内在因素，蕴藏于阴阳的运动状态中。

阴阳升降，是气的运动形式。他是阳升阴降？还是阴升阳降？历来医家认

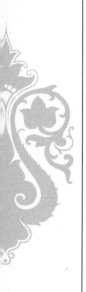

为阳生阴降。明代著名医家张景岳，第五版中医学院教材《中医学基础理论》都认为是"阳升阴降"。如《素问·阴阳应象大论》"清阳上天，浊阴归地"的论述。认为清阳即是阳气，清阳上天，系阳气上升即阳升。浊阴归地，浊阴指阴气，阴气归地指阴气下降，即阴降。

然今偶读刘保和教授《西溪书屋夜话录》讲用与发挥，提出"阴升阳降"观点。证据如下：①《内经》云："地气上为云，天气下为雨。"天为阳，地为阴。地气上升，显然是阴升。天气下降显然是阳降；②《灵枢·阴阳清浊》指出：阴轻而阳浊；③《灵枢·营卫生会》指出"清者为营，浊者为卫"。营在脉中，为阴。卫在脉外，为阳。所以《素问·阴阳应象大论》"清阳出上窍，浊阴出下窍。清阳发腠理，浊阴走五脏。清阳实四肢，浊阴归六腑。"的论述中，出上窍、发腠理、实四肢皆属于阴之升。出下窍、走五脏、归六腑皆属于阳之降。若清气（阴气）在下而不升，浊气（阳气）在上而不能降，则是病理状态，会发生腹泻和腹胀。又比如人体脏腑，脾主升，胃主降。肾水升，心火降，肝木升，肺金降。心火、肺金为阳，功能下降。肾水为阴，肾水上升才能心肾相交，才能水火既济，才能阴平阳秘，精神乃治。

阴升阳降和阳升阴降都是从《黄帝内经》中得出的。到底哪一个正确？《黄帝内经》是一部医学著作，就需从人体功能来讲："饮食入胃，游溢精气，上输于脾，肺朝百脉……"说明脾胃把精微物质上输到肺，肺又输于全身，即下降。这里讲述了脾升清，肺金降，心火下移，肾水上升才能水火既济，这里的肺、心属阳，但功能是下降。肝肾胃属阴，肝属木，"木曰曲直"，主升、肾水上升，就能直接说明阴升阳降吗？如这样说不确切。阴阳的互根互用，阴中有阳，阳中有阴。阳脏下降的应该是阳中阴的那一部分。阴上升的是阴中阳的部分功能，如太极中阴阳鱼，阳中有阴，阴中有阳。阳分阴阳，阳中阳的成分，清阳上天即阳升，阳中蕴含阴的成分，浊阴归地即阴降，阴又分阴阳，阴中含阳的成分即阳升，阴中阴的成分即阴降。

阴阳具有无限可分性，但阴阳的升降属性是阳生阴降。对人体而言，脏腑分阴阳，以其功能特点而言，则五脏藏精气而不泻，属里，故为阴；六腑传化物而不藏，属表，故为阳。五脏再分阴阳，则心肺居于上属阳：其中心属火，主温通，为阳中之阳脏；肺属金，主肃降，为阳中之阴脏。肝、脾、肾居于下属阴：其中肝属木，主升发，为阴中之阳；肾属水，主闭藏，为阴中之阴；脾属土，居中焦，为阴中之至阴。同一脏腑，又可分阴阳，如肾有肾阴肾阳，脾有脾气属阳，脾精属阴。心气心阳属阳，心血心阴属阴。阴阳的升降功能正常，生命健康，"孤阴不生，独阳不长"说明只有阳气（气机上升）或只有阴气（气机下降），机体的阴阳升降功能，即生生不息之机遭到破坏，甚则"阴阳离决，精气乃绝"而死亡。

（陈铁龙）

第六节　从脉证辨肿瘤顺逆的临床体会

在如今的医疗大环境下，疾病预后的判断至关重要，它关系到以患者获益为目的的治疗、随访。而肿瘤的预后判断，一直都是现代医学面临的巨大挑战，多数是通过明确肿瘤的良恶性，然后通过流行病学、病理、检验、影像等手段上提供客观的证据，近些年，还有从基因学入手，虽然说从一定意义上做到了个体化、精准性，但其似乎还是忽略了人和肿瘤的变化性、复杂性和相互作用性，对于各个阶段的肿瘤患者，其病情的发展并不是一成不变的，也不完全是有规律可循的数据，而应该是人的整体性，是生病的人，而非病本身。中医在肿瘤的预后判断方面恰巧弥补了这一缺陷，其整体观念和辨证论治，使得中医对于肿瘤预后的判断是积极的、辨证的、动态的，是既注重全身证候，又强调局部表现的。中医肿瘤预后的判断突出表现为"正邪变化决定发病转归；有胃气则生；

四诊合参判定疾病顺逆"。而通过在肿瘤病房学习观察发现，临床中最具特色和优势的，也是最好理解学习的，便是脉证合参断顺逆。

脉和证候都是疾病反映于外的表象，即"病生于内，则脉色必见于外"。脉证顺逆则指通过辨别脉证的关系来推测疾病发展、预后、善恶。脉证一致称之顺，脉证相背称之逆，顺者生，逆者死。

脉证相应，疾病就会按着正常的发展变化规律而演变，这种变化规律容易为我们所掌握。比如，曾某，老年女性，结肠癌Ⅳ期两年半，多程化疗后无果，现应用三线靶向药物维持治疗，后结肠病灶原位复发，造成完全性小肠低位梗阻，且伴新增肺部转移，肿瘤标志物持续上升，营养不良，禁食，每日用营养液维持，症见乏力、消瘦、腹部隐痛，每日呕吐 600 ～ 900mL 胃内容物，西医无计可施，判断预后差。但从中医角度上，患者证属虚证，脉细弱，亦属虚证，脉证相应，为顺证，虽然目前病情重，但患者尚可维持月余，事实也证明，目前该状态已维持 3 个月，如短期内无其他意外打破内环境平衡，还能维持更长时间。

脉证不相应，为逆证，是疾病可能不按正常的发展变化规律演变，而出现一些曲折的变化。正如《素问·玉机真脏论》有云："病热脉静，泄而脉大，脱血而脉实……皆难治"。例如：老年女性刘某，胰腺癌Ⅳ期，初入院时活动自如，语声有力，自诉腹胀满、纳食不下、便干结、腹痛，舌苔厚，但其脉为沉细弱脉，脉证不符，逆证，预后差。果不其然，化验检查出来后肿瘤标志物 CA199 及 CA125、CEA、CA242 均 200 以上，血常规提示白细胞计数 $16.32 \times 10^9/L$，肝肾功能、电解质等均有不同程度的异常，其已不能承受放化疗等积极治疗，7 天内患者每况愈下，证候表现为语声低微、水谷不入、周身水肿、身黄如烟熏、剥脱苔，其脉却转为浮数脉，紧急提前与家属沟通，于第 10 天去世。也有张某，老年男性，无病理及手术治疗，仅临床诊断为肺癌晚期，西医检查肿瘤标志物、肝肾功能等检查项目均无异常，表现为乏力、纳差、不能自行坐立、干咳无力、语声低微，经沟通后予盲吃靶向药物治疗，西医上无法判断预后；而中医上，脉诊为浮滑涩脉，脉证不符，为逆证，判断即使用药预后依然较差，后经追踪随访，患者于出院 2 个月后离世。

在脉证不相应时，也有可能是假象的出现。临证时，善于识别假象，抓住疾病的本质，不为假象所迷惑，也是可以使病情向好的方面转化。例如胰腺癌术后Ⅳ期的徐某，因乏力、纳差、胸腹水及下肢水肿不能继续化疗治疗，每日超过 90% 的时间均在卧床，纳食不下，大便无力，舌瘦红，黑苔，而脉诊却为浮滑脉，但其浮脉却不是表实证那般有力，判断其疾病日久，脾虚生化不足，血虚日久及阴，营阴亏虚不能敛卫阳，而出现浮脉，但此浮脉重按无力，通过排除假象，判断为阴亏为本、湿困为标，给予健脾利湿、益气养阴之法，2 个月后阴津得复，浮脉消失，转为细滑脉，由逆转为顺。虽无放化疗等进一步治疗，中药汤剂及个人调养防护下，目前亦已维持 3 个月余，对于 1 年生存率 < 19%，术后中位生存期 15 个月的胰腺癌患者来说，徐某已与癌瘤共存 25 个月，从其脉证相应的角度，应该还能更久。

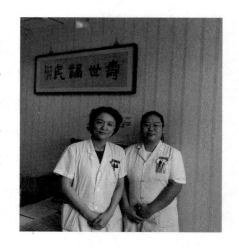

以前每每收治一位患者时，老师总能在出具检验、影像等检查报告前判断"这个患者预后不好""这个患者病情较重""这个还可以，得积极治疗""某某患者是外地的，得快点出院，不然可能回不了家了"等，每次我都很疑惑，而事实也验证了老师的话，通过老师的讲解，细细品悟，同时在这 4 个月里收集观察，虽所见病例较门诊少，但幸运的是可以更多地观察和参与患者的每个阶段，无一不验证了脉证顺逆理论的实用性。提前预知，提早沟通，从而避免了一大部分医患矛盾，更重要的是，积极观察预后，通过准确的辨证论治，也能改变病症性质或可使不治之症变为可治之症。

（杨晓雨）

第七节　读柴松岩学术思想有感

进修期间，有幸参加了国医大师柴松岩中医妇科学术思想会议，感觉受益匪浅。我的带教老师徐鸿燕老师，首都医科大学附属北京中医医院副主任医师，擅长治疗不孕症、痛经、月经不调、盆腔炎、更年期综合征等病。为国医大师柴松岩中医妇科学术思想的继承人。在跟师过程中老师的诊疗思维和柴老的授课内容一样，故白天临证，夜间读书，慢慢地细品柴老在文章中的每一句话。

柴老针对女性月经与生殖生理密切相关之三大要素，血海、胞宫、胎元，创立了"水库论""土地论""种子论"之"妇人三论"学术思想，并以此作为女性不孕症治疗遣方用药之依据。

一、"水库论"

阴血、血海、胎元有如下关系：十二经有余之阴血下注冲任血海，进而下聚胞宫，为月经之生化，胚胎之孕育提供物质基础，如张景岳言"经本阴血，何脏无之！惟脏腑之血，皆归冲脉，而冲为五脏六腑之血海，故经言太冲脉盛，则月事以时下，"脏腑之阴血不足，血海空虚，阴血不得下聚胞宫，可致月经稀少甚至闭经、不孕，或虽孕胎失所养之胎萎不育。柴老"水库论"，即阴血、血海之于女性生殖功能作用，被喻之以"水""水库"与库中之"鱼"的关系。喻中以"水库"喻冲任血海，以库中之"水"喻阴血，以库中之"鱼"喻胎元。则"水""水库"与"鱼"之关系被描述为水库为蓄水之用，水满当泄，藏蓄，满盈，溢泻是一个积累的、量变的过程，水少或无水应蓄水，若强行放水，必致水库干涸，对于治疗过程而言，"水库"蓄"水"之过程，即阴血调养，血海填充之过程；血海按期充盈，"水库"有"水"，继而阴极转阳，满极而溢，

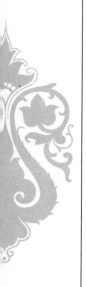

则有规律月经，阴血盈盛，孕育成熟优质之卵子，方有受精之可能，方有孕育、滋养胎元之基础，正如库中之"鱼"无水可活，"水"浅或"水"少，"鱼"可渐大，但"鱼"之长养将受限。

二、"土地论"

胞宫，包括了解剖学上所指子宫、输卵管及卵巢，是女性特有内生殖器之概称，胞宫之功能涵盖内生殖器官的所有功能，法相大地，生养万物。柴老"土地论"，即胞宫及其内部环境之于女性生殖功能的作用，被喻之以"土地""土壤质地"，土地上"乱石杂草"与土地上收获"庄稼"的关系。喻中以"土地"喻女性之胞宫，以"土壤质地"喻胞宫条件之优劣，以土地上的"乱石杂草"喻子宫、内膜、输卵管或卵巢存在的病灶，以土地上能生长出的"庄稼"喻宫中之胎儿。如此，"土地论"之含义即：在肥沃的土地上才能生长出茂盛的庄稼。治疗不孕症，就如同农民对土地辛勤，不断之耕耘，改善土壤上的环境，以收获庄稼。因此，不孕不育之治疗过程，不可急于求成，应根据辨证，首先调理脏腑气血之阴阳，致气血调畅，阴平阳秘，卵巢排卵正常，输卵管通畅，子宫内膜容受性良好，方可备孕。

三、"种子论"

柴老之"种子论"，即卵子,胎元与胎儿之关系，如同"种子"与"花"之关系。此喻以"花"喻腹中之胎儿，以花之"种子"喻卵子及胎元。花之"种子"质量优劣，"花"终难成活。凡胎停育或复发性流产者，或与此同理。父母之精气不足，

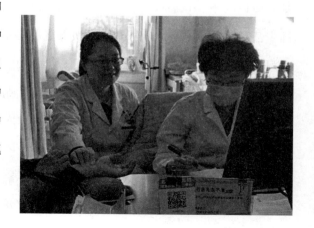

两精虽能相搏，但禀赋薄弱，卵子或精子质量不佳，进而受精卵先天缺陷，终不能成实，治疗需先通过气血之调养，以改善卵子之质量为要。柴老临证，善通过基础体温监测，判断患者近期卵巢功能及卵子质量，调整治则，遣方用药。

柴老很形象地把水库比喻成冲任血海；土地比喻成胞宫；种子比喻成卵子，古今未见如此论述。其"妇人三论"之学述思想，确切地表达了女性生殖环节中各要素：阴血、血海、胞宫、孕卵、胎元之间的相互关系，表达了各要素病理改变对女性生殖功能的影响。

柴老在日常饮食上的调护也比较重视，避免食辛辣腥膻之品，以防阴血的耗伤。忌食寒凉之品，避免伤及脾胃，脾为后天之本，气血生化之源，脾胃功能异常，则机体生血、运血、统血功能异常，以致气血虚弱，摄血无力，日久则出现气虚血瘀、气虚内热等一系列病理变化，继之出现月经先期、月经后期、月经过多、月经过少、崩漏等病症的产生。同时生活中保持心情愉畅，避免熬夜，增强体质，顾护卵巢。柴老的学术思想通俗易懂，对我影响极大，指导了我的中医和中西医结合治疗妇科疾病之路。

（孙贺英）

第八节　中医在恶性肿瘤治疗中的地位

通过在广安门医院肿瘤科 3 个月的学习，初步了解了恶性肿瘤的基本诊治流程及手段，对中医在恶性肿瘤的治疗，经过临床工作及反复的思考推敲，现有所感想，总结如下：

恶性肿瘤是最严重影响人类生活和生命的公敌，甚至影响到社会及家庭的和谐幸福，人类也与各种肿瘤疾病斗争数千年。迄今为止，国内对于肿瘤治疗也是早发现、早诊断、早治疗。临床多采用手术、放疗、化疗、靶向治疗、生物免疫治疗及中医药治疗。而中医药治疗贯穿整个肿瘤治疗过程。

一、无有形之瘤时（癌前病变）

治疗有形之瘤并不是中医的长处，而对于"未成形"之瘤的发生或已手术切除"有形"之瘤后的复发防范，中医"未病先防"的优势较为突出，《肘后备急方》中有云"凡症坚之起，多以渐生……"，临床上，通过"整体观念（人是一个整体、人与自然是一个整体）"，根据症状、生活习惯、所处环境等因素，抽丝剥茧，纠其"渐生"的病机，精准论治，让许多患者可以延缓癌症的发生、与癌共处、带瘤生存。

二、有形之瘤较盛，尚可耐攻时

在临床上，此时的疾病大多选择放疗、化疗等西医治疗手段为主，但中医能发挥什么作用呢？放疗及化疗药物，对于机体可产生肝肾功能损伤、胃肠道反应、骨髓抑制等不良反应，虽不断有新型药物出现来降低上述反应发生概率，但仍不能避免。中医药参与其中，通过益气养血、滋补肝肾、养阴生津、顾护脾胃等方法扶正祛邪，提高人体自身免疫，从而减轻放、化疗等的不良反应，比如十全大补汤、八珍汤、归脾汤、补中益气汤等可有效缓解骨髓抑制；对白细胞复升难度较大者也可重用黄芪、西洋参、鹿角胶、鹿茸、鸡血藤、黄精、大枣等；康莱特注射液、艾迪注射液、参芪扶正注射液等静脉制剂联合放化疗增效减毒、提高机体免疫力；对于呕吐者，可有理中汤、大半夏汤、吴茱萸汤、小半夏汤等；对于神经毒性损伤或不能服用汤剂者，也有中药熏洗、中药塌渍、穴位贴敷、针灸、膏剂等外治手段，疗效确切；对于肿瘤治疗期间有抑郁、焦虑等精神疾患者也有柴胡剂应用，如大柴胡汤、小柴胡汤、柴胡疏肝散、柴桂温胆定志汤、柴胡加龙骨牡蛎汤等，达到身心同治的目的。

三、对于老年或难治性肿瘤，不耐攻时

此阶段的患者，大多体质较弱，胸腹水较多，不能耐受放化疗等西医进一步治疗手段，或这些治疗手段局限时，对此延长生存期，提高生活质量为治疗的重中之重。此时的中医治疗，较西医来说作用更为突出，如二丑逐水散外敷主治胸腹水；乳没消痛散外敷、耳穴埋豆止癌痛；针灸减轻肠梗阻症状等。治疗上往往注重益气养阴、扶助脏腑功能，准确的辨证论治可收到意想不到的效果，并可作为可持续性治疗手段，有时也能扭转局势，为西医治疗创造条件。

总体来说，中医对于治疗肿瘤的基本方法有理气活血、扶正固体、清热解毒、祛湿化痰、软坚散结、养阴清热、益肾健脾、内服外治等法，配合西医手术、放化疗、靶向治疗、免疫治疗综合治疗恶性肿瘤中占有重要地位，贯穿始终，注重整体观念，全身与局部相结合，中医与西医相辅相成，达到减轻痛苦、提高生活治疗、延长生存期的目的。

（杨晓雨）

第九节　《傅青主女科》种子篇浅析

随着社会环境的改变以及生活压力的增大，女性不孕症的发病率呈逐年升高的趋势。《傅青主女科》为清代著名的妇产科专著，系著名医家傅山于清代康熙年间所著，其中"种子篇"详细阐述了不孕症的病因病机，以及对应的治法方药。其中的种子思想以及中药方剂的灵活运用对现代中医治疗不孕症有较大的临床指导意义。

《傅青主女科》种子篇将不孕症的病因病机分为十类：身瘦不孕、胸满不

思饮食不孕、下部冰冷不孕、胸满少食不孕、少腹急迫不孕、嫉妒不孕、肥胖不孕、骨蒸夜热不孕、腰酸腹胀不孕、便涩腹胀足肿不孕。其中除嫉妒不孕属从肝论治之外，从肾论治者有 6 条，从脾论治者有 3 条。

肾主生殖，肾精充足易于成孕，肾阴虚或肾阳虚则不能受孕，或随种随消。肾精不足，制火无权，不能摄精，肾属水，肝属木，水生木，肾为肝之母，肾精亏则肝木失养，虚火亢盛，则不能受精，此为身瘦不孕；肾为先天之本，肾阳虚弱，不能温煦胞宫，脾胃之气不能腐熟水谷，则致胸满不思饮食不孕；心肾之火衰微，则胞胎失去温煦，故下部冰冷不孕；心肾火衰，不能温阳脾土，脾胃虚寒，故运化失司，不思饮食，导致胸满少食不孕；肾阴亏虚，水亏乏源，阴虚生内热，骨蒸劳热，故骨蒸夜热不孕；肾与膀胱相表里，肾阳虚，膀胱不能气化，津液输布失司，故便涩腹胀足肿不孕；肾虚不荣致肾之经络筋脉不通，冲任带脉受阻，不通则痛，则少腹急迫不孕；肾虚腰腹失荣故腰酸，肾虚胞宫失养故腹痛，致腰酸腹痛不孕；脾为后天之本，气血生化之源，若脾虚无力生化气血，则胞宫失养，亦不能成孕；脾土虚弱，不能运化水谷，内生痰湿，而形于外，虚于内，故肥胖不孕。胸满不思饮食及胸满少食皆为脾土不足，运化失司，其本在肾，故两者为脾肾两虚所致不孕。女子以肝为先天，肝属木，喜调达，若肝气郁结，肝失疏泄，气郁血结，则经血不聚胞宫，月事不能以时下，亦不能受孕。其中以肾虚为根本，兼见脾虚或肝郁。

以上为《傅青主女科》种子篇中不孕症的病因病机，肾乃先天之本，藏精，主生殖，肾虚则精气不足，进而影响月经，月经失调，则难以受孕。肝气不舒，肝经瘀阻，则气血不畅，不能下至胞宫，胞宫失养，经血不能按时满溢或日久成症，则不能受孕。脾为后天之本，脾虚不能运化水谷，亦不能运化水湿，导致气血不足，胞宫失养或痰湿内盛，亦不能成孕。

治法方药：

1. 身瘦不孕乃为肝肾精血不足，不能制火，遂不能摄精成孕，治以滋补肝肾，制约肾火。方选养精种玉汤，其中重用熟地滋补肾阴，当归、白芍乃养肝血佳品，

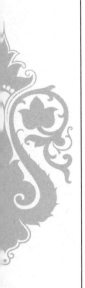

师承医腋集

肝血得充。山茱萸填补肝肾之精血，故肝肾精血充足。

2. 胸满不思食不孕乃由于脾肾阳虚，治以补肾健脾，方用并提汤。方中熟地、巴戟天滋补肾阴阳，佐以山茱萸、枸杞子酸甘化阴，填补精液；配合黄芪、人参、白术补脾胃之气。稍加柴胡升阳举陷，舒肝和胃。

3. 下部冰冷不孕为心肾阳虚所致，治以温补心肾之阳，方用温胞饮。方中白术健脾以养后天之源，巴戟天滋补肾阳，人参可益气，杜仲、菟丝子补肾填精，山药健脾，肉桂补火助阳，引火归源，附子温肾助阳，佐以芡实益肾固精。

4. 胸满少食不孕乃心肾火衰，脾胃虚寒所致，治以温补心肾，兼补脾胃。方选温土毓麟汤。此方重用酒浸巴戟天以温补肾阳益肾之精气，覆盆子补肾固精，人参大补元气，补脾阳，白术、山药健脾益气，佐以神曲化食消滞。

5. 少腹急迫不孕为肾虚经络受阻，不通则痛，遂急迫不孕。治以补脾肾之气，畅经络。方用宽带汤。方中人参大补脾胃之气，佐麦冬、五味子养心气，当归、白芍补肝血，养肝木，巴戟天、补骨脂、肉苁蓉、杜仲补肾益精，温补肾阳，固冲任，白术补脾气，熟地滋肾阴，莲肉固带，诸药合用，治疗少腹急迫。

6. 嫉妒不孕乃肝经不舒，气郁血结所致，治以疏肝解郁，方用开郁种玉汤，其中重用白芍养血柔肝敛阴，佐以养血之当归，白术健脾益气，茯苓健脾宁心，香附疏肝解郁理气，丹皮清热泻火，配少量天花粉以润燥生津，诸药合用，以解肝郁。

7. 肥胖不孕乃为脾虚不能运化，内生痰湿，壅滞胞宫，治以健脾益气，方选补中益气汤合二陈汤。方中人参、黄芪益气，佐以升麻、柴胡升阳举陷，白术健脾利湿，当归补血，二陈汤化痰利湿。

8. 骨蒸夜热不孕是为肾阴虚生内热导致，治以滋补肾水，以制阳光，方用清骨滋肾汤，方中重用地骨皮清骨蒸虚热，沙参、麦冬补液滋阴，玄参清热兼补肾滋阴，五味子酸甘敛阴，丹皮清热泻火，白术健脾益气，石斛养胃润肺，诸药合用，除骨蒸夜热。

9. 腰酸腹胀不孕乃肾虚带脉失约所致，治以补肾固带。方选升带汤，方中重用白术健脾，人参益气，肉桂补火助阳，荸荠粉磨积，鳖甲软坚散结，茯苓利水渗湿，半夏、神曲消食化痰，佐以沙参滋阴，诸药合用，攻补兼施。

10. 便涩腹胀足肿不孕乃肾阳虚水湿下注胞宫，治以温肾阳兼扶脾气，方选化水种子汤。方中肉桂补火助阳，引火归源，助膀胱气化，巴戟天、菟丝子温肾利水，温而不燥，人参、白术、茯苓健脾益气，车前子、芡实利水，兼养脾胃。

典型病案：患者刘某，女，27岁，结婚3年，性生活正常，未避孕未孕。于2020年3月12日就诊，患者体型肥胖，平素月经推迟，2～3个月一行，末次月经：2020年2月8日。量中，色黯红，少量血块，无痛经。带下量多，色白黏稠，偶有头晕心悸，胸闷泛恶，面色㿠白，舌质淡胖，苔白腻，脉滑。曾于外院行子宫输卵管造影示：双侧输卵管通畅。男方精液质量正常。中医辨证为痰湿内阻证。治宜燥湿化痰，行滞调经。方以苍附导痰丸加减。药用：茯苓15g，法半夏12g，陈皮12g，甘草6g，苍术15g，香附12g，胆南星9g，枳壳9g，生姜6g，神曲12g。水煎服，每日1剂，分早晚温服。服药1个月。二诊：2020年4月15日，月经周期缩短，末次月经：2020年4月10日，量色质可，诸证减轻，予上方加党参12g、淫羊藿12g、巴戟天12g，增加补肾之功效。继服3个月（非经期服用）。2020年8月患者复诊已孕。

体会：《景岳全书》云"痰之化无不在脾，而痰之本无不在肾"。患者脾肾素虚，脾虚不能运化水湿，肾虚水湿内生，聚湿成痰，痰湿下注冲任，阻于胞宫，气机不畅，故经行推迟，痰湿阻滞冲任、胞宫，故不能摄精成孕。水湿下注任带，故带下量多黏腻。头晕心悸，胸闷泛恶，面色㿠白，舌质淡胖，苔白腻，脉滑均为痰湿内阻之征象。方中二陈汤燥湿化痰，苍术健脾燥湿；枳壳、香附可行气化痰，胆南星清热化痰，生姜、甘草调和诸药和中。本方重在燥湿化痰，酌加党参、淫羊藿、巴戟天补肾健脾。标本兼治，痰湿得除，故经调子嗣。

（石亚萍）

第十节　中药周期疗法在月经病治疗中的应用

中药周期疗法是根据中医妇科学的基础理论，结合月经周期中在经后期、经间期、经前期、行经期不同时期的肾阴阳转化、消长节律和气血盈亏变化的规律，采取周期性用药的方法。各医家通过在月经的不同时期变化用药的方法起到调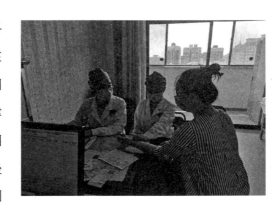控肾－天癸－冲任－胞宫轴的目的，进而调整月经周期，对治疗月经病起到较好的效果。

中药周期疗法的用药思路多遵循滋肾养血－补肾活血－调补肾阴肾阳－活血化瘀的序贯立法原则，在行经后或阴道出血后多血海空虚，气血不足，在肾气的滋养作用下逐渐蓄积精血的时期，故治法宜选择以滋肾益阴养血为主的药物；经间期为重阴转阳期，冲任气血活动明显，治宜活血化瘀疏通冲任气血，并配以补肾助阳活血药物，助卵排出；经前期为阳长期，阴充阳长，以维持肾的阴阳平衡，治宜阴中求阳，温肾阳，暖胞宫，佐以滋肾益阴之药物或疏肝之药达到阴阳平衡的状态；行经期为重阳转化期，阳气充足，重阳则血室开，血海满溢而下，此时冲任胞宫气血变化急骤，治宜活血调经，推动气血运行，使胞宫之血排出顺畅。

现代医家运用中药周期疗法治疗各种月经病均取得较好的疗效，值得我们去学习体会，并将之运用于临床实践。王宪在文献研究基础上进行数据挖掘，总结月经周期疗法各期的基本治则及方药，经后期以益精养血为主。以菟丝子、熟地黄、当归、山药、山茱萸、枸杞子、白芍、甘草为基础。经间期以活血化瘀、调畅血脉为主，也要重视温阳。以丹参、泽兰、香附、当归、熟地黄、菟丝子、淫羊藿为基础。经前期以温肾助阳为主，也要重视养阴。以菟丝子、淫羊藿、当归、熟地黄、枸杞子、山药、白芍为基础。月经期以活血祛瘀生新为主。以当归、熟地黄、桃仁、红花、赤芍、川芎、牛膝、益母草、香附、泽兰、丹参、白芍为基础。在调理周期的过程中，补肾法要贯穿始终。肾气充盛，天癸至，则经调子嗣。陈晓军在回顾性分析中对89例月经病患者进行分析，并随机分成两组，实验组采用中药周期疗法，对照组采用西药治疗。结果显示实验组总有效率高达95.5%，对照组总有效率为88.6%，差异有统计学意义（$P < 0.05$）。徐晓宇自拟补肾化痰汤加减并配合调周法治疗痰湿型多囊卵巢综合征患者取得较好疗效，以苍附导痰汤为主方，根据患者不同的月经周期随症加减。如经后期血海空虚，加入女贞子、旱莲草以滋阴养血，填补肾精；经间期重阴转阳，加入赤芍、牛膝以补肾活血，促卵排出；经前期阴盛阳长，加入仙茅、淫羊藿以补肾助阳；行经期血海满溢，加入丹参、益母草以活血祛瘀生新。

在广安门中医院跟师过程中发现，郭永红主任运用补肾调周法治疗复发性流产、崩漏、月经失调、不孕症等妇科疾病疗效显著。郭老师注重对肾、脾的调补，肾乃先天之本，肾藏精，主生殖；脾为后天之本，主运化水谷。针对复发性流产的患者，肾精充盛、脾气健运、冲任气血和调，则胚胎稳固，不易流产。多用补肾之菟丝子、桑寄生、续断、巴戟天等温补肾阳，填补肾精；同时固护脾胃，加入白术、山药、党参等健脾益气之品；肝气郁滞者加入柴胡、香附、郁金等疏肝解郁；合并血瘀者加入红花、桃仁、丹参等活血化瘀；并在孕前根据患者月经周期的变化，采用补肾调周法进行治疗，月经期在补肾健脾基础上加入益母草、川牛膝、月季花等活血化瘀药物，使经血排出顺畅，不留残血淤滞胞宫；经后期加入女贞子、菟蔚子、酒黄精等滋阴益肾之品，补充肾精，促进卵泡发育；经前期加入杜仲、续断、怀牛膝等药物，增强补肾之功效。使患者在孕前即达到一个阴阳平衡，冲任气血和调的状态，待氤氲之时即可受孕，孕后采取补肾健脾法保胎治疗，防止再次堕胎。

中药周期疗法在月经病中的运用非常广泛，且疗效显著。根据文献报道，此法对于经间期出血、月经过少、月经后期、闭经等效果较好。西医中的人工周期疗法采用激素治疗，其不良反应大，容易复发。而中药周期疗法根据患者月经周期以及阴阳消长、冲任气血变化辨证论治，不良反应少，远期疗效好，值得我们学习并在临床当中推广应用。

（石亚萍）

第十一节　中医师承，点亮我心

时间如白驹过隙，转眼间跟师已近两年，现把这两年的心路历程记录一下。我一直从事儿科临床，这么多年主要是西医诊疗，之前进修也是纯西医，中医中药用的很少，最多用点中成药，原来学的中医知识感觉也基本上都还给老师了。而且没跟师前我一直先入为主地认为中药没有西药来得效果快，而且小孩子吃中药大多配合不了，后来随着跟师逐渐深入了解中医并加以实践，这些观点慢慢都转变了。

一开始我跟着师傅学确实很费劲，因而不止一次想过放弃，不过后来在科长的督促以及师傅的鼓励下最终还是坚持了下来，尤其看到科长和师傅每周二去北京跟师，披星戴月，早出晚归，本来他们诊病水平已经很高了，师傅看胃肠病最拿手，安科长看失眠堪称一绝，好多外地患者都慕名而来，人家就这样高水平了还在不断跟师学习，博采众长，不断提高自己，和他们比，让我深感惭愧，从而化压力为动力，蹋下心来认真学习。

白日不到处，青春恰自来。苔花如米小，也学牡丹开。每个人的心里，都有一颗初心，那是梦想的火种，世界最伟大的事，就是平凡的人不变的追求，最原始的动力和最难的坚持，爆发出惊人的力量，这种意志，被我们称为自强不息！我暗暗告诉自己，我虽平凡，但也有坚强的意志，一定要克服畏难情绪，只要下决心开始，啥时候都不晚！这一年多的时间，我从一开始不敢开中药到第一次试着开，再到开地比较熟练而且学会辨证分型并随症加减，感觉自己在逐步进入状态，对博大精深的中医药文化也越来越感兴趣。特别是这次新型冠状病毒肺炎疫情，中医药发挥了不可替代的作用，记得一个新闻报道，一个新型冠状病毒肺炎患者已经到呼吸衰竭的程度了，不上膜肺西医已经没有其他办法了，这时正好有中医支援，一位针灸科医生一次针灸治疗，这位患者呼吸一下就轻松了很多，后来又配合口服汤药，不但命被救过来，而且还提前痊愈出院了，真的是奇迹！还有一些疾病，就有症状，但西医查不出器质性病变，但患者自觉症状却很多，感觉很是痛苦，这方面就又显现出我们中医的优越性了，只要有证，我们就能辨，辨对证用对药也许就会收到意想不到的效果。这些都让我产生了对中医的兴趣，更增加了学好中医的信心！

在陈老师悉心教导下，现在觉得也学到了一些皮毛，感觉有一点儿入门，不像一开始那么犯怵了，敢给患者开中药处方了，还记得跟师第 4 个月时，我在儿科门诊坐诊，有一个 3 岁男孩，查微量元素锌稍偏低，平素纳差，大便偏干，问我有没有什么好办法让孩子情况改善改善，我说你先补补锌，下来可以吃点儿小中药调理调理，家长说还下来干嘛，现在您就给开上中药调理吧，我也是骑虎难下了，硬着头皮开吧，因为之前在跟师时也看过类似症状的孩子，我就依照那个方子做了稍微一下调整，给他用了枳术丸加焦三仙消食导滞，因为孩子有点风热感冒，又加了一味蒲公英清热去火，开了 3 剂，嘱咐家长 3 天后带孩子来复诊，然后志忑了好几天，第 4 天孩子没来，我心里想估计是没啥效果，结果第 5 天家长来了，特别高兴，说孩子这几天吃饭香了，大便也不那么干了，而且孩子说这个配方颗粒特别好吃，每次总是自己张罗着吃这个药，我心里这块石头终于落地了，而且能得到患儿家长的赞许，心里感觉特别的舒坦，这种

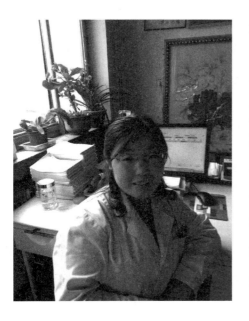

成就感是其他任何物质奖励都无法替代的。我没有信心时师傅就会安慰鼓励我：欲速则不达，慢慢来，别给自己定那么高的标准，每天进步一点点，时间长了就会有大的收获。慢慢地，我感觉自己心踏实下来了，师傅给讲一些理论，一个患者来了，怎么分析、怎么辨证，要有自己的思路，每个大夫路子不一定一样，但治疗有效果才是王道，即所谓殊途同归，中医的博大精深也在于此。和师傅学辨证思路，辨证对了，大致的理法方药就有了，然后再随症加减，我也开始觉得心里有底了，大胆的实践，现在每看一个小患者，能喝中药就开中药，这在以前是想都不敢想的，我觉得自己首先在思想观念上就转变了。后来边学习边总结实践，临床应用真的收效甚佳。

例如患儿张某某，男，4岁，2020年11月6日初诊。主诉：纳差，口臭1个月余。病史：近1个月来，患儿纳食减少，时有口臭，大便2日一行，大便头硬。查体：舌红苔黄厚稍腻，脉滑。诊断：积滞 脾虚夹滞证。治法：健脾消食导滞。处方：太子参8g，麸炒白术8g，茯苓8g，苍术8g，陈皮8g，厚朴8g，甘草3g，砂仁6g，白蔻仁6g，炒三仙各8g，鸡内金8g，炒莱菔子6g。配方颗粒剂，共6剂，开水冲服，每日1剂。二诊：上述症状大有好转，效不更方，继服6剂巩固疗效。后电话随诊，原有症状明显改善。积滞的病变脏腑在脾胃，发病机制为脾运胃纳功能失常。积滞多见乳食内积和脾胃虚弱，临床上脾虚夹滞比较多见，治疗以消食导滞为主；乳食内积常用保和丸加减，脾胃虚弱型常用健脾丸加减；患儿有口臭，苔黄腻、脉滑，为积滞脾虚夹滞型，所以方用四君子和平胃散加砂仁、白蔻仁及消导之品，健脾助运，消食导滞，故疗效甚佳，除药物治疗外，还应注意孩子的饮食调节，纠正不良饮食习惯。

随着新型冠状病毒肺炎疫情趋于稳定，孩子复学，尤其幼儿园孩子集体生活，交叉感染机会比较多，呼吸道疾病较之前明显增多，最近门诊接诊感冒咳嗽患儿数量增多，我通过跟师学到的中医药知识，尝试着中西医结合治疗小儿咳嗽效果明显，优于单纯西药治疗。如患儿王某某，男，3岁，2020年10月25号初诊。主诉：咳嗽2周。病史：患儿2周前感冒后出现咳嗽，夜间尤著，无发热，稍有喘憋，自行口服药物治疗，无好转。症见咳嗽，有痰不易咯出，无鼻塞流涕，纳可，二便调。查体：咽淡，双肺可闻及喘鸣音及湿啰音。舌淡苔薄白，脉浮。西医诊断：支气管肺炎；中医诊断：咳嗽，风寒闭肺证。处方：炙麻黄6g、炒苦杏仁8g、生石膏10g、白前8g、紫菀8g、款冬花8g、百部8g、荆芥8g、桔梗8g、川贝母8g、姜半夏6g、苏叶8g、地龙8g、射干8g、甘草6g。3剂，每日1剂，早晚分服。布地奈德1mg、异丙托溴铵500μg、生理盐水3mL雾化吸入，每日1次，以止咳化痰。二诊：10月29日，咳嗽明显减轻，喘鸣音及湿啰音消失，可闻及痰鸣音。上方减荆芥、苏叶，加党参8g、炒白术6g、茯苓6g。3剂后随访痊愈。患儿虽咳嗽2周，但无发热，咽淡，舌淡红，苔薄白，大便正常，未见明显热象，结合肺部听诊，诊断为支气管肺炎，属风寒闭肺证，处方以麻杏石甘汤和止嗽散加味。麻杏石甘汤宣肺开闭，止嗽散疏风止咳，药虽平淡无奇，但功效显著。川贝母清热化痰，地龙清热平喘，是为小儿患病易化热而设，且少量清热药佐于大量偏温热药之中，去性而存用。

经过这一年多的锻炼，我感觉自己成长了，最起码观念上的转变就是一大进步，当然师傅引领和科长督促也是起到了相当重要的作用，每当有些松懈的时候，差不多就到了每隔一段时间安科长组织大家开个小会的时候了，敲打敲打就又好一点。而且每次开会交流一些学习方面的内容，随口念叨念叨我们就有收获。相同药味，组成药物相同，用量所占比例不同，则治疗的侧重点也不同，比如黄连厚朴饮加枳术散治疗呕吐，辨证时脾虚明显白术用量大，腹胀明显则枳实用量大；人参小剂量3～6g起兴奋作用，大剂量>15g则起镇静作用；还有中医的取类比象：忘忧草、花生叶因为是白天展开，晚上闭合，与人们的生

物钟是相吻合的，所以可以用来治疗失眠；颈椎病用葛根汤（重用葛根）加鸡血藤加姜黄疗效很好，随便说几句我们就有收获，当然，这些都是老师们在临床实践中总结出来的宝贵经验，却从来都毫不保留地传授给我们，为了让我们成长确实用心良苦！在这一年多时间里还有组织中医学习沙龙、乡医培训等活动，特别对以王彬为代表的乡医印象深刻，他不但懂得多，而且特别愿意去钻研，然后大胆实践，真的很令人佩服，真的是高手在民间。

总之，这一年多来，收获颇多，感慨良多，所以我发自内心地感谢安洪泽科长搭建了这个学习平台，发自肺腑的感谢陈铁龙老师的悉心教导，我相信天道酬勤，在新的一年里，我要尽自己最大努力，争取能有更大的进步，能有更多的收获，能在中医的道路上走得更远一点！

（王艳军）

第十二节　跟师方法琐谈

中医药，不仅仅要靠大学的课程教育，更多地还要依赖于中医师承，师承教育陪伴中医传承数千年，为中医发展做出巨大贡献，成为中医人才培养的重要方式。师承教育的理论与临床课合二为一，理论密切联系实践，学徒在学中做，在做中学，品尝到学以致用的乐趣，反过来更激励其往更深一层理论钻研。师承教育的最大优点是理论不脱离实践，早临床，多临床，学习的内容比较集中，能较快地完成理论到临床的过渡。因此跟师学习是中医学者必不可少的经历，就自身而言，大学接受的"书本中医"以及中西结合模式的学习，一上临床完全没有中医思维，幸好在医院的组织下参与了跟师学习，但"师傅领进门，修行在个人"每个人所收获的东西与所能消化吸收的均有不同，这就凸显了学习方法的重要性，结合我的学习情况谈谈在临床中自己的跟师学习方法。

一、"知己知彼"，跟师学习要明白老师的学术思想及专业特长

老师的专业特长、临床经验、学术思想都要提前有一个大概的了解。这些可以从老师发表的文章，所推崇的学派，以及平时所看的书籍等地方获取。这样在学习中很多问题会迎刃而解，并不是每一位老师都能够有时间在看诊中去讲解思路和用药方法，单纯靠自己悟或者一味等老师讲，会很盲目且收获会很少。如果提前了解好，就能更好的跟上老师的诊疗思路，能更快地吸收老师的精华。有幸在北京中医医院皮肤科进修学习一年时间，他们主要秉承赵炳南学术思想，大部分理法方药以《赵炳南经验集》为根本，外治药物的研究也是赵老留存下来的方，如黑布药膏、拔膏棍、黄连膏等，也有全国名中医陈彤云教授的团队，秉承陈老美容皮科学术思想，还有少量经方学派。最初学习并无方向，在经历了2个月的了解和切身体会以后，咨询了皮肤科张苍主任："宽街（北京中医医院）最有名的就是赵氏皮肤流派，在其他地方接触不到的，既然有这个机会不如把赵氏流派先掌握"。于是我选择了一位跟赵老思路最接近的赵派传人马一兵老师，马老遵循赵老经验以湿热毒论治皮肤病，所用方剂以及诊疗思路均来自《赵炳南经验集》，理法方药详无具细，他们科室后期对此方的研究、论著比比皆是。这样能够帮助我更快地找寻思路，晚上看书上怎么写，白天就能看怎么用，要事半功倍。

二、"学而不思则罔，思而不学则殆"，沉下心多思考，思路很重要

一位朋友玩笑说："老大夫跟师看看就懂，中年大夫跟师问问就懂，年轻大夫跟师12点前不要睡觉了。"所谓不睡是指要把今日所学仔细吃下去，例如一个经验方要吃透它的药物组成、配伍特点、用量变化、煎服方法、加减化裁、

师承医腋集

适应证、禁忌等多种，还包括老师的问诊，诊疗思路。自己能消化的部分消化，能查明白的查明白，最后提炼出精华咨询一下老师，老师一句话的点拨便能提升很多。跟诊不在于像例行公事一样密集跟了好久，也不在于跟了多少位专家，而在于过程中逐渐整理的思路，中医跟师学习最重要培养的就是中医思维。

跟随老师看诊的过程中多注意老师的问诊，患者说完主诉以后，问诊是一步一步找出病因的过程，分清主次，分清病因，而后用药，方能达效，抓主证是我的老师一直所强调的。然后思考，比如：便秘要分传导失常还是动力功能失常，从气机升降来看，将欲升之，必先降之，欲降先升；脾肾阳虚泄泻，患者偏重于脾虚要用参苓白术散为主方，加减用药，偏肾虚则考虑四神丸加减；同样是逍遥散，用量配伍不用，效果自然不同，针对不同情况的患者，如何辨证加减，以取到更好的效果？跟师学就是要学这个。中医看病，更重要的是看患病的人，是开朗之人还是多愁之人、是老人还是儿童、是胖人还是瘦人，这都需要辨证对待才可起效，甚至包括来了患者首先要排除什么疾病，首选的检查是什么。这些诊病思路需要我们不断地积累，目前为止我们并没有一个明确的思路，脑子里的知识属于散乱，不系统的，这就需要大量的临床经验来实践，跟师跟随老师的思路，然后形成自己的诊疗方法。

三、"好记性不如烂笔头，烂笔头还要常背诵"，背书是一项必备技能

背书对医学生有多重要，大概期末考试已经告诉过你了。与一位年长进修者交流，表达不敢去跟师，老师开的方子看不懂，有时候老师偶尔提出来的一个问题也接不住。他说这说明你脑子里的东西太少，背上几百个方剂，把《伤寒论》滚瓜烂熟，皮肤病看看《医宗金鉴》这时候就懂了。

跟师后的笔记整理很重要，一定要自己整理好，这是自我补充、自我提升的一个很重要的环节。比如：看诊过程中遇见的大三阳、小三阳；抑郁症的躯体表现；甲状腺功能亢进的表现等；再者药物的特殊功效：生白术润肠通便，

炒白术则偏重于健脾益气；桔梗可以提升肺气；大黄炭炒后可以止血；麦芽疏肝的效果最好；红景天可以改善肺功能；芍药甘草汤缓急止痛等。跟诊过程中遇到不会的，要当场查资料，以加深印象，然后背诵。背诵真的太关键了，中医目前为止大部分依旧沿用古方，老师的经验方很多也是古方化裁而来，很多东西只有记在了脑子里，才能下笔如有神。还有病案的整理，问诊过程记的越详细越好，这样更能方便你去体会病情变化，以及将来自己临诊时能够规避掉很多坑。

四、"所谓纸上得来终觉浅"，多实践，敢实践

　　所有学到的东西最终目的都是运用于临床上，学了很久，不敢给别人开中药，朋友咨询更多的是推荐外用药物、中成药。临床对一位大夫来说太重要了，一定要敢于尝试，敢于思考，所学的东西会用才能变成自己的。

　　根据书本记载制作过甘草油，7岁女童一年多的神经性皮炎在外用3个月后完全消退。给一位患者开苍肤洗剂治疗激素刺激性苔藓，2周后皮损完全消退。以及其他一些外用药反馈都很好，这极大地提高了信心。跟诊老师学习了抵当汤的应用，患者10个

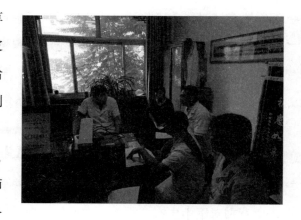

有8个舌下迂曲，基本都可以应用，主症主方加抵当汤应用患者基本2～3次复诊后，舌下迂曲能恢复90%。大黄在抵当汤中应用是活血，所以不用担心患者药后会腹泻。曾有一位阴虚血亏的患者，加入补血药后，烦躁不安，夜不能寐，去掉补血药大量滋阴，患者痊愈。老师讲："补血必须加补肾药物，不一定要加补气药，很多患者补气药加上后会上火，辨证一定要准。"患者脾胃功能不好，在治疗中一定要嘱患者饭前一小时以及饭中不喝水，会冲淡胃液影响消化功能，

師承醫腋集

脾胃不好也会影响药物吸收。这些都是必须在临床实践中才能体会到的，再好的经验方也要因人制宜。

中医最主要的传承，在于临床，跟诊；再临床，再跟诊，学习到老师数十年来从医的经验，诊疗的思维方法。我所言为亲身体会，若你有幸得师指导，定要找对方法，事半功倍，切莫浪费时光，漫漫岐黄路，吾将上下而求索。

（柴　燕）

第十三节　从中医师到中医人

自古至今，师承都是中医发展的主要传承模式。而目前中医院校教育中更多的是生硬的理论教学，所以"跟名师、读经典、做临床"是每位中医人必经的修炼方式。我有幸拜师于国家级名老中医张炳厚教授学术继承人、首都医科大学附属北京中医医院肾病科赵文景主任，在近一年的跟师学习中，聆听教导，答疑解惑，心中感想万千。还清晰地记得，跟师的第 1 天，赵老师和蔼地问我在学习中的困难以及更多的想了解哪方面知识，面对中医懵懵懂懂的我，建议我多"读经典"，多背多记，"在中医的学习过程中理论是基础，在即使还不能完全理解书中所讲的内容精髓，但一定要将基础知识死记硬背，才能在临床中更充分地体会到书中的旨意。"这句话一直铭记于心。这种看似笨拙的下苦功夫，实际有"养兵千日，用兵一时"的谋略，学的是中医辨证论治的思维，认认真真地读经典，才能在临床中从经典出发，认识疾病的病机，找出病症的诊治法则，突出中医的特色优势。

"跟名师"最重要的意义是能学到很多在课堂上、书本里学不到的经验。在和老师的交谈中，能了解到她对经典的理解，在自己浅显的认知上能有更深层次的了解，也能纠正自己理解的偏差，扩展自己的知识领域，这是一笔宝贵的"财富"。站在巨人的肩膀上，不仅有了失败的教训，也能有成功的经验，让我能有信心坚定自己的目标，继而取得更多更好的成果。也正是有了前人的经验，也才能在成功的基础上继续向更高更深的层面研究，让自己的中医造诣更深厚、更扎实。

中医学是一门建立在实践基础上的医学体系，无论是"读经典"还是"跟名师"，所学所获都是为了临床应用，只有通过"做临床"，去实践才能是检验我们学习经典理论、领会名师经验的唯一标准。古语有云"熟读王叔和，不如临证多"，在汲取前人营养、积累名师经验，用于自己的临床实践中，才能从量变到质变。

在每次侍诊中，每当遇到赵老师有效果明显的病例、用药独特的处方或有疑问的知识点，回来后带着这些问题反复查阅经典医籍，将辨证方式、用药机制、药物组方结构梳理清楚，领悟其中的道理，让我的理论水平明显提高。渐渐地，临床上碰到类似的辨证或疑难病症、棘手病例时，不再拘泥于自己的固定思维和固有的知识层面上，不再受疾病的限制，而更多地注重病症的变化，"方从法出，法随证立"，抽丝剥茧后，疾病诊治也就不再迷茫。

跟师学习对于我来说，最大的收获就是让我对中医更有兴趣，信念更加明朗，也让我明白了理论与实践的距离，理论与实际结合的重要性。医圣张仲景也是通过"勤求古训，博采众方，撰用《素问》《九卷》《八十一难》《阴阳大论》《胎胪药录》，并《平脉辨证》，为《伤寒杂病论》合十六卷"。这也许是最早的"读经典、跟名师、做临床"吧。

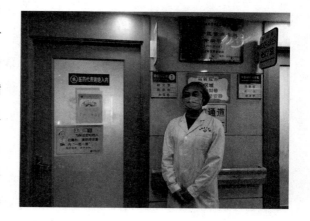

古语云："一日为师，终身为父""为医先为人"。在学

习过程中老师倾囊相授，我也会用心去和老师相处，尊师重道，做好传承中医的一粒种子。

（王　丽）

第十四节　中医跟师有感

我读的中西医结合专业，但院校学习加毕业工作数载仍不能开出一张中医方子，每每想起万分惭愧。学校学的理论没有实践做基础，不敢轻易尝试，一直求学无门，不知道怎么去运用中医。幸而医院安洪泽科长组织了院内中医师承项目，有幸拜张景岳主任为师，跟师学习过程中感受到了老师的高能量和气场，并感叹老师的学识渊博、条理清晰、侃侃而谈，慢慢地自己的知识越来越立体，越来越丰满，感受到了祖国医学的博大精深和丰富的哲学内涵。积攒的疑惑慢慢得到解决，每次跟师如沐春风。同时庆幸自己参加了这次中医师承，找到了中医学习的大门，受益匪浅。

跟师过程中不但有病案的梳理、归纳总结还有一些药性药理、药物经典配

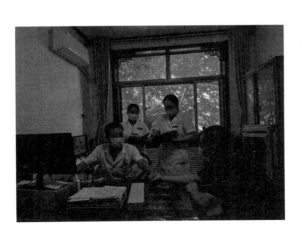

伍，以及对于诊疗过程中的沟通技巧及自我保护能力都有一定的提高。先是给家人尝试，然后给自己开来吃，切身体会中药喝下去的身体反应。深刻体会到医不自治是不对的，对于医生来说只有自己也是一名患者的时候才最清楚最细微的症状及变化。医生

问诊患者只能问及大部分相关的内容，不一定面面俱到，而且好多疾病的感觉，以及服药后的反应只有自己最清楚。自己既是医又是患，自己诊断，自己出方，通过自己身体的变化一点点体会，对于我这种初学者来说别有一番感觉。知识一点点积累，虽然离成功还很遥远，但是自我感觉还是有进步的。从最初开不出一张完整的方子，到后来对于咳嗽病、发热、泄泻、呕吐、头晕、胃炎、失眠、脑血管后遗症等疾病，有了一套简单但系统的思路。从一头雾水、到懵懵懂懂到一知半解；从最初的胆怯开方一次只开3剂，到后来一次开5剂、7剂。当患者反馈病情好转，当自己服药后感觉很舒服的时候，确实感到欣喜，有很强的成就感。

随着学习的深入，越来越感叹中医的理论体系的神奇，遣方组药的精准。四诊合参，辨证论治，全面兼顾，综合分析，深入推敲，最后完成方剂的制定。药物的应用配伍很有讲究，君臣佐使，主次分明，绝不是药效相近的药物简单的堆积。咳嗽就把一堆止咳化痰的药物简单的拼凑起来，头痛就简单地把治头痛的组合起来组成一首方子。这绝不是真正的中医！方从法出，法随证立，记得老师讲过一段黄连阿胶汤的病案。

某男，40余岁，干部。自诉2年前无明显诱因自觉双下肢发凉，后冷感渐上及腰部，下至足心，患者原话谓如"赤足履冰"，伴阳痿失眠。曾在北京多家医院检查均未见异常。后慕名求治于刘渡舟教授，诊时患者下肢冰凉，面部丰腴，两目有神，阳痿，伴失眠多梦，心烦汗出，饮食如故，大便不爽，小便短少而发黄。舌质色绛、少苔，脉弦而略数。如果片面地看患者的主诉，双下肢发凉如赤足屡冰，伴阳痿失眠，应首选补肾壮阳、益气和血类的方子，但刘老却说舌质绛、舌尖红，少苔，当是黄连阿胶汤证！为什么下肢厥冷服黄连阿胶汤有效？治病求因，本例患者因心肾不能相交、水火不相既济，心火失肾水之上济而独亢于上则见心烦汗出、失眠多梦；肾水失心火之下蛰而寒故见腰以下厥冷、阳痿，予黄连阿胶汤交通心肾。黄连泻心火，阿胶益肾水，黄芩佐黄连，则清火之力大增，芍药酸苦能收能降，使浮越之阳归其宅。鸡子黄，乃血肉有情之品，滋肾阴，肾水上济于心，而心火不亢；心火下蛰于肾，则肾水不寒，心肾相通，水火既济，阴平阳秘。7天后，患者前来复诊甚为欣喜，药后下肢寒冷麻木之感逐渐消退，心烦失眠、阳痿均有改善！一年多之痼疾，久治不效，而刘老7剂药即取效！刘老宗原法治之，月余后诸症若失。药中病机，故而取效甚捷！

跟师学习期间，由于新型冠状病毒肺炎疫情进一步紧张，患者似乎比以前少一些。不过处处留心皆学问，一次跟师中，有一个患者运动后出汗较多，空调温度较低，遂感周身疼痛，腹泻便溏。我请教老师，"这个患者是不是可以用桂枝汤和葛根芩连汤加减，"师答："可以啊，也可以吃点藿香正气水。"顿感豁然开朗，夏伤暑湿、外感风寒，这不正是藿香正气水的治疗主症吗，解表化湿、理气和中。一盒小小的中成药就能解决问题，何必把问题复杂化。就像老师经常说的，问题尽量简单化！正好手头有刮痧和拔罐的工具，遂先予刮痧、拔罐治疗。对于感冒来说刮痧可以宣肺解表，帮助机体抵御外邪，背部选取膀胱经，因太阳主一身之表，善治一切在表之邪，尤其是轻度和初期的风寒感冒患者效果尤其明显。并且出痧多少与疾病的轻重并无直接的关系。老师边操作边讲解，刮痧后接着拔罐。拔罐对于风湿痛、腹痛、腰背肌肉劳损效果奇佳，可以促进血液循环，激发精气，调理气血从而达到扶正祛邪的作用。这一套下来不过20来分钟，简单、廉价。治疗后患者感觉周身酸痛较前明显好转，邪似乎已去大半。我感叹原来感冒也可以这样治疗。人体的经络就像线路，脏腑就像灯泡，穴位就是连接线路和灯泡的开关，影响在气血运行和能量流通。刮痧、拔罐无不良反应，更重要的是没有痛苦。除了感冒病症，对于一些慢性疾病也可以通过长期刺激穴位的方式，达到治疗目的。这次跟师以后我也在网上买了一套刮痧拔罐的工具，通过查资料，我发现这种治疗方式不但可以治疗疾病还可以健身减肥。

在跟师的日子里我深深体会到老师的博学和医德，使我开拓了思路、开阔了眼界，使我越来越体会到中医师带徒传统教学模式的高效。身处这么好的学习环境，面对老师的悉心教导。作为学生，虽然比较愚钝，领悟力不够强，但是对祖国医学的精妙越来越着迷。"不为良相，则为良医"，中医学是在中国传统文化土壤里成长起来的，有着数千年学术渊源，为中华民族繁衍昌盛做出突出贡献的医学体系。同时它有着强大的生命力，随着时代的前进也在不断发展。中医药的传承需要我们大家共同努力，中医药的科技创新更需要永攀高峰，要用医者仁心仁术，为病患解除痛苦，用自己微薄之力为大众的健康做出一份贡献。在以后的日子里定当不忘初心，锲而不舍，砥砺前行。

（刘桂莲）

第二章 医案篇

第一节 麻黄附子细辛汤治身疼案

于某，女，37岁，2019年7月12日初诊。主诉周身疼痛7天。因月经后期时，家务劳作汗出，电扇解热，又伏地擦拭。自觉小腹痛，经止，继而周身冷疼，无汗，饥不欲食。自服感冒药无效。身疼加剧，畏触碰，甚则不能转侧。先后辗转省医院及北京协和医院，各项检查无异常，诊为肌纤维痛。肌内注射杜冷丁（盐酸哌替啶）止疼。嘱对症输注止疼药。延余诊视，见患者蜷卧，欲睡而不能，触之则哭嚎，肌肉关节无不疼痛。无汗或解热镇痛药后汗出而痛不解，食不下，便难三日未行，口渴不欲饮，既往体健。查其舌质淡，苔薄白，脉沉细。诊为太少两感。治宜温阳散寒，助阳解表。方用麻黄附子细辛汤加味。药用：麻黄10g，淡附子10g，细辛6g，防风10g，羌活10g，独活10g。颗粒剂3剂，每日3次服。嘱停输液。两天后患者自行就诊，诉药后上半身汗出延及周身，关节肌肉疼痛消失，身痒，如虫行皮中。洗澡后身轻，夜不闭窗且薄衣休息，今晨起后身重，时自汗出，便调，纳可，舌淡红苔薄白，脉浮。予桂枝加葛根汤加味。桂枝10g，炒白芍10g。生姜10g，大枣10g，炙甘草10g，葛根30g，防风10g，薏苡仁30g。颗粒剂3剂，每日2次服。药后欣喜告知，其病若失。

体会：据证所论，患者劳作汗出当风，复感寒湿之邪，出现周身冷痛、无汗等太阳表证，同时又有"脉沉细，但欲寐"之少阴里证。为太阳感邪与少阴里虚并见，属太阳少阴两感证。《伤寒论》云："少阴病，始得之，反发热，脉沉者，麻黄附子细辛汤主之。"张锡纯在《医学衷中参西录》中分析本方证时说："此外感之寒凉，由太阳直透少阴，乃太阳与少阴合病也……故用附子以解里寒，用麻黄以解外寒，而复佐以辛温香窜之细辛，既能助附子以解里寒，更能助麻黄以解外寒，俾其自太阳透入之寒，仍由太阳作汗而解，此麻黄附子细辛汤之妙用也。"防风通治一切风邪，羌活、独活是祛风胜湿之佳品。药后得汗出，周身疼痛消失。此为表解。脉由沉细转浮，可见少阴之里证愈。患者身痒，如虫行皮中，徐灵胎《伤寒论类方》中云："微邪已在皮肤中，欲自出不得，故身痒。"当以微发其汗，过汗必伤表阳，致风去湿存，病难治愈，故予桂枝葛根汤解肌发表，调和营卫，加防风、薏苡仁意在健脾祛湿。

（薛积良）

第二节　苓桂术甘汤合抵当汤治疗肺腺癌案

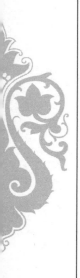

何某，女，56岁，2019年6月2日初诊。家属代述，患者因心悸、纳呆、乏力以"肺癌晚期"在河北大学附属医院住院。各项检查提示：骨转移，肾上腺转移，大量心包积液、胸腔积液。因喘憋症状加重，建议回家准备后事，经他人推荐携检查资料求诊，要求姑息治疗，结合病情，处方：茯苓20g，麸炒白术15g，白芍10g，淡附片10g，生姜10g，大枣10g，葶苈子30g，泽泻30g，黄芪30g。颗粒剂3剂，每日3次服。6月5日，患者由家人陪同来诊，诉药后1剂喘促消失能平卧入睡。调整原方用量，酌加当归10g，红景天20g，灵芝10g，连续服药至7月25日复查胸部CT：胸腔积液消失，心包积液少量，肿块边界清楚无毛刺。更方：茯苓30g，麸炒白术15g，白芍10g，淡附片15g，生姜20g，大枣10g，葶苈子30g，泽泻30g，黄芪30g，当归10g，红景天

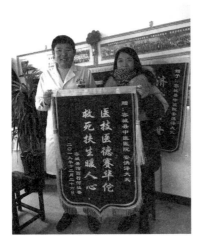

20g，灵芝 10g，水蛭 3g，桃仁 10g，大黄 6g，土鳖虫 10g。后随症调理脾胃，疏肝解郁，活血止痛加减消息 13 个月。目前身体状况良好。

体会：心包积液、胸腔积液的表现最早可见于《金匮要略·痰饮咳嗽病脉证并治》，曰："咳逆倚息，短气不得卧，其形如肿，谓之支饮。"饮邪当以"温药和之"，但病属危重，非峻下逐饮方可救命于顷刻。水液代谢多因于肺、脾、肾、三焦功能的失调，《医方论》中对肾阳的描述"水中之火，是为真火，此火一衰，则肾水泛滥"足以说明肾阳的重要性。患者肾阳虚衰，水饮凌心射肺，故见喘憋之症。故以真武汤、葶苈大枣泻肺汤温肾阳、泻肺水。以附子为君药，以上助心阳，中温脾土，下补肾火，从而使心阳充足以助心之搏动、肾的蒸腾气化正常以利水、脾的运化正常以运湿。白术健脾燥湿，茯苓渗利膀胱，生姜发散肺胃水气，芍药走三焦而活血利水。葶苈子既能清热泻肺，又可下气消痰，开泻肺气。大枣护脾通津，乃泄肺不伤脾之法。经治后诸症消失，予益气之品扶助正气，后期加用抵当汤，破血逐瘀，以消症活血利水。

（安洪泽）

第三节　附子粳米汤治疗胰腺癌晚期验案举隅

患者张某，男，66 岁，已婚，2020 年 11 月 26 日初诊。主诉：间断腹胀痛 1 年，食后呕吐腹泻 1 周。患者 1 年前无诱因出现腹胀痛，纳差，伴消瘦，后确诊为"胰

腺恶性肿瘤Ⅳ期"，规律化疗及口服盐酸羟考酮缓释片止痛，近1周患者出现进食后呕吐，呕吐物为未消化胃内容物，肠鸣腹泻，为稀水样便，便内亦时有未消化食物残渣，每日行5～6次，畏寒，从不敢进食生冷食物，包括水果，渴喜热饮，但不多饮，乏力，舌质淡，舌苔白滑，脉沉细。既往体健。诊为胰腺癌，脾虚湿盛证，治以温脾化湿，和胃止痛。方用附子粳米汤加味，药用黑顺片15g$^{（先煎）}$，清半夏12g，蜜甘草10g，大枣25g，砂仁10g，盐补骨脂10g。7剂，水煎服，每日1剂，早晚分服。嘱：服药后喝大米粥一碗，调畅情志，忌食油腻食物。

12月2日二诊：药后患者诉腹中暖，有食欲，但仍不能多食，畏寒，尤畏食冷食，食后腹满，肠鸣腹泻，每日3～4次，大便仍为水样便，略较前浓稠，呕吐2～3次，呕吐物无变化，腹痛可耐受。舌质淡，苔白略滑，脉沉细。前方加石菖蒲10g、藿香10g。7剂，水煎服，日1剂，早晚分服，服法同前。

12月9日三诊：大便恢复正常，每日行1～2次，为黄色稀软便，未出现呕吐，仅有恶心，腹胀满畏寒尤甚，肠鸣缓解，腹痛可耐受，乏力，舌质淡暗，苔白，脉细弱。治以温脾化湿，行气和胃。二诊方加干姜10g、黄芪30g、厚朴15g、党参15g、盐补骨脂10g、花椒30g、土茯苓30g。7剂，水煎服，每日1剂，早晚分服，服法同前。

12月16日四诊：腹胀满减轻约40%，畏寒好转约70%，腹痛可耐受，偶有恶心，无呕吐，乏力，食欲增，口中和，小便调，大便日行1次，为黄色软便。舌质淡暗，苔薄白，脉细。三诊方黑顺片减量至12g，30剂，水煎服，每日1剂，早晚分服，服法同前。

12月30日电话回访：患者仍腹胀满，但减轻约60%，畏寒好转90%，腹痛可耐受，无恶心呕吐及腹泻，食欲可，口中和，二便调。守方继服。

体会：在我国，随着人们生活水平提高，生活方式改变，胰腺癌的发病率有明显增加趋势。其特点为病程短、进展快、死亡率高，中位生存期为6个月左右。晚期患者苦于腹胀、腹痛、呕吐、纳差等症状，严重影响生活质量。胰腺癌，在中医上属"积聚""胰腺癌""黄疸"等范畴，主要为七情内伤、饮食不节所致脾胃失和、痰浊阻滞，久而气滞血瘀，发为积聚，故其治则当从脾胃出发，标本兼顾，或化湿，或理气，或养阴，扶正祛邪并举，以改善生活质量、延长生存期。

附子粳米汤，源自医圣张仲景的《金匮要略·腹满寒疝宿食病脉证治第十》，由附子、半夏、甘草、大枣、粳米组成，方中附子温阳散寒，助阳化饮；半夏辛温，燥湿化饮，蠲饮降逆，使脾得以运化水湿，而断饮之生源；粳米补益脾胃之气，助阳之中育以补阳，且粳米、大枣、甘草缓中补虚，诸药合用，辛甘化阳，助阳化气化饮。朱光被《金匮要略正义》言"附子温通三焦以散阴寒，半夏降逆以止呕吐，粳米甘草以扶持胃气，尤大建中之意也。然寒气充塞，治贵温通，无取人参、胶怡之守，且脾为稼穑之区，胃为仓廪之府，腹痛呕逆，脾胃伤极，用粳为所以承土德培元气也。""养阳之虚，即以逐阴。"（尤在泾，《金匮要略心典卷中》）故而痛、吐、泻、满诸证均可除。

本案患者受化疗损伤，脾胃失调，水谷不运，水湿内生，气机不畅，升降失常，而成腹胀、腹痛、呕吐、腹泻、渴不多饮，脾阳受损，而见腹中畏寒、喜热饮。临证治疗中焦虚寒性腹胀痛、呕吐等症，有理中汤、小建中汤、吴茱萸汤等方，而理中汤偏治下利，小建中汤偏治腹痛，吴茱萸汤偏治呕吐，唯有附子粳米汤可温中散寒化饮、和中缓急降逆。首诊以附子粳米汤酌加砂仁和胃行气、补骨脂温脾止泻，使脾气得补、胃气得和，呕逆下利自除。二诊患者诸证得减，守方不变，加藿香、石菖蒲增强醒脾和胃化湿之功。三诊肠鸣腹泻及呕吐得除，考虑后期正气较虚，加黄芪、党参益气健脾，干姜增强温胃降逆之功，厚朴联合砂仁行气之效，使补而不滞，土茯苓增强除湿，防湿聚成毒，花椒温胃止痛。四诊诸症向愈，守方继服。治疗过程标本兼顾、缓急相济，逐步提高患者生活质量。

（杨晓雨）

第四节 小经方治化疗相关恶心呕吐验案举隅

化疗相关恶心呕吐在中医学上属于"药毒""药邪"范畴，化疗药物多为"虎狼之品"，易损伤脾胃，造成脾失运化、胃失和降、胃气上逆，而发生恶心呕吐、食欲下降，正气随之不足，形成邪正虚实的恶性循环。而在此过程中，患者往往是药食难下，余在跟诊中发现应用小经方辨证论治化疗后恶心呕吐，既避免了患者拒药心理，又可与化疗配合减毒增效。今略举验案三则，与君分享。

病案1：患者楚某，女，68岁，素体偏胖，因降结肠恶性肿瘤术后1年余，2020年12月因出现午后低热而发现肝转移，于2020年12月16日开始贝伐珠单抗联合XELOX方案化疗，化疗期间干呕呃逆，脘腹胀满，四肢困重，头晕，乏力，纳差，一日仅能喝2小碗小米粥，口干不渴，便干，小便调，舌淡胖，苔白，脉细滑。此为脾胃虚弱、痰浊内阻致胃失和降、胃气上逆。方用小半夏加茯苓汤，药用：半夏20g，生姜10g，茯苓15g。3剂，水煎服，每日1剂，少量频服。2剂后恶心呕吐已止，遂上方继服，14剂后食欲渐增，直至口服至化疗结束后5天，食欲及乏力明显改善，脘腹胀满减轻，头晕缓解。

按语：本案患者形体偏胖，肢体困重，一派痰浊内蕴之象，痰饮停于胃，胃失和降而干呕呃逆、谷不得下，饮停于心下，津液不能上承，故见口干不渴，但因患者正虚较甚，恐虚不受补，不予补益正虚之品，暂以调和脾胃，治宜和胃散饮、降逆止呕。小半夏加茯苓汤出自《金匮要略·痰饮咳嗽病脉证并治》，"卒呕吐，心下痞，膈间有水，眩晕者，小半夏加茯苓汤主之。"为治疗痰饮呕吐之证，方中半夏燥湿化痰涤饮力强，又可降逆温中止呕，生姜既能制半夏之毒，又能温胃消痞散饮，为呕家之圣药，茯苓健脾渗湿、导水下行而定眩，三药合用，定其眩、止其呕、令其食。

病案 2：患者李某，男，50 岁，患者因腹胀、肠梗阻于 2020 年 8 月 7 日明确诊断为降结肠恶性肿瘤、肝继发恶性肿瘤，先后行"扩大结肠切除术、肝脏部分切除、肝脏肿物射频消融术、肝动脉栓塞化疗术"手术治疗，于 2020 年 12 月 16 日初诊并开始化疗，化疗开始后 2 天出现干呕，时有呕吐酸水，食欲差，见饭即呕，胸满腹胀痛，喜暖喜按，头痛，气短，畏寒肢冷，乏力，大便不成形，小便调。舌淡苔白，脉沉弦。此为肝胃虚寒，浊阴上逆所致胃失和降。方用吴茱萸汤，药用：制吴茱萸 9g，生姜 15g，人参 10g，大枣 20g。3 剂，水煎服，每日 1 剂，少量频服。3 剂后干呕次数减少，呕吐酸水缓解，上方继服至化疗疗程结束后，约 20 剂，中病即止。

按语：本案患者患病后多次进行手术治疗，损伤阳气，而见畏寒肢冷、腹痛喜按喜暖等一派虚寒之象，肝胃虚寒，胃失和降，浊阴上逆而见干呕，或呕吐酸水，胃中浊阴循肝经上扰于头，故见头痛，脾胃相表里，胃病及脾，脾失运化，不能升清，故见大便不成形、乏力、纳差，结合舌脉符合肝胃虚寒、浊阴上逆之证。《伤寒论·辨厥阴病脉证并治》中云："干呕，吐涎沫，头痛者，吴茱萸汤主之。"亦有《金镜内台方议》："干呕，吐涎沫，头痛，厥阴之寒气上攻也。吐利，手足逆冷者，寒气内盛也；烦躁欲死者，阳气内争也。食谷欲呕者，胃寒不受也。此以三者之症，共用此方者，以吴茱萸能下三阴之逆气为君，生姜能散气为臣，人参、大枣之甘缓，能和调诸气者也，故用之为佐使，以安其中也。"但吴茱萸为大热之品，而化疗药是一种热毒之药，在配合化疗应用吴茱萸时，当中病即止，过犹不及。

病案 3：患者张某，男，53 岁，胃恶性肿瘤术后 1 个月余，PT$_2$N$_2$M$_0$ 期，于 2021 年 2 月 24 日开始 XELOX 方案术后辅助化疗。化疗开始约 4 天后出现干呕，呃逆频作，口干，喜食凉饮，少气乏力，胃脘疼痛，纳差，便干，小便调，舌淡红，苔薄，脉虚数。患者胃癌术后，脾胃本虚弱，加之化疗药作为热毒之药进一步损伤，致胃虚有热，胃失和降。方用橘皮竹茹汤，药用陈皮 10g，竹茹 10g，党参 12g，甘草 6g，大枣 10g，生姜 10g。3 剂，每日 1 剂，水煎分 3 服。1 剂呃逆止，2剂后干呕减轻，继服至化疗结束。

按语：本例患者虽胃虚有热，但素体虚弱，脾胃娇弱，故而未用黄芩、黄连苦寒之品，选用橘皮竹茹汤，《金匮要略·呕吐哕下利病脉证治第十七》云："哕逆者，橘皮竹茹汤主之。"该方竹茹甘寒，"主呕哕"，清热和胃止呕，陈皮辛苦温，行气和胃止呃，两者配伍使清胃而不凉遏，生姜助上二药止呕，人参补益脾胃而安中土，甘草、大枣益气和胃又调和诸药。共奏益气清胃、降逆止呕之效，最为合适。

总结：中医学认为，土为万物之母，脾胃位于中焦，为联系上下之枢纽，为后天之本，对人体整体功能有重要的影响，癌症患者本就正气亏虚，化疗又作为一种外邪而首先损伤脾胃，进而影响各个脏腑功能。所以，在癌病的中医治疗中，固护脾胃、扶助正气为重中之重，其前提是患者可进食药食，化疗相关的恶心呕吐对癌病患者的恢复具有明显的不利影响。

从病案中不难看出，化疗相关的恶心呕吐既有实呕、虚呕，又有虚实夹杂，分清寒热虚实，辨证论治应用小经方，既避免了患者的拒药心理，又能有效的调护脾胃，脾胃和，胃自安，所谓"正气存内，邪不可干"，为后期进一步的中西医治疗打下良好的体质基础。

（杨晓雨）

第五节　苍肤洗剂治愈足癣案

患者王某，女，52岁，2021年3月3日初诊。主诉：双足起红疹伴瘙痒5年，加重1周。无诱因于双足起红疹、脱屑、瘙痒、曾诊断为"足癣"，外用抗真菌药物有效，但停药后病情反复，每于夏季加重，冬季减轻。1周前因淋雨涉

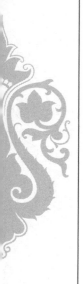

师承医腋集

水后双足皮疹加重，伴流水，瘙痒明显，纳可，眠安，二便调。查：双足趾潮红糜烂面，其上多发米粒大小丘疱疹，少量黄色浆痂，趾缝间浸渍糜烂。舌淡红，苔薄白，脉滑。诊断：脚湿气。辨证：湿热下注。治法：清热燥湿，杀虫止痒。予苍肤洗剂外用：苍耳子30g，地肤子30g，蛇床子15g，苦参15g，百部15g，枯矾10g，地榆30g，芒硝20g。煮至3000mL，放至常温，每天2次泡洗双足。

3月13日复诊：患者足部皮疹部分干燥结痂，无渗出倾向，无新发丘疹、丘疱疹，基底炎性红斑变淡。瘙痒症减轻50%，持续原方泡洗10天。

3月23日三诊：双足皮疹完全结痂干燥，瘙痒减轻90%，患者自述泡洗后皮肤干燥不适，遂原方去芒硝、枯矾，加入当归、桃仁、用法如前，并嘱患者适量外用润肤保湿剂，用药两周后足部遗留色素沉着，无其他不适。

体会：湿邪与许多皮肤病的发生发展有密切关系，从湿论治也是赵老学术体系中重要的组成部分。湿性从水，水属于阴，湿为阴邪，易阻气机、易伤阳气，其性重着黏滞而趋下，皮肤病中湿邪常常留滞于经络，使气机升降失常，导致一系列顽固性皮肤病，可以称之为"湿滞"。因湿性黏滞，蕴蒸不化，胶着难解，气化失常，水津不布，故皮肤表现出干燥、粗糙、肥厚、角化等一系列"燥象"；湿邪蕴久可以化热生虫，湿热聚结于肌肤腠理之间，则皮肤粗糙肥厚，病程迁延日久。湿燥相混，是慢性肥厚性皮肤病病机的关键。因此临床上即使没有水疱、渗出、糜烂等皮疹表现，治疗仍以治湿为本。

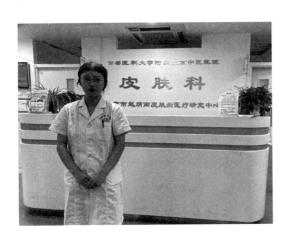

湿邪有重浊、黏腻的特点，因此在外用方剂中，以除湿止痒杀虫为法的苍肤洗剂正是治疗"湿滞"性皮肤病的代表性外用方剂。苍耳子本身有毒，但在治疗疾病中常能发挥良好的攻毒作用，如《石室秘录》治疗"疙疸"，苍耳子即是外浴洗方"消湿汤"的主药，也为苍

肤洗剂君药。地肤子性寒，味辛、苦，功于清热利湿、祛风止痒。《本草原始》记载"去皮肤中积热，除皮肤外湿痒"；蛇床子味辛、苦，温，功于燥湿杀虫、祛风止痒。《本草崇原》记载"主恶疮，外治之药也，外疡湿热痛痒，浸淫诸疮，可作汤洗，可为末敷，收效甚捷"。苦参气味苦寒，可清热燥湿、祛风杀虫。以上三药联用，共奏清热燥湿之功，故为本方臣药。百部润肺、下气止咳、杀虫；土槿皮止痒杀虫，取杀虫止痒之功，为佐药。枯矾具有酸涩之性，可燥湿收敛、解毒杀虫，"最收湿气而化瘀腐"，为使药。诸药合用，瘙痒得缓，湿邪得祛，虫毒得杀，热邪得清。

苍肤洗剂适用于慢性湿疹、手足癣、掌跖角化以及其他肥厚性、角化性皮肤病等，以手足癣、角化性湿疹、尖锐湿疣、阴囊肛周湿疹疗效显著；掌跖脓疱病、神经性皮炎、疥疮等也可辨证化裁应用；汗疱型手足癣、寻常疣等疾病可直接应用原方治疗；浸渍糜烂型手足癣可在原方基础上配伍黄柏、土大黄、芒硝，加强燥湿止痒之力；鳞屑角化型手足癣、角化性湿疹可在原方中去枯矾，配伍当归、首乌藤、桃仁等养血润肤；阴囊肛周湿疹、神经性皮炎可在原方基础上加黄柏、花椒、白蒺藜等燥湿祛风止痒之品；掌跖脓疱病、各种疣，可在原方基础上配伍板蓝根、蒲公英等清热解毒药物。

（柴　燕）

第六节　通阳理血法治心悸病验案一则

李军主任，医学博士，主任医师，博士研究生导师，中国中医科学院广安门医院心内科主任，北京中医药大学兼职教授，第四批全国中医临床优秀人才，全国首批名中医传承博士后，余有幸侍诊于旁，得见诸多心疾患者脱离疾病困扰，

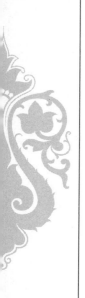

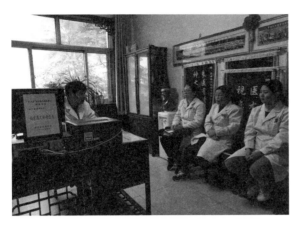

将其中一例分享如下：

患者邱某，男，52 岁，主因间断心悸 6 个月，于 2021 年 3 月 13 日初诊。现病史：患者于 6 个月前无诱因出现阵发性心悸，每日发作 2～3 次，可自行缓解，具体持续时间不详，就诊于北京医院，查动态心电图示：窦性心律，房性期前收缩，Ⅰ度房室传导阻滞（阵发），P-R 间期最长约 1.59 秒，心率最慢 39 次／分，最快 107 次／分，平均心率 61 次／分，未予特殊处理。既往史：高血压病 6 个月，血压最高达 170/90mmHg，现口服缬沙坦氨氯地平片 85mg 每日 1 次治疗，血压波动在 110/70mmHg。

辅助检查：头颈部 CTA 未见异常。冠脉 CT（2020 年 12 月 30 日，北京医院）：①右冠主干近段局限性混合斑块，远段管腔中度狭窄；②左前降支近段及左回旋支、第二钝缘支及局限性钙化斑块，管腔未见明显狭窄；③第二对角支近段开口处可见钙化斑块。低密度脂蛋白胆固醇（LDL-C）2.78mmol/L。

刻下：间断性心悸，伴背部疼痛，无头晕头痛，无口干口苦，怕冷，纳可，眠差，大便稀，每日 1 次，小便调。脉沉细，舌淡暗有裂纹，苔白。

诊断：中医诊断：心悸病 阳郁痰阻证。西医诊断：①冠状动脉粥样硬化性心脏病；②心律失常 房性期前收缩Ⅰ度房室传导阻滞（阵发）；③原发性高血压；④高脂血症。

治法：行气通阳，祛痰宽胸，活血通络。

方药：瓜蒌薤白半夏汤合补阳还五汤加味。瓜蒌 10g，薤白 20g，法半夏 9g，黄连 6g，黄芪 40g，当归 12g，赤芍 12g，川芎 10g，生地黄 12g，桃仁 9g，红花 9g，桂枝 9g，巴戟天 18g，淫羊藿 18g，生龙、牡各 30g^{（各先煎）}。取 14 剂，水煎服，每日 1 剂，早晚温服。

2021 年 4 月 7 日二诊：药后症减，心悸发作频率减少，程度较前减轻，仍背部疼痛，无头晕头痛、口干苦口黏等症，怕冷减轻，纳可，眠差，入睡难，多梦易醒，大便成形，每日 1 次，小便调。脉沉，舌体胖大边有齿痕，苔黄腻。上方加茯苓 15g、石菖蒲 9g，继服 14 剂。

2021 年 4 月 28 日三诊：近半个月未出现心悸等症，偶有胸闷，无胸背部疼痛，怕冷明显减轻，喜叹息，口中异味略重，睡眠较前略改善，便不成形，但也不稀，小便调。脉弦，舌淡，略齿痕，苔白微腻。更方如下：瓜蒌 10g，薤白 15g，法半夏 9g，黄连 6g，黄芪 30g，当归 12g，赤芍 12g，川芎 10g，生地黄 12g，桃仁 9g，红花 9g，麸炒白术 15g，茯苓 15g，干姜 9g，石斛 12g，玉竹 12g。取 14剂，水煎服，每日 1 剂，早晚温服。

2021 年 5 月电话回访患者诉约 10 剂后诸症缓解，表示感谢。嘱复查动态心电图及血脂，监测血压变化。

按语：心悸病，多因外感或内伤所致气血阴阳亏虚，心失所养；或因痰浊瘀血阻滞，心脉不畅，表现为心慌不安，不能自主。本例患者形体偏胖，嗜食肥甘厚味，久而损伤脾胃，运化失司，痰浊内生，扰动心神，故见心悸、失眠；痰浊内阻，胸阳不展，故见背痛；阳虚失于温煦，故见畏寒怕冷，结合舌脉辨证为阳郁痰阻证。心属火，为阳中之阳，为五脏六腑之大主，主血脉，心阳不展，心神不宁，气血不通，故治疗上除行气通阳、祛痰宽胸外，还要配合条畅营血，使血行而气行，气行而阳达，心阳得展，心神得宁。方用瓜蒌薤白半夏汤，其虽有《金匮要略》中"胸痹不得卧、心痛彻背者，瓜蒌薤白半夏汤主之"之说，但结合辩证痰阻胸阳，也可用瓜蒌、半夏化痰宽胸散结，薤白下气宽胸、通阳豁痰；补阳还五汤原为治疗中风气虚血瘀证，但其行气、活血、通络效著，以黄芪大补元气，气旺血行，当归、红花、桃仁、赤芍活血通络，使血行气行，心神得养，川芎为血中之气药，辛散解郁通达活血，桂枝合芍药，通阳固阴，龙骨、牡蛎安肾宁心，合用取桂枝加龙骨牡蛎汤之意，以调和阴阳，潜镇安神；心为君火，肾为相火，君火在上为一身之主，相火在下为阳气之根，神明之基础，

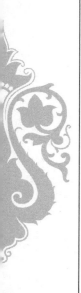

师承医腋集

肾阳充足则心阳亦旺，故用巴戟天、淫羊藿补益肾阳；生地、黄连既能防止痰浊化燥化热，又可引诸药入心经；全方通过行气、通阳、活血、化痰、温补阳气、交通阴阳之法，使痰浊得化、心阳得补、胸阳得展、心神得养。三诊时患者诸症得减，疾病后期需注重阴阳平衡、互根互用，少佐干姜，能"引血药入血分、气药入气分，又能去恶养新，有阳生阴长之意"《本草纲目》；石斛、玉竹养阴生津，亦能清胃，又能使血行不伤阴，阳气得补而不乏源。

（杨晓雨）

第七节　中医治疗早期直肠癌术后合并肺结节一例

在跟随杨宗艳主任门诊中，经过追踪收集，对于肠癌及肺癌中医药治疗效果突出，通过本病例，可推敲出杨主任治疗癌症疾病处方组成之法。现将一例直肠癌术后并肺结节验案分享如下：

任某，女，40岁，已婚，职业不详，2014年9月22日初诊。主诉：体检发现直肠肿物5个月余。现病史：患者于5个月前体检时发现直肠肿物，行手术治疗后，病理提示中分化腺癌，伴未分化癌，淋巴结4/13，奥沙利铂＋氟尿嘧啶化疗2个疗程，放疗治疗中。纳可，便调，眠安。舌淡苔白，脉沉细无力。既往史：体健。

中医诊断：肠癌，气血虚弱证。

西医诊断：①直肠癌术后 $PTxN_{2a}M_0$（Ⅲ期）化疗后；②化疗后骨髓抑制。

治法：健脾，益气，养血。

方药：生黄芪30g，麸炒白术15g，茯苓15g，醋鸡内金30g，酒女贞子15g，焦麦芽30g，旱莲草15g，鸡血藤30g，焦山楂30g，续断15g，广寄生

30g，阿胶珠 15g，川芎 9g，甘草 9g，灵芝 15g，盐补骨脂 15g，酒黄精 15g。水煎服，90 剂，每日 1 剂，早晚温服。

2015 年 3 月 2 日二诊：无特殊不适，纳便可，入睡难，舌淡暗，苔薄白，脉沉细。放疗已结束，未用其他西医治疗。复查盆腔 CT、胸 CT、腹部及妇科彩超无复发。CA125 88.16U/mL，AFP、CEA、CA199 正常。

治法：健脾益气，解毒散结，宁心安神。

方药：患者放化疗结束，骨髓抑制得以恢复，故前方去川芎、阿胶珠，针对 CA125，加白花蛇舌草、藤梨根增强解毒散结之力，加合欢皮 15g、百合 15g 解郁宁心安神，水煎服，90 剂，每日 1 剂，早晚温服。

2015 年 7 月 4 日至 2016 年 4 月 5 日定期复查盆腔 CT、胸 CT、腹部及妇科彩超无复发。CA125 波动在 75.43 ~ 177.9U/mL，亦时有在正常范围内，AFP、CEA、CA199 正常。症状：无特殊不适，纳便可，入睡难、早醒逐渐好转，舌淡暗，苔白，脉沉细或弦细。治法总则以健脾益气，散结解毒，宁心安神。守方适应四时微调抗癌中药。

2016 年 7 月 15 日：无特殊不适，纳便可，舌质暗，苔白，脉滑细。查：胸部 CT 提示双肺小结节，CA125 94.05U/mL，AFP、CEA、CA199 正常。

中医诊断：积聚病，气虚痰凝证。

西医诊断：肺肿物，直肠癌术后 $PTxN_{2a}M_0$（Ⅲ期）放化疗后。

治法：益气补肺，健脾化痰，散结解毒抗癌。

方药：党参 30g，生白术 15g，茯苓 20g，醋鸡内金 30g，炒麦芽 30g，炒芡实 15g，浙贝母 15g，金荞麦 15g，续断 15g，甘草 9g，灵芝 15g，酒黄精 15g，猫爪草 15g，首乌藤 30g，莲子肉 15g，白英 15g。水煎服，60 剂，每日 1 剂，早晚温服。

2016 年 11 月 27 日诊：刻下：咳嗽，活动后气短，偶有咯血，纳便可，眠略差，舌质暗，苔白略厚，脉滑细。复查盆腔 CT、腹部及妇科彩超无复发。胸部 CT 提示右肺小结节（＜1.0cm），左肺上叶肺炎，左肺下叶结节约 1.3cm，

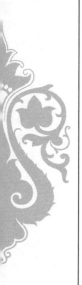

师承医腋集

有胸膜反应，CA125 89.68U/mL，AFP、CEA、CA199正常。肺部结节患者拒绝手术治疗。

治法：益气补肺，健脾化痰，散结解毒抗癌。

方药：党参40g，炒白术15g，茯苓20g，醋鸡内金30g，炒麦芽30g，炒芡实15g，浙贝母15g，白花蛇舌草15g，续断15g，甘草9g，灵芝15g，夏枯草15g，菟丝子15g，首乌藤30g，莲子肉15g，焦神曲30g。水煎服，120剂，每日1剂，早晚温服。

2017年3月27日至2020年12月8日间每3～4个月定期门诊就诊，咳嗽、气短逐渐减轻，但不能完全缓解，咯血次数减少，无汗出，纳眠便可。定期复查盆腔CT、腹部及妇科彩超无复发，直肠癌判定临床治愈。CA125于2019年11月复查时降至正常范围，后复查均正常，AFP、CEA、CA199、NSE、SCC、CAFRA21-1正常。2017年3月27日复查胸部CT提示右肺小结节（<1.0cm），左肺上叶肺炎消失，左肺下叶结节约1.3cm，其内可见空腔，有胸膜反应，与前片无变化。2017年9月25日胸部CT提示肺部结节稳定。继守方微调。

2021年4月19日诊：胸部CT提示右肺小结节稳定，左肺下叶结节约0.9cm，较2021年1月18日缩小，其内空腔消失，有胸膜反应。CA125、AFP、CEA、CA199、NSE、SCC、CAFRA211-1正常。偶有咳嗽，活动后气短明显减轻，无咯血、汗出、乏力，纳眠可，便不成形，舌质暗，苔白略厚，脉滑细涩。

治法：健脾益肺，散结解毒抗癌。

方药：党参40g，炒白术10g，茯苓10g，炒芡实10g，诃子9g，醋鸡内金30g，炒麦芽30g，广寄生15g，灵芝12g，甘草9g，陈皮12g，肉豆蔻10g，炒白扁豆15g，莲子10g，炒僵蚕10g，夏枯草10g，盐补骨脂10g。水煎服，120剂，每日1剂，早晚温服。

体会：直肠癌是消化系统恶性肿瘤常见的癌种之一，起病隐匿，发现时多有淋巴结或远处转移，早期直肠癌以手术治疗为主，术后配合放化疗可延长中

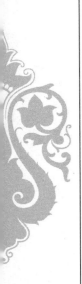

位生存期。中医认为，直肠癌多由脾肾不足，湿浊内生，气血不畅，阻滞成痰成瘀，久而生毒，下注肠道所致。故其治法以健脾和胃、扶正益气、清热利湿、化痰解毒为主要治则，以黄芪、白术、茯苓、甘草为底方，黄芪入脾经，补气托毒，白术归脾胃经，健脾益气燥湿，茯苓平淡，健脾渗湿，又可宁心安神。而本例患者2019年后出现肺部结节，仍以补气健脾、益肺和胃为法则，将主药黄芪更换为党参，两药均为入肺、脾经，均为补气健脾益肺良药，但黄芪偏于益正气、壮脾胃，而党参偏于润肺，也可止咳化痰解毒。杨主任在治疗癌病时，特别注重顾护脾胃，因脾胃为后天之本，脾胃损伤，"土壤"失用，无论中药西药均无用武之地，故而无论病灶在肠、在肺，均以鸡内金、山楂、神曲、麦芽等健脾胃、增食欲，且该类药物能消食积，也能散结除胀，且在现代药理学研究山楂内的黄酮类化合物牡荆素可抑制癌细胞增生浸润转移，鸡内金可抑制肿瘤细胞生长。其次处方组成更重要的一部分是散结解毒类抗癌中药应用，根据归经性味，选择抗癌解毒中药，肠癌患者多湿浊、多泻痢，可选用如白花蛇舌草、藤梨根、白英等可入大肠经，且以利湿解毒为功效的药物，肺癌患者多痰浊、多喘咳，可选用如浙贝母、橘核、金荞麦、猫爪草等入肺经，且以化痰散结、止咳解毒为功效的药物。最后处方组成为对症治疗药物，失眠可用百合、合欢皮、郁金、石菖蒲、茯苓等宁心安神、解郁安神之品，咳嗽可加用杏仁、紫菀、前胡、诃子等敛肺降气止咳，汗出较甚可选用生龙骨、生牡蛎、麻黄根、浮小麦等收敛止汗之药，腹泻或便多，可用五倍子、补骨脂、白扁豆、五味子等涩肠止泻之品。该病例中药物组成相似之处较多，盖因肺与大肠相表里，而肺脾之间亦为母子关系所致。

（杨晓雨）

第八节　胆结石治验一例

患者王某，女，37岁，2020年5月27日初诊。主诉：发现胆结石3个月，要求中药排石。慢性胃炎史5年。反酸烧心，嗳气胀满。大便秘结，2~3天一次，平素性情急躁，易怒。口苦口干，尿黄，乏力倦怠，经中药治疗后好转。现无不适症状。3月26日容城县中医医院彩超结果：胆囊壁局部增厚，较厚处约0.4cm，欠光滑，可见多枚颗粒样强回声，较大长径约0.4cm，后伴生影，随体位移动。提示：胆囊多发小结石。

诊断：胆石症。

辨证：肝胆湿热。

治法：疏肝理气，清热利湿，化瘀散结。

方剂：金威胆石汤。

方药：金钱草30g，威灵仙15g，郁金20g，炒鸡内金20g，海金沙30g，柴胡20g，茵陈15g，青皮10g，炒槟榔15g，大黄6g，延胡索15g，香附15g，枳实20g，赤芍20g，白术20g，黄芪20g。水煎服，每日1剂，早晚2次服。忌油腻辛辣及生冷，调畅情志。

治疗经过：上方连续服药至7月2日，复查彩超示：胆囊壁不厚，光滑，期内可见一枚强回声团，后伴声影随体位移动，长径约0.4cm。10月18日复查彩超：胆囊轮廓不清，提示囊腔消失。10月26日因饮食不节后，右上腹及右肩背胀痛，不伴发热、恶心及呕吐，到北京某医院急诊。彩超提示：胆囊颈部结石，可见直径约0.7cm强回声，胆总管未见扩张。血生化：肝功能异常。血白细胞计数13.1×10^9/L。建议急诊手术。自行转至河北大学附属医院，抗生素治疗后，复查彩超未见结石。12月25日复查彩超：胆囊壁欠光滑。

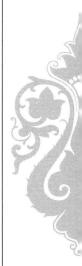

体会：胆结石属中医"胁痛""黄疸"等范畴，病因由于感受外邪、七情内郁、恣食肥甘厚腻导致肝胆郁结或中焦湿热内蕴，肝胆疏泄失常，致胆气郁结，久则炼津成石。本病病位在肝胆，胆为六腑之一，六腑以通为顺，故胆结石的治疗以通为主。多采用疏肝理气、清热利湿、化瘀散结来化石排石。方中金钱草有良好的利湿退黄及排石通淋作用。《广东中药》谓其："平肝火，利水、通淋，清湿热。"威灵仙辛散温通，性猛善走，通行十二经，具有溶石解痉之功；海金沙归膀胱、小肠经，专治泌尿系结石，扩展用于胆石症，取其清热利湿；鸡内金有化石、溶石之力，可使砂石溶解；柴胡、枳实、青皮、香附疏肝解郁；郁金、茵陈、大黄清热利湿；黄芪益气扶正，并佐治威灵仙的辛散走窜；合槟榔、大黄、赤芍破滞消积、化瘀散结并有助于胆管的收缩蠕动、增强排石之功。

（杨　杰）

第九节　四妙丸合四妙勇安汤加减治疗糖尿病足案

患者刘某，男，56 岁。主诉：血糖升高 20 余年，右足趾破溃 1 个月。

现病史：20 年前，患者无明显诱因出现口干、口渴、多食等不适，并诊断为"2型糖尿病"其后间断口服"消渴丸、阿卡波糖、二甲双胍"药物治疗。14 年前患者出现手足麻木、冰凉，并调整降糖方案为药物口服和胰岛素皮下注射。1个月前患者因穿鞋不适导致右侧足第二趾、小趾及右前足掌出现破溃，难以愈合。

刻下症见：手足麻木、发凉，视物模糊，偶有胸闷、胸痛，右侧足第二趾、小趾及右前足掌出现红肿破溃，可见三处大小约 1cm×2cm 创面，灰白色分泌物附着。眠差，入睡困难，每日睡眠 4～5 小时；小便有泡沫、大便调。舌尖红，苔厚腻，脉弦细。

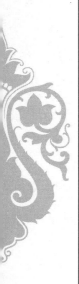

师承医腋集

既往史：冠状动脉粥样硬化性心脏病，不稳定型心绞痛病史 4 年。高血压病史 4 年。高脂血症病史 4 年。6 个月前因"右侧眼底出血"行激光术治疗。

辅助检查：下肢血管彩超示：下肢动脉粥样硬化改变，双侧胫前动脉部分闭塞可能；眼底检查：双眼糖尿病性视网膜病变Ⅲ期，并建议造影检查。心脏彩超：左房扩大；冠脉 CTA 示：冠心病，累及三主支；冠状动脉钙化总积分为 4222。

中医诊断：脱疽，湿热蕴结证。

西医诊断：糖尿病足，2 型糖尿病 糖尿病肾病 糖尿病性视网膜病变，冠脉综合征，高血压 2 级（高危），高脂血症。

西医以降糖、控制感染、抗血小板、扩血管、抗心绞痛、调节血脂等治疗。

中医治法：清热利湿，解毒通络。方以四妙散合四妙勇安汤加减。

药用：麸炒苍术 10g，关黄柏 10g，麸炒薏苡仁 30g，川牛膝 12g，金银花 15g，当归 12g，生甘草 10g，玄参 12g，赤芍 15g，丹皮 10g，土茯苓 30g，忍冬藤 30g，蒲公英 15g，连翘 10g，石斛 15g，皂角刺 10g，浙贝母 10g，土鳖虫 10g。水煎服，7 剂，每日 1 剂，早晚分服。

二诊：手足麻木、发凉减轻，视物模糊，偶有胸闷、胸痛，右足第二趾、小趾及右前足掌仍红肿破溃，可见三处大小约 1cm×2cm 创面，灰白色分泌物附着。眠差，入睡困难略减轻，可良好睡眠 5～6 小时；小便有泡沫、大便调。舌尖红，苔厚腻，脉弦细。守方继服 21 剂，后诸症减轻，足趾及右前足掌破溃处结痂愈合，痊愈出院。

体会：患者糖尿病史 20 年，平素血糖控制欠佳，已影响周身大血管和小血管且出现多种糖尿病并发症：视网膜病变、糖尿病肾病、糖尿病足及和高血压、血脂异常共同造成的心血管疾病等。糖尿病足是糖尿病的一种常见而严重的并发症，严重者可造成截肢甚至危及生命。糖尿病属消渴范畴，糖尿病足溃疡属疮疡、脱疽、筋疽范畴。病消日久，正气不足、气阴两虚，气血瘀滞、络脉闭阻为其病本；外邪易侵，局部破损染毒，湿热毒壅为其病标。湿热毒瘀，热壅肉腐，化腐成脓。宗外科疮疡消、托、补三法，治以 3 期辨证：急性感染期、缓解期、恢复期。该患者属于急性感染期，其疾初起，湿热毒盛，气血痹阻，正邪交争，急则驱邪为先，治以清热解毒、化湿通络，方用四妙散合四妙勇安汤加减。四妙丸源自《成方便读》，为清热利湿、强筋壮骨之治痿妙剂，本案辨证为湿热蕴结之证，故在此用于足膝红肿、筋骨疼痛之湿热下注所致脱疽。方中黄柏寒以胜热，苦以燥湿，且善除下焦湿热；苍术苦温，健脾燥湿除痹；牛膝活血通经，补肝肾、强筋骨，引药下行；薏苡仁加强健脾淡渗利湿之功。四妙勇安汤出自《验方新编》，为清热剂，常用于热毒壅盛之脱疽。具有清热解毒、活血止痛之功。现代临床也常用于下肢溃疡、血栓闭塞性脉管炎等。方中金银花甘寒入心，善于清热解毒，玄参泻火解毒，当归活血散瘀，生甘草能解百毒，又可调和诸药；但患者足部热毒偏盛，配伍清热解毒之蒲公英、连翘，清热疏风通络之忍冬藤加强散结消痈、解毒清热之力；湿热下注，气血痹阻不通，加丹参活血散瘀、土鳖虫破血逐瘀，丹皮、赤芍入血分，凉血泻火解毒；皂角刺加强排脓之功；浙贝母清热散结消肿；佐以石斛益胃生津，滋阴清热，两方加减合用，既清解下注之湿热，又祛瘀通络，使腐浊得去，血肉得生，疮疡脱疽自除。

（刘桂莲）

第十节　龙胆泻肝汤合下气汤治胃脘痛案

患者刘某，男，52 岁，已婚，2020 年 4 月 8 日初诊。主诉：间断胃脘烧灼不适 2 年，加重 7 天。

现病史：患者 2 年前因长期饮食不节出现胃脘部烧灼感，时有嗳气吞酸，饭前尤著，暴饮暴食及情绪低落时加重；口干苦，性急易怒，曾间断口服奥美拉唑肠溶胶囊、硫糖铝片等药物治疗，症状时轻时重，7 天前患者饮酒后上述症状加重，遂来就诊。舌质暗红，舌苔厚腻边有齿痕，脉弦细。

既往史：既往体健。否认高血压、糖尿病等慢性病病史。否认结核、肝炎等传染病病史。无手术外伤及输血史。

个人史：吸烟史 20 余年，每日 1 包，饮酒史约 30 年，时常酗酒应酬。

西医诊断：十二指肠球部炎症。

中医诊断：胃脘痛　肝郁胆热证。

治法：疏肝利胆、健脾和胃。

方药：龙胆泻肝汤合下气汤加减。龙胆草 10g，栀子 10g，黄芩 10g，黄连 10g，陈皮 30g，清半夏 9g，茯苓 30g，麸炒白术 10g，败酱草 20g，牡丹皮 10g，炒白芍 15g，干姜 6g，桂枝 20g，石膏 50g。配方颗粒 7 剂，沸水冲服，每日 2 次。

4 月 15 日二诊：胃脘烧灼感消失，口干苦减轻，仍性急易怒，舌质暗红，舌苔厚腻，边有齿痕，脉弦细。效不更方，方药同前，加减微调 4 周。

5 月 12 日五诊，诸症减轻，舌尖稍红，舌苔白厚边有齿痕，脉弦细。考虑龙胆泻肝汤中多苦寒药物，不易长期服用。又湿性缠绵，湿邪困脾，易致病情反复发作，故原方加化湿运脾之剂以巩固疗效。更方为：陈皮 30g，清半夏 6g，茯苓 15g，白术 15g，败酱草 30g，干姜 6g，石膏 50g，柴胡 12g，黄连 6g，炒苦杏仁 10g，黄芩 15g，砂仁 6g，薏苡仁 30g，广藿香 15g，佩兰 15g，海螵蛸 30g。配方颗粒 14 剂，沸水冲服，每日 2 次。后电话随访，诸症基本消失。

体会：患者平素性情急躁易怒，肝气失于条达，加之饮食不节制，脾虚不能运化水湿，湿阻于肝胆，阻滞气机，久则郁而化火，肝胆火旺。选用龙胆泻肝汤合下气汤加减疏肝利胆、健脾和胃。龙胆泻肝汤选自《医方集解》，是一首清脏腑热的名方，方中龙胆草大苦大寒，专泻肝胆实火，配伍黄芩、黄连清上焦、中焦之火，栀子泻三焦之火，并去木通、车前子，加生石膏增强泻火之功；湿热偏盛，去滋阴之品生地，加薏苡仁以健脾利水渗湿；诸清热之品恐凉

遏不利于湿化，加桂枝温阳利水，且《长沙药解·桂枝》有云"桂枝温散发舒，性与肝合，得之脏气条达，经血流畅，是以善达肝郁，经脏荣舒，而条风扇布，土气松和，土木双调矣"；配伍芍药以"入肝经而清风，走胆腑而泻热"《长沙药解·白芍》，二药共奏疏木清风之力；气机郁结，成瘀成毒，不通不荣则痛，加败酱草清热解毒，祛瘀止痛。加半夏和胃降逆，治在胃而助其降，茯苓健脾渗湿，治在脾而助其升；陈皮降逆止呕，行气开胸，"扫痰涎"；白术健脾燥湿，干姜燥湿化饮，宣通络脉；丹皮润血疏肝，上六药合芍药组成麻瑞亭前辈的下气汤，既能降肺胃、又能升肝脾的升清降浊之剂，使肝胆气机条畅，脾胃升降相因，湿热瘀阻得去，胃脘疼痛自除。五诊时，患者诸症已减，热象不显，故去龙胆草、栀子苦寒之品，但湿邪仍缠绵难愈，故留芩、连以防湿再次从热化，并在疏肝健脾之上，辅以藿香、佩兰加强化湿、醒脾、和中之功，砂仁理气、化湿、开胃，杏仁降肺胃之气，又可使湿有去处，整方可巩固疗效，又可"瘥后防复"。

（刘桂莲）

第十一节　遗传性小脑共济失调治验

　　首都国医名师裴永清是北京中医药大学教授，中国中医药信息学会学术流派分会会长，北京弘医堂中医医院专家，学验俱丰，临证每以经方起沉疴、愈废疾，其用方简练，令人称奇，又推崇时方，倡导经方与时方有机结合，以应对现今复杂的临床病情，自称"辨证论治派"。擅长从湿、热、瘀论治各种疑难杂症，笔者有幸侍立裴老左右，受益匪浅，今择一遗传性小脑共济失调案，以飨同道。

　　闫某，男，20岁，未婚，学生，河北保定人。2020年9月29日初诊。

　　主诉：周身颤动，走路不稳2年。患者两年前无诱因出现周身颤动，走路不稳，颤动以四肢远端明显，但生活及学习不受影响。近 10 个月来，因疫情居家，饮食不节且劳累过度，症状逐渐加重。颤抖严重时手不能持物，不能上、下台阶，需他人帮扶。2 周前曾在北京协和医院查头颅 MRI 提示：小脑萎缩。明确诊断为遗传性小脑共济失调。患者母亲、姐姐以及外婆均患有此症，最终瘫痪卧床离世。查患者语言欠流利，一般情况尚可，无其他不适。共济失调征阳性。观其舌颤、质红、苔薄黄微腻。舌底脉络迂曲，脉象沉弦。

诊断：颤证。

辨证：痰热扰神，肝风内动。

治法：清热化痰，息风止痉。

方用：温胆汤合抵当汤加味。

处方：陈皮 9g，竹茹 6g，枳实 10g，生水蛭 10g，土鳖虫 10g，法半夏 9g，茯苓 30g，桃仁 10g，大黄 6g，全蝎 3g，僵蚕 10g，苍术 10g。7 剂。

诊疗经过：药后出现大便溏泻，每日 2～3 次，无不适主诉。原方加减调治，至 2020 年 10 月 27 日五诊时能自行上楼，无周身颤动。原方加天竺黄 6g，生青礞石 15g^{（先下）}。

11 月 17 日八诊：走路平稳、手不抖，已如常人，因就业面试紧张。更方：柴胡 10g，黄芩 10g，半夏 12g，茯神 30g，陈皮 10g，竹茹 6g，枳壳 12g，栀子 10g，龙胆草 10g，夏枯草 15g，珍珠母 30g，川黄连 10g，远志 6g，石菖蒲 6g，天竺黄 6g，胆南星 6g，苍术 18g，神曲 10g，桃仁 10g，大黄 6g，胆南星 6g，天竺黄 6g，虻虫 6g。14 剂。

12 月 8 日十一诊，紧张消失，诉两腿夜间抽筋已 2 年余。陈皮 9g，竹茹 6g，枳实 10g，水蛭 10g，土鳖虫 10g，法半夏 9g，茯苓 30g，桃仁 10g，大黄 6g，胆南星 6g，天竺黄 6g，虻虫 6g。7 剂。

12 月 13 日，因患者离京就职，且无任何不适主诉，故予温胆汤合抵当汤调治，嘱其连续用药 3 个月后复查头颅 MRI 以明确疗效。禁生冷、油腻、辛辣刺激等食物。

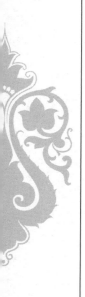

体会：本案确诊为遗传性小脑共济失调。其发病机制不明，病变主要累及小脑或脊髓及部分颅神经，大多在 30 ~ 60 岁起病。以醉酒样共济失调步态为首发症状，如步态不稳、易跌倒，或出现吞咽困难、言语障碍如吟诗样语言、智慧衰退等，且进行性加重。西医以营养神经、对症支持治疗，或针灸康复治疗，目的是减轻症状，延缓病情进展，维持日常生活自理能力。

祖国医学认为，以头部及肢体摇动，颤抖不能自主为主要表现的病症，属颤病范畴。《素问·至真要大论》"诸风掉眩，皆属于肝"，此风多属内风，以动摇眩晕抽搐为主症。掉者，摇也，即肢体的震颤动摇。若劳倦过度，或饮食不节，损伤脾胃，水停为湿，谷反为滞，郁结肠胃，壅涩气机，易致痰湿内蕴，瘀阻脉络，蒙蔽神明清窍。气血逆乱，肝风内动致肝失条达，郁久生风。《医方考》谓："风痰者，湿土生痰，痰生热，热生风也。"肝属木，木生风。肝主筋，开窍于目，其脉上巅顶，病则筋脉失养而震颤不止。结合舌脉表现，故本案发病机制为痰湿内蕴，瘀阻脉络。

故方以温胆汤理气化痰，和胃利胆，以清其痰热，抵当汤逐其瘀滞，首诊加全蝎、僵蚕以息风止痉。温胆汤出自宋代陈无择之《三因极一病症方论》，具有理气化痰和中之功，主治胆郁痰扰证，是一首经典的"祛痰名方"。可用于治疗"痰""气"（郁）"热"（火）

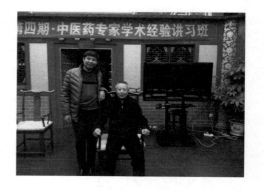

或痰湿为病机的多种疾病。吴崑《医方考》中论温胆汤说："竹茹之清，所以去热；半夏之辛，所以散逆；枳实所以破实；陈皮所以消滞；生姜所以平呕；甘草所以缓逆"，诸药配合，化痰燥湿而不助热，清凉泄热而不恋湿，行散中兼顾正气，沉降中佐有升浮，为清化痰热之良方。

从诊疗过程来看，初以温胆汤合抵当汤加全蝎、僵蚕以清热化痰、通络止痉，25 剂诸症悉平。丹溪认为"怪疾多属痰，痰火生异症"，故"百病多因痰作祟"、病程日久，痰浊胶着黏腻，故以青礞石、天竺黄，取礞石滚痰丸之意以清热豁痰定惊。夜间抽筋一症，医者大多会以"脚挛急"处以芍药甘草汤或加木瓜等药治之而脚即伸，但芍药甘草汤主治津液受损，阴血不足，筋脉失濡所致诸证。而本案夜间抽筋是痰热动风使然，故以配伍胆南星、天竺黄加强化痰清热之力而收浮鼓之效。痰、热、瘀合而为病，故全程以破血逐瘀之抵当汤，以竟全功。

抵当汤由水蛭、生虻虫、大黄、桃仁组成。本为瘀血病症而设，医圣张仲景在《伤寒论》中以治疗瘀血发狂、瘀血发热、瘀血发黄、瘀血善忘等诸证，又在《金匮要略·妇人杂病脉证并治篇》所言："妇人经水不利下，抵当汤主之"。裴永清教授多次在医界疾呼：抵当汤非虎狼之剂，无伤人正气之嫌，反有补益之效。凡有瘀血舌或瘀血症的患者，均可应用此方加减，临床治验无数。尤其是对结节性肝硬化等多种肿物有确切疗效，医者万不可弃之不用。在《金匮要略·血痹虚劳篇》中以抵当汤加味（加生地、黄芩、芍药、蛴螬、杏仁）组成大黄䗪虫丸，用以治疗虚劳血痹之重症—营卫气血俱伤，虚损劳极之人达到"缓中补虚"之目的。可见抵当汤在仲景手中用于治疗瘀血重症而又不损伤正气，反有补益之功。

（安洪泽）

第十二节　补肾健脾法治疗多囊卵巢综合征患者一例

患者刘某，女，30岁，2020年6月18日初诊。主诉：月经稀发18年，未避孕未孕1年。

现病史：患者自 12 岁月经初潮后月经稀发，30～180 天一行，经期 5～7 天，经量中等，经色淡暗，少量血块，腰酸。末次月经：2020 年 5 月 4 日，量色质同前。夫妇结婚 2 年，性生活正常，自 2019 年 6 月开始未避孕未孕至今。

婚育史：已婚，G_0P_0。丈夫体健。

既往史：体健，否认手术史及传染病史。

刻下症：腰膝酸软，形寒肢冷，大便溏。

舌苔脉象：舌淡，苔白略腻，脉沉滑。

辅助检查：2020 年 5 月 6 日（月经第 3 天）性激素六项示：促卵泡激素 6.48mIU/mL，促黄体生成素 7.63mIU/mL，雌二醇 51.0pg/mL，泌乳素 6.02ng/mL，黄体酮 0.45ng/mL，睾酮 0.46ng/mL。

2020 年 5 月 22 日彩超示：子宫前位，大小形态正常，肌层回声均匀，内膜厚 5mm，双侧卵巢内卵泡均 ≥ 12 枚。超声诊断：双侧卵巢多囊样改变。

中医诊断：月经后期（脾肾两虚），不孕症。

西医诊断：多囊卵巢综合征，原发性不孕症。

治法：补肾健脾，调经促孕。

方剂：补肾健脾方。

药物：党参 20g，炒白术 15g，炒苍术 10g，清半夏 9g，丹参 15g，当归 10g，白芍 15g，山药 15g，菟丝子 20g，枸杞子 15g，杜仲 15g，覆盆子 15g，鸡血藤 15g。煎服法：14 剂，水煎服，每日 1 剂，早晚温服。

二诊：2020 年 7 月 2 日。末次月经：2020 年 6 月 26 日，量色质同前。诸症状均缓解。舌质淡红，舌根厚腻，脉沉滑。上方加酒女贞子 15g，酒黄精 15g。继服 30 剂。

三诊：2020 年 8 月 10 日。停经 46 天，自测尿妊娠试验阳性。末次月经：2020 年 6 月 26 日。基础体温：双相（12 天）今日查 β - 人绒毛膜促性腺激素 138.5mIU/mL，雌二醇 183pg/mL，黄体酮 12.84ng/mL。目前无不适。根据基础体温双相 12 天推测现孕 26 天。因黄体酮较低，予以地屈孕酮 10mg，每日 3 次，口服，黄体支持。嘱其定期监测妊娠三项，观察胎儿发育情况。

2020年8月24日行彩超检查提示：宫内胎囊2.2cm×0.9cm，胎芽0.3cm，胎心（＋）。嘱其定期产检。

体会：患者育龄期女性，月经稀发18年，且彩超提示双侧卵巢多囊样改变，西医诊断多囊卵巢综合征。祖国医学中没有此病名，归属于月经后期、闭经、不孕症等范畴。肾为先天之本，肾藏精，主生殖；肾虚精亏血少，冲任气血不足，不能按时满溢，故月经推迟，并伴腰膝酸软等肾虚之征。脾为后天之本，主运化，脾虚则运化失司，水湿内停，日久聚湿成痰，凝聚胞宫，则冲任气血运行不畅，则月经后期而来。脾肾阳虚不能温煦，则形寒肢冷，大便溏。舌淡，苔白略腻，脉沉滑为脾肾两虚之征象。因患者为备孕期间，故治疗以补肾健脾、调经促孕为法则，方用补肾健脾方。方中党参、炒白术、山药补气健脾，炒苍术、清半夏燥湿健脾化痰，丹参、当归、鸡血藤活血调经，白芍养血敛阴，菟丝子、枸杞子、杜仲、覆盆子补肾益精，填精益髓。全方共奏补肾健脾、调经促孕之功。二诊患者月经方净，加入酒女贞子、酒黄精增强补肾益精之力，促进卵泡发育，待氤氲之时，即可受孕。三诊患者已成功妊娠，但因其黄体酮值较低，需给予黄体支持，方能维持胎儿正常发育。

（石亚萍）

第十三节　麻杏石甘汤治疗重症肺炎案

患者郭某，男，69岁，2020年3月4日首诊。主诉：间断咳喘30年，双下肢肿1年，加重11天。病史：咳嗽、咳痰约30年，感冒诱发，冬季加重，口服抗菌消炎药物后可好转，但反复发作，渐进加重，近1年出现双下肢肿，近 11 天患者感冒后再次使症状加重，西医诊断慢性阻塞性肺疾病，辗转多家医院给予静脉滴注亚胺培南 – 西司他丁及抗真菌药物、化痰、止咳治疗后无好转，遂来我院就诊。查胸部 CT 提示双肺下叶炎症。心电图示窦速，频发短阵房速，偶发房早及房早连发。白细胞计数 21.43×10^9/L。C– 反应蛋白 36.9mg/L。顷诊：喘憋，气促，咳嗽，痰黄黏稠，较易咳出，恶寒、发热（体温 38.9℃），纳差，口干渴，喜凉饮，时有汗出，大便干结，夜寐差。

诊断：喘病 痰热郁肺证。

治疗：清肺化痰，补肺扶正。

方药：麻杏石甘汤加味。麻黄 10g，杏仁 10g，石膏 30g，炙甘草 10g，浙贝 10g，炙枇杷叶 10g，桑白皮 15g，桔梗 10g，熟大黄 6g，地龙 6g，全蝎 1g，白芍 10g，红景天 30g，百合 20g，黄芪 30g，当归 10g。颗粒剂 5 剂，每日 1 剂。

2020 年 3 月 9 日二诊：喘憋症状依然，夜间为甚，难于平卧，咳嗽、咳黄色黏痰，喉中痰鸣。恶寒、发热缓解，夜间睡眠改善，可良好睡眠 5 小时。查心电图提示窦速，肺型 P 波，频发房早及房早连发，偶见短阵房速。血常规：白细胞计数 19.87×10^9/L，C– 反应蛋白 39.8mg/L。效不更方，继服 7 剂。

2020 年 3 月 15 日三诊：喘憋明显好转，时有咳嗽，少痰，呼吸平稳，夜寐安，可平卧位入睡，纳可，二便调。查白细胞计数 21.44×10^9/L，C– 反应蛋白 65.3mg/L。继服 14 剂。

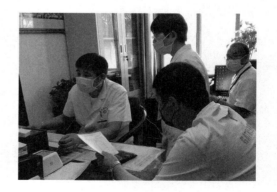

2020 年 5 月 15 日患者陪同他人看病时，诉 14 剂中药未服完，喘憋既已缓解，呼吸平稳，偶有咳嗽，少痰，夜寐安，纳可，二便调，故未来复诊。本次查血常规及 C– 反应蛋白均在正常范围内，嘱其避风寒，戒烟酒，清淡饮食，避免吸入刺激性气体，适当户外活动。

体会：本案患者因感染而诱发慢性支气管炎急性加重，感受风寒，肺失宣肃，久治不愈，入里化热，且病程日久，耗气伤津，使宿痰内盛，郁而化热，痰热互结，壅阻于肺，痰壅热蒸，加之肺失清肃，气逆上冲，故喘憋，气促；痰热互结，随气上逆，故见咳嗽，痰黏色黄；热灼津伤，故见口干渴，喜凉饮，小便赤，大便干。舌质红，苔薄黄，脉滑数，皆为痰热郁肺之象。《伤寒论》曰："发汗后，不可更行桂枝汤。汗出而喘，无大热者，可与麻黄杏仁甘草石膏汤。"本案患者时有汗出，喘剧，但不可囿于"喘家作，桂枝加厚朴杏子佳"之说。方中重用石膏以清肺胃之热，《神农本草经》载：石膏辛，微寒。实无寒凉碍胃之弊；麻黄开泄皮毛，发散透热，助石膏之功在肺，而不在肺胃，与石膏相配以清泄郁热，而非散寒发汗。杏仁肃降肺气，止咳化痰，助麻黄、石膏清肺平喘，炙甘草益气和中，又与石膏合而生津止渴，调和于寒温宣降之间。针对肺热咳喘痰多者，配以浙贝、枇杷叶、桑白皮等清热化痰之品，且枇杷叶、桑白皮与麻黄、桔梗相伍，有宣有降，共复肺之宣发肃降之机，而喘咳自平。肺与大肠相表里，"肺经起于中焦，下络大肠，还循胃口，上膈属肺……"（《灵枢·经脉》）。故以大黄通腑泄热，以达釜底抽薪之效。久病多虚多瘀，少用地龙可清热、平喘，又可通络化瘀。全蝎清热、祛风、止咳、平喘。《温病条辨》记载吴鞠通以全蝎末治疗小儿疳积、虫积、消瘦者，可知全蝎也可醒脾胃而养气血，使久病之体渐行恢复。白芍合甘草酸甘化阴，百合滋阴润肺，与当归补血汤相伍，共奏补肺益气扶正之功。又，《神农本草经》谓当归"主咳逆上气"。红景天清肺止咳，现代药理学研究，具有明显对抗肺炎及哮喘，增强机体免疫功能的作用。纵观全方，寒温并行，宣降相因，攻补兼施，扶正祛邪，表里兼顾，恢复肺气宣降之机，而取浮鼓之效。

（安洪泽）

第十四节　张声生治疗萎缩性胃炎验案一则

患者李某，男，54 岁，2020 年 9 月 24 日初诊。主诉：上腹痞胀两年。

现病史：患者两年前无明显诱因出现上腹痞胀，食后尤甚。于当地医院行胃镜检查示：慢性萎缩性胃炎。予中西药物治疗（具体药物不详），症状时轻时重。为进一步治疗前来诊治。现症：

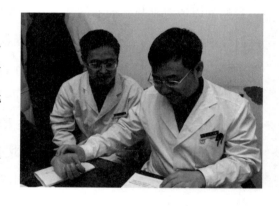

上腹部痞满胀疼，食后尤甚，进硬食、饮茶及饮酒后加重，呃逆或嗳气后缓解。喜温喜按，饮酒后烧心。无口干口苦，无反酸。醒后不易入睡。大便稀，无黏液，日行 3 次，无里急后重。急躁易怒。舌暗红，苔薄白，脉沉弦。

既往史：慢性阻塞性肺疾病 1 年。

实验室检查：胃镜：慢性萎缩性胃炎。Barrett 食管（岛状型）。Hp 阳性。

病理：（胃窦大弯黏膜）慢性浅表萎缩性胃炎伴肠化生。（胃体黏膜）：慢性萎缩性胃炎伴重度肠化生。

辨证分析：患者系肝郁乘脾、脾虚湿盛、湿热蕴结之证。上腹痞胀，呃逆嗳气较舒，此乃肝郁气滞之候。上腹痞胀，食后加重。此乃脾胃虚弱、运化失司、气机升降失常所致。脾虚湿盛，故见大便稀溏。肝郁化热，湿热互结于胃肠，故饮酒后烧心。故治疗以疏肝和胃，健脾化湿，清热解毒为主，方药如下：党参 15g，炒白术 10g，生薏苡仁 25g，三七 3g，薄荷 10g，木香 10g，白芍 25g，延胡索 15g，白扁豆 20g，姜半夏 9g，黄连 5g，瓦楞子 25g。14 剂，水煎服，每日 1 剂。分早晚两次温服。

饮食调护：调情志，节饮食，忌食生冷油腻、辛辣刺激之品。

复诊：2020 年 10 月 10 日。药后，上腹痞胀好转。仍有进食油腻后上腹胀满，大便日行 3 次，质稀。舌淡暗苔薄白，脉滑数。此乃脾虚，湿热中阻之证。原方加车前子以利小便实大便；赤石脂以涩肠止泻；防风祛风胜湿。更方如下：党参 15g，炒白术 10g，炒薏苡仁 25g，三七 3g，防风 10g，延胡索 15g，白芍 25g，白扁豆 20g，车前子 20g，赤石脂 10g，黄连 5g，木香 10g。14 剂，水煎服，每日 1 剂。分早晚两次温服。饮食调护同前。

体会：慢性萎缩性胃炎（CAG）是指胃黏膜遭到反复侵害而见胃黏膜固有腺体萎缩，黏膜变薄，或伴肠上皮化生（Im）、异型增生（Dvs）为病理特点的病症。胃癌前病变（PLGC）是病理学概念，是指更容易发生癌变的组织病理变化。一般将胃黏膜中、重度不完全性结肠型肠上皮化生和异型增生称为胃癌前病变，常在 CAG 基础上伴随发生。由慢性浅表性胃炎—胃黏膜萎缩—肠上皮化生—异型增生—胃癌的发病模式已得到广泛认可。西医对 CAG 及 PLGC 尚无疗效确切的治疗方法。中医采用整体调理与个体化用药相结合，不仅能显著改善症状，而且对部分患者的肠上皮化生及不典型增生有逆转作用。

对此病的治疗，各医学大家有不同的认识，江苏省中医院单兆伟教授从气虚血瘀立论；河北省国医大师李佃贵从浊毒论治；姚乃礼教授认为脾虚络阻毒损是本病的根本病机；北京中医医院张声生教授从虚、瘀、湿、毒论治，获得满意的治疗效果。张教授强调，无论是素体脾胃虚弱还是后天感受外邪，病久损伤脾胃，而致脾虚虚弱者，治疗本病必以扶正为本。认为脾胃虚弱是胃肠疾病的根本原因。其次，在固护脾胃之气基础上，当辅以清热化湿解毒之法，他认为，脾虚生湿，湿邪进一步阻遏脾胃的运化升降功能，形成一种恶性循环，故脾胃病迁延难愈，病程较长。毒邪从热则损气伤阴，煎灼营血；从湿则易伤脾，日久不愈，扰乱气机，影响脾胃转输水谷津液的功能。慢性萎缩性胃炎病久迁延不愈，"病初气结在经，久病则血伤入络"，瘀血阻滞，经络不通，毒邪久稽于胃，则毒腐成疮，瘀结成积。从而导致不典型增生甚至癌毒的产生。基于上述方法，张教授治疗本病积累了丰富的临床经验，救治大批慢性萎缩性胃炎患者。

本方中以党参、白术健脾补气；薏苡仁、白扁豆祛湿健脾；木香、延胡索行气止痛；三七活血化瘀；黄连清热燥湿，清热解毒。诸药合用，共奏健脾化湿、行气止痛、清热解毒之功。长期服药，随症加减，萎缩性胃炎、肠化生不典型增生等癌前病变症状缓解，病理变化多能逆转。

（陈铁龙）

第十五节　张声生从内痈论治溃疡性结肠炎案

患者曹某，男，38岁，职工，2019年12月17日初诊。主诉：脓血便半年，加重半个月。

现病史：患者半年前因饮酒后出现黑便1次，半个月后出现黏液脓血便。查肠镜示：溃疡性结肠炎。予补液，口服美沙拉秦、培菲康（双歧杆菌三联活菌胶囊）等药物治疗。症状反复发作。半个月前因饮食不节再次出现脓血便。刻下症：大便日行1次，带黏液及脓血样排泄物，伴里急后重，神疲乏力，失眠多梦，口干，小便黄，舌紫暗苔白糙，脉沉细。

实验室检查：肠镜示：溃疡性结肠炎；胃镜示：慢性非萎缩性胃炎伴糜烂。

诊断：肠痈 湿热内蕴证。

治法：清热化湿，健脾理气。

方药如下：生黄芪25g，炒白术10g，炒薏苡仁25g，三七6g，厚朴10g，木香10g，旱莲草10g，延胡索15g，大血藤25g，炮姜炭10g，儿茶9g，徐长卿 10g，当归 10g，白芍 10g，黄连 5g，炒酸枣仁 25g。取 14 剂，水煎服，每日 1 剂，分早晚 2 次温服。

饮食调护：忌食生冷、油腻、辛辣之品，调情志。

2020 年 7 月 20 日二诊：服上方数剂后，脓血便减轻。后因工作原因，未能及时就诊而停药，脓血便加重，日行三四次，伴里急后重，舌暗红苔薄，脉弦滑。

治法：清热化湿，解毒消痈。

方药如下：炙黄芪 25g，炒白术 10g，苦参 10g，三七粉 6g，木香 10g，儿茶 10g，炮姜炭 10g，黄连 5g，草豆蔻 10g，白芍 15g，炙甘草 10g，大血藤 20g，地榆炭 10g，血余炭 10g。取 14 剂，水煎服，每日 1 剂，分早晚 2 次温服。

饮食调护同前。后患者应用二诊方随症加减一年余，病情稳定，脓血便一直未发作。

按语：溃疡性结肠炎表现为反复或持续发作的腹泻，黏液脓血便，多伴有里急后重、腹痛及不同程度的全身症状，中医上当属于"痢疾""泄泻""肠风"等范畴，张声生主任从事消化疾病诊治研究近 40 年，认为本病可从"内痈"论治，正如《诸病源候论》记载"内痈者，由饮食不节，冷热不调，寒气客于内……则化为痈，故曰内痈也""大便脓血，似赤白下利而实非者，是肠痈也"。所谓"内伤脾胃，百病由生"《脾胃论》，张声生教授认为，肠痈初起多由各种原因导致脾胃功能受损，运化失常，水湿内生，久而郁而化热，湿热内蕴；加之脾胃虚弱，气血不足，"气虚则气必滞，气滞则血必瘀"；气滞、血瘀、湿热相互搏结于肠腑，气血失和，经络不通，肉腐成脓，而发为"内痈"中的"肠痈"。

治疗上，张声生教授遵循治痈总则"消、托、补"三法，结合"肠痈"缓解期、活动期交替而作的特点，将疾病分期与中医辨证相结合。临证有所分辨，治疗上各有侧重，活动期以浊毒侵袭、湿热留滞为基本病机，治疗上应侧重于"清肠化湿，解毒消痈"，消托并行，使"内痈"消于内而托于外；缓解期以正虚为主邪气内伏，此时治疗上侧重于"补"，常以"健脾补肾，散邪敛疡"为法。

本案患者嗜酒，酒食生湿生热，湿热内蕴肠腑，肉腐成脓，热剧灼伤血络，故见脓性分泌物及血便。初诊时虽处于活动期，但其病症并不太重，故治疗上当以清热化湿为主，兼以扶正，消托补并重，而二诊患者因工作繁忙，情志不畅，肝郁化火，加重湿热瘀内蕴，治疗偏重于清热化

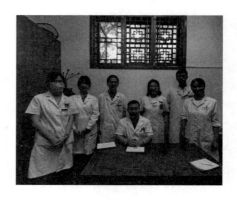

湿、解毒消痈，以健脾扶正为辅，以消托为主，以补为辅。方中以黄芪、炒白术、炒薏苡仁为健脾理气化湿，重用黄芪，不仅健脾补气力著，也有托毒生肌之力；黄连清热燥湿；芍药、当归养血止痛；旱莲草凉血止血、滋补肝肾；木香、厚朴行胃肠道气滞；儿茶收湿敛疮、生肌止血，用于溃疡不敛之症；红藤，又名大血藤，有清热解毒、活血止痛之功，为治疗肠痈、腹痛要药；徐长卿化湿行气通络；炮姜炭温脾止血止泻；延胡索活血行气止痛；炒枣仁养心安神。二诊时故仍以清热化湿为治疗原则，并加重燥湿消痈止血之力，炒薏苡仁更为草豆蔻燥湿健脾，加苦参合黄连清热燥湿，地榆炭、血余炭合三七化瘀止血，使清热燥湿力更强，又增解毒消痈、化瘀止血之效，全方使湿热毒邪得解，瘀血去，新血生，推陈出新，痈脓消散，共达标本兼治之效。

（陈铁龙）

第十六节　半夏秫米汤治失眠案

　　谢某，女，43岁，某公司白领，精神压力大，生活作息不规律，应酬较多。初诊：失眠10年，不易入睡，睡后易醒，多梦，长期应用镇静类药品入眠，但

每日也仅能良好睡眠3小时，睡不好即心烦易怒，头部昏沉，疲乏无力，月经量少，有血块，痛经（+），月经后期，纳少，腹满，二便调，舌质淡，苔薄白，脉弦滑。

诊断：不寐病 肝脾不和证。

治法：疏肝健脾，化痰安神。

方剂：逍遥散合半夏秫米汤加减。

中药：柴胡12g，当归10g，白芍10g，白术10g，清半夏40g，茯神15g，生薏苡仁40g，薄荷6g，生姜10g，炙甘草6g，赤芍10g。7剂，水煎服，每日1剂，早晚温服。

二诊：患者诉中午可良好睡眠1小时，醒后周身轻松，但夜间仍难以入寐，需每日口服3片艾司唑仑片方能入睡，余同前。继续上方加桂枝10g，7剂，早晚温服。

三诊：患者诉夜间可良好睡眠5小时左右，但仍需每日口服3片艾司唑仑片，会少量汗出，汗后周身轻松，开始有食欲，但仍纳食不香，余无变化，继续二诊原方继服14剂，若遇经期停服，如每日良好睡眠6小时以上，可逐渐减量镇静药物。

四诊：患者出差外地，电话询问诉现艾司唑仑片减量至1片，可每日良好睡眠6小时，较易入眠，纳好，腹满略减轻，月经量少，但血块减少，痛经不甚明显，心悸缓解，白天也感有困意，嘱其继续减量艾司唑仑片，原方继服14剂。

五诊：为电话回访，诉还有5剂未服，诸证均减轻，每日良好睡眠6小时，躺下即能入睡，艾司唑仑片减量至半片每日口服，害怕停服后复发。后未再来复诊。

体会：本病例患者平素工作精神压力均较大，情志疏泄不畅，郁久而伤肝，见肝之病，知肝传脾，肝郁脾虚，脾失于运化，痰湿内生，留于经络，阳不能入阴，故见不寐。然患者无口干口苦、目赤溲黄、明显急躁易怒等肝火旺、肝阳亢之表现，故而未用清肝泻火平肝潜阳之品，而治以疏肝之法，使白芍、甘草酸甘化阴，桂枝、甘草辛甘化阳，以补肝体助肝用，又能调和阴阳。患者苦于失眠，本着抓主症、

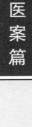

标本兼治的原则，应用了被张景岳称为"治久病不寐者神效"的"半夏秫米汤"一方，疗效较佳。

睡眠节律，为营卫之气的正常运行，"夫卫气者，昼日常行于阳，夜行于阴，故阳气尽则卧，阴气尽则寤。"《灵枢·大惑论》。而失眠，《黄帝内经》称为"目不瞑""不得卧""不眠""卧不安"等，"厥气客于五脏六腑，则卫气独卫其外，行于阳，不得入于阴。行于阳则阳气盛，阳气盛则阳跷陷（满）；不得入于阴，阴虚，故目不瞑。"

半夏秫米汤为《黄帝内经》十三方之一，《灵枢·邪客》有云"补其不足，泻其有余，调其虚实，以通其道而去其邪……饮以半夏汤一剂，阴阳已通，其卧立至"；王绍隆《医灯续焰·不寐》描述："痰饮停中，烦惑不合目者，宜《内经》半夏汤、导痰汤之类。"而且方中半夏生当夏半，乃夏至前后，为阴阳大会之季，取象比类，为引阳入阴而使阴阳交会之物。"治腹胀、目不得瞑"。秫米，《本草纲目》记载"秫，治阳盛阴虚，夜不得眠。半夏汤中用之，取其益阴气而利大肠也，大肠利则阳不盛矣"。此处秫米或是高粱米抑或是黄糯米，虽不得知，但目前更受大众认可的是吴鞠通的说法："半夏逐痰饮而和胃，薏苡仁秉燥金之气而成，故能补阳明燥金之不及而渗其饮，饮退则胃和，寐可立至。"所以后人多用生薏苡仁代替。

半夏秫米汤的煎服法也有一定的讲究。原方记载为"以流水千里以外者八升，扬之万遍，取其清五升煮之，炊以苇薪，火沸，置秫米一升，治半夏五合，徐炊，令竭为一升半，去其滓，饮汁一小杯，日三，稍益，以知为度。故其病新发者，覆杯则卧，汗出则已矣；久者，三饮而已也。"何其用心哉！首先是水，长流水扬万遍，取甘缓滋养；其次苇薪之火，取畅升肾气、接引心阳；然后秫米取汁浆甘稠润，和半夏之辛烈；半夏徐炊，通阴阳又能和表里，使心阳渐藏于阴，半夏也多用生半夏。不过，结合现代临床实际及医疗环境，多用制半夏，配合生姜，水煎服，小火久煎，滤去药渣，再浓煎至一小杯，约100mL。

总而言之，半夏秫米汤为治疗不寐病祖方，调和营卫，交通阴阳，可治疗

师承医腋集

一切久病不寐之证，新发服之，更有"覆杯则卧"之效。且追踪原文记载，半夏、秫米用量宜大，现代多用 30 ~ 60g，更有甚者半夏应用至 90g，至于疗效，个体差异较大，无从查证合理与否，大概是"有故无殒，亦无殒也"。

（杨晓雨）

第十七节　潜阳封髓丹治不寐验案一则

何某，女性，62 岁，主因"发现左乳肿物 8 年 11 个月余"于 2020 年 10 月 15 日入院，2011—2020 年先后手术、化疗及放疗治疗。刻下症：乏力，气短，动则加剧，甚则语言难续，腰背酸冷疼痛，头晕，口干，多梦，午后低热，大便溏结不调，小便黄赤，舌暗红，苔薄白，脉细。

方药如下，共 7 剂：黑顺片 12g（先煎），关黄柏 10g，砂仁 10g，醋龟甲 10g（先煎），炙甘草 10g，生龙骨 12g（先煎），生牡蛎 12g（先煎），羌活 10g，三七粉 3g（冲服），红景天 20g，酒山茱萸 30g。

二诊：患者多梦明显减轻，未再出现午后低热，头晕口干略减轻，仍乏力气短，但活动后气短减轻，可完整的说完一句话，腰背冷痛及二便情况依旧，再予上方 7 剂。

目前二诊 7 剂尚未服用完毕，仍在院住院等待复查结果，但目前诸症已好转约 80%。

分析：患者久病伤阴，阴损及阳，阴虚则见午后低热，肾为元阴元阳之府，肾阳虚则见腰背冷痛、乏力，肾不纳气，而见气短动剧，阴虚不敛阳，虚阳上浮，故见上热下寒之症。

针对上热下寒寒热错杂证，有《伤寒论》之黄连桂枝汤、柴胡桂枝干姜汤、麻黄升麻汤、乌梅丸取之。然本证，老师应用的是郑钦安的潜阳丹（附子八钱，龟板二钱，砂仁一两，甘草五钱）和封髓丹（黄柏一两，砂仁七钱，炙甘草三钱），后世吴荣祖前辈又将其发扬改进为潜阳封髓丹（制附片 100g，炙龟板 15g，砂仁 10g，炒黄柏 4～10g，肉桂 15g，细辛 6g，骨碎补 15g，白术 15g，生龙、牡各 20g，紫石英 20g，炙甘草 10g），为温水潜阳的代表方。郑氏的《医理真传》中描述"潜阳丹一方，乃纳气归肾之法也，夫西砂辛温，能宣中宫一切阴邪，又能纳气归肾。附子辛热，能补坎中真阳，真阳为君火之种，补真火即是壮君火也。况龟板一物坚硬，得水之精气而生，有通阴助阳之力，世人以利水滋阴目之，悖其功也。佐以甘草补中，有伏火互根之妙，故曰潜阳"。"封髓丹"本方原出于元代《御药院方》，能"降心火，益肾水"。郑氏则认为"此一方不可轻视，余尝亲身阅历，能治一切虚火上冲牙疼、咳嗽、喘促、面肿、喉痹、耳肿、目赤、鼻塞、遗尿、滑精诸症，屡获奇效，实有出人意料，令人不解者……至平至常，至神至妙"（《医理真传卷二》）。

"凡阴阳之要，阳密乃固，两者不和，若春无秋，若冬无夏，因而和之，是谓圣度"（《素问·生气通天论》）。"阳密乃固"之"阳密"，指的正是此先天命门火须潜于水中，肾水得一，水火包融，方能蒸腾气化，五脏之正常功能方能以此为根正常完成。如果阳不能密，"两者不和"，则"若春无秋，若冬无夏"，正常的人体阴阳平衡紊乱，诸疾必然纷起。细读郑氏《医理真传》不难发现，郑钦安所谓"阴火"即阴证所生之火，又称假火，为阴寒偏盛所致虚阳上浮、外越所引起的种种假热之象。本质是阴寒偏盛，而引起的种种"火形"其实是假象，常见咽痛、牙痛、舌疮、眩晕、头痛、耳鸣（俗话所谓"上火"）等病症，看似火热之象，但色、饮、便、舌、脉全是阴证表现，细辨病机是阳虚，实际是真寒假热，即阴火，与实火和阴虚火旺差之千里。

余在跟随广安门医院肿瘤科林飞老师学习过程中，老师还将潜阳丹、封髓丹、潜阳封髓丹灵活加减应用于牙痛、眩晕、烦躁等疾病，细细品之，只要是抓准虚阳上浮之病机，上三方可广泛应用诸多疾病之中。正如郑钦安先生所言：

"阴云四合日光微，转瞬真龙便欲飞。识得方名封髓意，何忧大地不春归。"

（杨晓雨）

第十八节　四君子汤加味治胰腺神经内分泌癌一则

胰腺神经内分泌癌是胰腺恶性肿瘤中罕见的一种，每100万人患病3～5个，但它是神经内分泌肿瘤中最常见的一种，好发于青壮年，多起病隐匿，从类癌向癌渐变而成，常在5～7年后确诊，而此时往往已发生远处转移，特别是肝转移，外科手术治疗是主要治疗方式，即使肿瘤已发生了转移，减瘤手术仍能改善患者生活质量，但术后仍需化疗、放疗或联合生长抑素类似物及分子靶向治疗，患者不仅要承受疾病症状，还需承受后续治疗所带来的不良反应及精神压力。

该病中医归属为"胰癌""积聚"等，《灵枢·五变》篇中有云："人之善病肠中积聚者，何以候之？少俞答曰：皮肤薄而不泽，肉不坚而淖泽，如此则胃肠恶，恶则邪气留止，积聚乃伤；脾胃之间，寒温不次，邪气稍至，蓄积留止，大聚乃起"。可见，积证的出现，与由饮食、情志、外邪客久等因素所致脾胃受损，气机阻滞，行血不能，瘀血内生，积聚成结，或痛或胀。"脾胃受损"为变生诸症的重要环节。

基于上述理论基础，中国中医科学院广安门医院肿瘤科杨宗艳主任通过着重调理脾胃、辨证论治和（或）联合西医手段治疗积聚病颇有成效，现将其治疗胰腺神经内分泌癌一案分享如下：

杨某，男，26岁，2018年3月8日初诊。患者因腹胀、腰部疼痛于2017年7月9日在当地某三甲级医院行腹部增强CT提示胰尾部占位性病变，经系统检查提示左锁骨上淋巴结转移，腰椎T_5骨转移，肿瘤标志物均正常。后行胰尾切除术，术后病理为胰腺神经内分泌癌，并规律行全身化疗及骨转移处放疗治疗，于放疗开始后1周左右出现放射性肠炎。刻下症：腹胀，腹泻，稀便，时有潜血阳性，每日7~8次，腰部酸痛，时有腹痛，乏力，头晕，无烧心反酸、呃逆嗳气等症，纳少，眠略差，小便调，近3个月体重减轻约6kg。舌暗，苔白，脉沉细无力。处方：党参30g，麸炒白术15g，茯苓15g，醋鸡内金30g，炒麦芽30g，麸炒芡实15g，莲子肉15g，续断10g，煅赤石脂10g，诃子肉9g，橘核15g，炒薏苡仁30g，夏枯草15g，五倍子9g，焦神曲30g，肉豆蔻15g，石榴皮10g，土茯苓15g，禹余粮10g。水煎服，每日1剂，早晚分服。

二诊（2018年9月18日）：服药6个月余，患者乏力、头晕缓解，腹胀减轻，矢气多，腹泻略减轻，软便仍不成形，每日5~6次，今1个月未出现便潜血阳性，化疗后手足麻木较甚，纳眠可，小便调，近3个月体重无减轻。舌淡暗，苔白，脉沉细。在原方基础上改石榴皮、土茯苓为浙贝母10g，白花蛇舌草15g，加鸡血藤15g、伸筋草15g。患者此后每3~6个月复诊，坚持规律口服中药，于1年时间中，腹胀逐渐消失，腹泻逐渐缓解，每日1~2次，软便成形。历次处方结合西医不同治疗手段，以化疗注重顾护脾胃、放疗注重清热解毒，遵从四季时令变化"春夏养阳、秋冬养阴"原则、舌脉提示寒热虚实燥湿等的变化对前方微调，患者状态与常人无异，体重稳定，肿瘤标志物无增长，末次复查为2020年12月，其ECT骨扫描及左锁骨上淋巴结彩超均稳定，腹部增强CT未见局部复发。从各方面评估患者3年来病情控制良好。

体会：患者病位在胰腺，中医属于脾系，脾胃受损，生化不足，气血亏虚，肾精失养，故见乏力、头晕、腰部酸痛；脾虚运化失司故见腹泻；气虚不行，不通则痛，故见腹痛、腹胀。结合舌脉，四诊合参，辩证为脾肾两虚证，治以补脾益肾、涩肠散结为法。方中以四君子汤去甘草为主方益气健脾，将人参换为党参，使补益作用缓而不减，且党参也有补血功效；芡实、莲子肉、盐补骨脂补肾固精、健脾涩肠，莲子肉又可养心安神；赤石脂、诃子肉、五倍子、禹余粮涩肠止泻，赤石脂兼以生肌敛疮，促进术后伤口及胃肠恢复，《本草纲目》

曰"五石脂……涩而重，故能收湿止血而固下。甘能温，故能益气生肌而调中"；肉豆蔻温中行气、涩肠止泻；醋鸡内金、炒麦芽、焦神曲消积、除胀、散结；橘核散结止痛，《本草纲目》曰"橘核入足厥阴，与青皮同功，故治腰痛疝在下之病，不独取象于核也"；薏苡仁健脾止泻、解毒散结，又可除痹；夏枯草散结消肿，"行经络……止筋骨疼痛……散瘰疬，周身结核"；石榴皮收敛固涩、止血止泻，现代药理学研究也有抗癌作用，联合土茯苓解湿毒以抗癌；后期气血不通，手足麻木，加鸡血藤、伸筋草舒筋活络，将抗癌散结所用对药由土茯苓、石榴皮调为浙贝母、白花蛇舌草。后以微调，但治疗总则不变。

（杨晓雨）

第十九节　膈下逐瘀汤合失笑散加减治痛经案

患者刘某，女，27岁，已婚，G_0P_0，2020年9月3日初诊。主诉：痛经5年余。现病史：患者15岁月经初潮，5/30～45天，量中，色黯红，少量血块，不伴痛经。自2015年因大学毕业找工作及工作压力大出现痛经，周期及经期不变，经前小腹坠痛，乳房胀痛，经期小腹胀痛，经色黯红，有血块，块下痛减。末次月经2020年8月10日。量色质同前。舌质暗，有瘀点，苔薄白，脉弦滑。子宫附件彩超未见异常。诊断：痛经　气滞血瘀证。法宜理气行滞，逐瘀止痛。

方用膈下逐瘀汤合失笑散加减。药用：当归10g，川芎9g，乌药10g，醋香附15g，柴胡10g，麸炒白术15g，丹参20g，白芍15g，泽兰5g，益母草20g，川牛膝15g，生蒲黄10g，醋五灵脂10g。7剂，水煎200mL，每日1剂，早晚温服。

服药后若无不适，可继服14剂，经期不停药，嘱患者调畅情志。

二诊：2020年9月28日。患者诉末次月经：2020年9月22日，量中，色黯红，少量血块，痛经较前缓解80%。经前乳房胀痛减轻。舌质暗，苔薄黄腻。脉弦滑。上方加麸炒苍术15g、盐黄柏10g，继服30剂。

三诊：2020年11月9日。患者诉末次月经：2020年10月29日，量中，色黯红，少量血块，痛经消失，7天干净，余无不适。舌质暗，苔薄白，脉弦。上方继服14剂，半年后微信随访，痛经未复发。

体会：妇女正值经期或经行前后，出现周期性小腹疼痛，或痛引腰骶，甚至剧痛晕厥者，称为痛经，又称经行腹痛。明代《景岳全书·妇人规》中提到"经行腹痛，证有虚实，实者或因寒滞，或因血滞，或因气滞，或因热滞……大都可按可揉者为虚，拒按拒揉者为实。"详细阐述了本病的常见病因及如何辨证虚实。痛经的病位在冲任、胞宫，主要病机为"不通则痛""不荣则痛"。患者痛经5年且西医检查无器质性病变，因毕业找工作及工作压力大等因素，导致情志不畅，肝郁气滞，瘀滞冲任，"气行则血行，气滞则血瘀"，气血运行不畅，经前及行经时，气血下注冲任，胞脉气血更加壅滞，"不通则痛"，故经行小腹胀痛；肝气郁滞，故乳房胀痛；冲任气滞血瘀，故经行不畅，经色紫黯有块，血块排出后，胞宫气血运行稍畅，故疼痛减轻，舌质暗有瘀点，脉弦滑为气滞血瘀之征象。治宜理气行滞，逐瘀止痛，方用膈下逐瘀汤合失笑散加减。膈下逐瘀汤出自《医林改错》卷上，具有活血逐瘀、破癥消结之功效，可治疗因肝气郁结、瘀血阻滞所致疾病，是治疗膈下瘀阻气滞之证的常用方。失笑散出自宋代《苏沈良方》，有活血祛瘀、散结止痛之功效。两方相合，加入益母草、泽兰、丹参活血调经，白芍柔肝养血，柴胡疏肝解郁，川牛膝引血下行。全方共奏理气行滞，逐瘀止痛之功效，同时嘱患者调畅情志，与药物起到协同的作用。二诊患者痛经缓解80%，舌苔薄黄腻，肝郁乘脾，脾不运化，则水湿内停，湿邪郁久化热，故舌苔黄腻，加入苍术、黄柏燥湿健脾，清热祛湿。三诊患者痛经痊愈，继服14剂巩固疗效，后随访，痛经未复发。

（石亚萍）

第二十节　黄芪赤风汤合当归四逆汤治疗糖尿病案

李某，女，58 岁，2020 年 10 月 7 日初诊。主诉：间断口干、多饮 3 年，加重伴右下肢麻木 1 个月。现病史：2017 年患者以口干、多饮、乏力、消瘦等症状诊为糖尿病并药物治疗，血糖控制可。1 个月前，口干多饮加重伴右下肢麻木发凉。伴乏力，视物模糊，无头晕头痛，无恶心呕吐，无心慌心悸，右足大趾、四趾、小趾麻木且间歇性跛行，纳可，眠差，大便 1~2 天 1 行，小便可。既往高血压病史 30 年，血压控制尚可。查：BP：160/80mmHg，体型偏瘦，左足背动脉搏动减弱，右足背动脉搏动消失。舌暗红，苔薄黄，脉弦细。辅助检查：血糖（GLU）6.14mmol/L，糖化血红蛋白（HbAlC）6.7%；下肢血管 B 超：双下肢动脉粥样硬化斑块形成。肌电图：双侧腓总神经运动神经传导速度（MCV）减慢；双侧胫神经运动神经传导速度正常范围；双侧腓肠神经感觉神经传导速度（SCV）正常范围。

中医诊断：消渴病　痹证。

证候诊断：气阴两虚挟瘀。

西医诊断：2 型糖尿病，糖尿病周围神经病变，糖尿病周围血管病变，双下肢动脉粥样硬化斑块形成，原发性高血压 3 级（极高危）。

治法：活血通络，温经散寒为法，佐以安神。

处方：黄芪赤风汤合当归四逆汤加味。生黄芪 20g，赤芍 15g，防风 10g，当归 15g，桂枝 15g，白芍 15g，生姜 6g，细辛 3g，炙甘草 6g，通草 10g，鸡血藤 20g，水蛭粉 3g^{（冲服）}，熟大黄 6g，酸枣仁 20g，五味子 9g。水煎服，每日 1 剂。

泡脚方以活血化瘀，温阳通络为主：桃仁 30g，红花 30g，赤芍 30g，生地 30g，川芎 30g，生麻黄 20g，桂枝 20g，艾叶 30g，透骨草 30g，苏木 20g，威灵

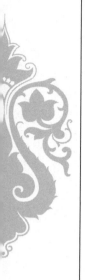

仙 20g。水煎取汁 1000mL 温泡双足。

二诊：用药 14 天，患者诉口干，乏力明显好转，右下肢麻木发凉减轻，右足大趾、四趾、小趾麻木，仍有间歇性跛行，纳可，眠差，二便调。原方加减调理，监测并控制血糖。2 个月后诸症消失。

体会：糖尿病性周围神经病变发病机制迄今未完全阐明，有学者认为与血液流变学的异常及微循环障碍等有关，病理表现为神经纤维发生阶段性脱髓鞘改变，轴索再生能力受损而出现"退化"，一般感觉神经受累较早，目前尚无特效治疗药物，西医治疗主要是对因对症，以控制血糖和改善并恢复神经功能为主要原则。

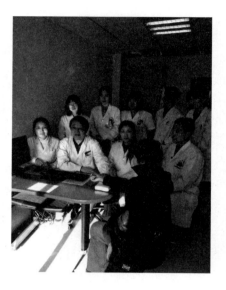

糖尿病性周围神经病变属中医"消渴病"合并"痹证""痿证""麻木"等范畴。通常认为，本病是因消渴日久，耗气伤阴，阴阳气血亏虚，血行瘀滞，脉络痹阻所致，晚清医家唐容川在《血证论》中明确提出"瘀血发渴，瘀血去则不渴"的论断，而且"久病入络""久病多瘀"，具有"久、瘀、顽、杂"等病理特点。是以气虚为本，瘀血、痰浊阻络为标，血瘀贯穿疾病发生发展的始终，故气血亏虚、瘀血阻络是本病的主要病机。正如《类证治裁·痹症》所说："诸痹……良由营卫先虚，腠理不密，风寒湿乘虚内袭。正气为邪所阻，不能宣行，因而留滞，气血凝涩久而成痹"。《古今医鉴·痹症》："夫痹者，手足痛而不仁也。"故治疗上多以益气、养阴、温阳、活血通络来立法，进行遣方用药。近年来多项随机对照试验表明，补阳还五汤、血府逐瘀汤、当归四逆汤、黄芪桂枝五物汤等经典方剂治疗取得了显著疗效。应用黄芪赤风汤合当归四逆汤加味即是针对这一病机而设。

黄芪赤风汤出自清·王清任《医林改错》：方由黄芪二两，赤芍一钱，防

师承医腋集

风一钱组成,其所云"此方治诸病皆效者,能使周身之气通而不滞,血活而不瘀,气通而血活,何患疾病不除",所谓"气为血帅,血为气母""气行则血行"之意,薛伯寿认为"此方药物虽少,但配伍奇特,耐人寻味,具有调气活血之功效"。蒲辅周认为:"当归四逆汤为桂枝汤的类方,能和厥阴以散寒邪,调营卫而通阳气。"该方是温经散寒、养血通络的代表方,其中桂枝甘草汤是辛甘化阳的祖方,芍药甘草汤是缓急止痛的效方,当归、大枣合芍药甘草汤又可养血柔筋。现代药理研究表明,当归、桂枝、芍药等,均有扩张血管、改善血液循环的作用,增加器官及末梢血液供应的效果;细辛富含去甲基乌药碱而具有兴奋剂效果,如强心、松弛平滑肌、扩张血管等;黄芪含有黄芪皂苷、黄芪多糖、氨基丁酸以及多种微量元素,通过扩张血管、降低血压增加肾血流量,降低血小板黏附率,保护血管内皮细胞及改善微循环等多种作用。所以,黄芪赤风汤合当归四逆汤加味治疗糖尿病性周围神经病变符合《素问·阴阳应象大论》"血实宜决之,气虚宜引之"的治疗原则,两方合用可使气足血旺、瘀去络通,从而改善局部循环血供,促进修复损伤神经,有效地预防糖尿病性周围神经病变的发生发展,在一定程度上缓解糖尿病性周围神经病变的各种症状和体征,疗效肯定。因此,在西药常规治疗的基础上,配合中药辨证论治糖尿病慢性并发症是一种有效可行的方法。

(张景岳)

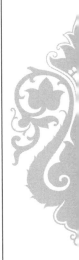

第二章 医案篇

第二十一节　自拟肺癌基础方联合化疗治肺腺癌一则

肺癌,在全球的恶性肿瘤死亡病例中占据首位,在我国其发病率及死亡率呈逐年上涨趋势,严重威胁我国国民的生命健康。腺癌是肺癌中最常见的病理

类型，尤其是非小细胞型肺癌，约占40%，由于其淋巴及血行转移为主的播散途径，极易出现区域淋巴结及远处转移。虽然对于目前肺腺癌的靶向研究丰富，但其耐药率高，并且目前多数放化疗不良反应大，故而在提高患者生存率及生存质量上尚有研究价值。

张培彤教授，医学博士，博士研究生导师，是中国中医科学院肿瘤学科带头人，在肿瘤临床工作中从事30余年，在中医药领域治疗肺癌上有着丰富的经验，在使用中医药联合靶向、放化疗等西医治疗手段起到减毒增效的效果研究上颇有成效。余有幸跟随张老门诊学习，现将自拟肺癌基础方联合化疗治疗肺腺癌一案总结如下：

于某，女，76岁，2021年1月初诊。主因发现右肺中叶占位半年，手术治疗后4个月，病理提示腺癌，基因检测EGFR突变，对奥希替尼敏感，口服2个月后耐药，并发纵隔淋巴结及骨转移，于2个月前行顺铂联合吉西他滨化疗1周期，化疗期间恶心呕吐、纳差明显，骨髓抑制明显（白细胞Ⅲ度抑制），患者家属希望通过中医药减轻化疗不良反应、减轻目前症状。刻下：咳嗽，咳痰，痰白，时黄，不易咳出，活动后胸闷，纳差，食后呃逆较甚，口苦，乏力，畏寒，背部尤甚，无汗出，时有头晕、心悸，眠差，夜尿频多，4～5次，舌质暗，舌底脉络迂曲，苔薄黄，脉沉细数。

辨证：肺脾肾虚，痰热瘀阻证。

治法：健脾益肺补肾，清热化痰祛瘀。

药用：自拟肺癌方加黄连、木香、砂仁，具体如下：黄芪60g，陈皮10g，桃仁15g，生薏苡仁30g，冬瓜子15g，芦根30g，桔梗15g，甘草10g，瓜蒌15g，蜂房10g，地龙10g，当归10g，浙贝母45g，知母15g，鸡内金30g，炒山楂10g，山慈姑15g，白花蛇舌草30g，山茱萸15g，杜仲10g，黄连10g，木香6g，砂仁6g。取30剂，水煎服，浓煎100mL，每日1剂，早晚分服。

2021年2月15日二诊：患者1个月前化疗胃肠道反应减小，仅纳差、恶心，无呕吐，食后呃逆改善，口微苦，食物无味，仍咳嗽，咳痰，痰较前易咳出，色白，活动后时有胸闷，畏寒减轻，背部仍觉冷，头晕心悸缓解，乏力、眠差无改善，夜尿2～3次，舌质淡暗，舌底脉络迂曲，苔薄略黄，脉沉细。

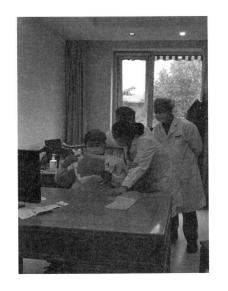

辨证治法不变，守方继服30剂。

体会：肺恶性肿瘤属中医"肺积"范畴，其病之根本在肺。肺为娇脏，主气司呼吸，主通调水道，为水之上源；脾主运化水谷精气，调节水液代谢；肾主纳气，主水，为水之下源，三者生克相因，互相影响，痰瘀毒结内生，阻于肺部，发为肺积，证属本虚标实。张教授认为，肺癌多正虚以肺、脾、肾虚损为主，标实以痰、瘀、毒互结为主，肺癌晚期患者本虚重，用药应注重培本，以大剂量黄芪健脾益肺为君药，配伍陈皮、桔梗助芪行气健脾，补而不滞，正如《本草汇言》有曰"陈皮味辛善散，故能开气；味苦开泄，故能行痰；其气温平，善于通达，故能止呕、止咳"；山茱萸、杜仲补肾培元，补益而不助热；浙贝母、知母取自六君二母汤（该方为张培彤教授治疗胰腺癌、肉瘤、淋巴瘤经验方，系六君子汤合芩连二母丸化裁而来），重用二药清热化痰散结，浙贝母又有解毒功效；芦根、生薏苡仁、桃仁、冬瓜仁组成《千金》苇茎汤，芦根甘寒轻浮，善清肺热，薏苡仁甘淡微寒，上清肺热而排脓，下利肠胃而渗湿，冬瓜仁清热化痰、利湿排脓，桃仁活血消痈逐瘀；瓜蒌、蜂房攻毒散结；地龙、当归活血通络；白花蛇舌草、山慈菇解毒抗癌；鸡内金本善化瘀积，有"无论脏腑何处有积，鸡内金皆能消之"，此处与炒山楂合用，以健脾运胃、调畅中焦；甘草清热解毒、止咳化痰、调和诸药。以上为治疗肺癌自拟基础用方，标本兼顾，寒热相因。结合本病例中患者化疗期间多脾胃不运，故加木香配砂仁芳香醒脾、行气导滞，少佐黄连"止大惊、除水、利骨、调胃、厚肠"。

此外张教授仍辨证应用该方加枸杞子、黄精、菟丝子、女贞子以补骨生髓益肾，来预防化疗后骨髓抑制，如血色素较低，也可加阿胶珠、紫河车。如配合放疗，因放疗多为火毒之邪，易耗伤津液，可予上方加金银花、连翘、黄连、黄芩清热解毒，天花粉、生地、麦冬、党参养阴生津，来增强放疗敏感性及耐受性。如遇放射性肺炎、皮炎、食管炎等，又可配合牡丹皮、赤芍、鸡血藤、红景天、苏木、丹参等活血祛瘀止痛。

（杨晓雨）

第二十二节　崩漏治验一例

患者：张某，女性，47 岁，已婚，2020 年 9 月 1 日初诊。主诉：阴道不规则出血 3 个月。

现病史：患者平素月经规律，5 ～ 7/30 天，量中，少量血块，轻度痛经。2019 年 3 月月经偶有推迟，周期变为 24 ～ 60 天，经期 7 ～ 8 天，经量偏多。2019 年 9 月因异常子宫出血于北京某医院行诊刮术，诊刮病理示：子宫内膜呈单纯性增生。2020 年 6 月开始阴道流血，量时多时少，量多时日换 18 片日用卫生巾，均湿透，色暗红，伴较多血块，量少时淋漓不尽，色暗红，持续十余天，于北京某某医院就诊，予以地屈孕酮片 20mg 口服，每日 1 次 ×10 天，效果不佳，欲中药调理。现主症：畏寒怕冷，大便干。舌质淡暗，苔黄厚腻，脉沉滑。

月经史：14 岁初潮，5 ～ 7/30 天，2019 年 3 月开始月经变为 7 ～ 8/24 ～ 60 天，经量较多，伴少量血块，痛经较重，需口服止痛药止痛。末次月经：2020 年 8 月 16 日，量多（每日换 18 片日用卫生巾，均湿透），血块（＋），痛经（＋）。

既往史：2014 年行胆囊切除术，子宫腺肌症合并子宫肌瘤病史。否认高血压、糖尿病、冠心病史，无肝炎、结核及其他传染病史，无外伤及输血史。

个人史：生于原籍，久居本地，生活居住良好，无特殊不良嗜好。

婚育史：28 岁结婚，育一子，人工流产 2 次。配偶及子体健。

查体：体温 36.5℃，呼吸 18 次 / 分，脉搏 73 次 / 分，血压 126/80mmHg。发育正常，营养中等，全身皮肤及黏膜无黄染，心肺无异常，腹软，无压痛、反跳痛及肌紧张，肝脾肋下未触及，肠鸣音正常，双下肢无水肿，生理反射存在，病理反射未引出。

辅助检查：2020 年 8 月 28 日 B 超示：子宫前位，肌层回声不均匀，宫底肌层不均匀增粗，增强，厚约 3.8cm，前后壁见多个低回声结节，大者约 3.0cm×1.9cm。子宫内膜厚约 0.9cm。超声提示：子宫腺肌症合并子宫肌瘤。

中医诊断：崩漏（湿热瘀互结证），癥瘕。

西医诊断：异常子宫出血，子宫腺肌症合并子宫肌瘤。

治法：清热燥湿，活血化瘀。

处方：麸炒苍术 15g，清半夏 9g，黄连 6g，麸炒白术 15g，丹参 20g，当归 10g，白芍 15g，山药 30g，泽兰 15g，枸杞子 15g，鸡血藤 15g，麸炒枳实 15g，黄芪 30g，盐黄柏 10g，煅牡蛎 30g，皂角刺 15g，醋莪术 9g，醋鸡内金 30g，续断 30g，盐车前子 30g。14 剂，水煎服，每日 1 剂，早晚温服。

二诊（2020 年 9 月 15 日）：服上方无不适，末次月经：2020 年 9 月 12 日，量略多，每日换 8~9 片卫生巾，血块较前减少，痛经能忍，较前缓解大约 50%。刻下症：头痛，畏寒，纳眠可，二便调。舌质暗淡，苔白略厚腻，脉滑略弦。原方减黄连、盐车前子，加牛膝 15g、桂枝 5g。30 剂，水煎服，每日 1 剂，早晚温服。

三诊（2020 年 10 月 20 日）：无不适，末次月经：2020 年 10 月 11 日，量略多，每日换 7~8 片卫生巾，6 天干净，血块减少，痛经消失。舌质暗，舌根苔黄腻，脉沉滑。上方减桂枝，加山茱萸 15g。28 剂，水煎服，每日 1 剂，早晚温服。

四诊（2020 年 11 月 17 日）：无不适，末次月经：2020 年 11 月 10 日，量中，每日换 6 片卫生巾，6 天干净，无痛经，少量血块。诉足凉。舌质暗，苔白略厚，

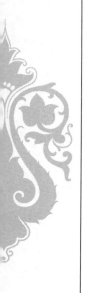

脉沉滑。上方减牛膝，加肉桂 3g。28 剂，水煎服，每日 1 剂，早晚温服。

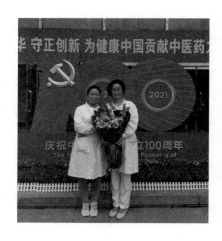

体会：崩漏是月经的周期、经期、经量发生严重失常的病症，是指经血非时暴下不止或淋漓不尽，前者谓之崩中，后者谓之漏下，两者常互相转化，交替出现，且病因病机基本相同，故概称崩漏。其发病责之于肾－天癸－冲任－胞宫轴的严重失调，主要病机在于冲任损伤，不能制约经血，使胞宫藏泄失常发为崩漏。古代医家认识崩漏有《内经》中"阴虚阳搏谓之崩"，《金匮要略·妇人杂病脉证并治》中提到妇人年五十，病下血数十日不止，温经汤主之，是冲任虚寒兼瘀热互结导致更年期崩漏的证治。此患者年龄 47 岁，处于围绝经期，肾气渐衰，天癸渐竭，冲任虚损，此为本，然瘀血阻滞冲任子宫，形成癥瘕，故经色暗，伴血块，不通则痛，故痛经；湿热阻滞冲任，故苔黄厚腻，便秘，湿气阻遏阳气外达，则畏寒怕冷。脉沉滑为湿瘀互结之征象。湿、热、瘀为其标。治崩有三法：塞流、澄源、复旧。本着急则治其标，缓则治其本的原则，郭永红主任运用清热燥湿、活血化瘀之品治其标，加入少量补肾药物，起到标本兼治的作用，中药治疗 3 个月，患者的月经周期、经期、经量均恢复正常，且痛经消失，疗效显著。方中麸炒苍术、清半夏燥湿健脾，黄连、黄柏清热燥湿，丹参、当归、泽兰、鸡血藤活血化瘀兼补血，白芍养血柔肝止痛，白术、山药健脾益气，脾气健则湿自除；黄芪补气健脾，枳实行气消积，气行则血行；煅牡蛎、鸡内金软坚散结，醋莪术破血逐瘀，续断补肝肾、强筋骨，盐车前子利湿通淋。二诊湿热渐轻，故去黄连、盐车前子，加入牛膝，增强补肝肾之功效，因患者头痛，加入桂枝助阳化气；三诊患者舌根黄腻，有热象，故去桂枝，加酒山茱萸，增强补益肝肾之功；四诊患者畏寒怕冷症状消失，唯有足凉，故减牛膝，加肉桂 3g，增强温经通脉，引火归元的作用。全方未用一味止血药物，且重用活血化瘀药物，却达到治崩止漏之功效，实为辨证精准，用药如神。

（石亚萍）

第二十三节　脱花煎加减治疗堕胎

患者王某，女，32 岁，2020 年 4 月 30 日就诊。主诉：停经 60 天，阴道少量流血 1 天。

现病史：患者于 2020 年 4 月 2 日自测尿妊娠试验阳性，于 2020 年 4 月 20 日行彩超提示宫内胎囊 1.0cm，未见胎芽。于 2020 年 4 月 28 日复查彩超提示：宫内胎囊 1.1cm，未见胎芽。

月经史：14 岁初潮，平素月经规律，6/28 ～ 30 天，量中等，伴少量血块，无痛经。末次月经：2020 年 3 月 2 日，量色质同前。

婚育史：已婚 3 年，$G_2P_0A_1$。3 个月前因胚胎停育行清宫术。

个人史：生于原籍，久居本地，生活居住良好，无特殊不良嗜好。

查体：体温 36.6℃，呼吸 20 次 / 分，脉搏 70 次 / 分，血压 115/78mmHg。发育正常，营养中等，全身皮肤及黏膜无黄染，心肺无异常。腹软，无压痛、反跳痛及肌紧张，肝脾肋下未触及，肠鸣音正常。双下肢无水肿，生理反射存在，病理反射未引出。

既往史：体健。否认其他手术史及传染病史。

刻下症：少量阴道流血，黯红色，小腹坠痛，大便干，饮食睡眠可。

舌脉：舌质黯红，苔黄腻，脉滑。

诊断：堕胎。

证型：胎堕难留。

患者于外院就诊，外院不予药物流产，建议行清宫术。因处于新型冠状病毒肺炎疫情期间，住院手术手续繁杂，需行新型冠状病毒肺炎核酸检测，且距离上次清宫手术时间较短，患者拒绝手术治疗，要求中药促进胎囊排出。遂来笔者院就诊。向患者交代中药流产可能出现大出血、胚物残留等风险，并签署知情同意书。

治法：祛瘀下胎。

方药：脱花煎加减。

药物如下：当归10g，川芎9g，川牛膝15g，红花10g，益母草30g，桃仁10g，丹参20g，清半夏10g，黄芩10g，赤芍15g。煎服法：7剂，水煎服，每日1剂，早晚各1次。

患者服药后于5月7日阴道出血增多，排出胎囊1块，大小约1cm×1cm。留存后送染色体检查。

二诊（2020年5月11日）：诉阴道少量出血，5月8日彩超提示子宫内膜厚1.1cm，宫腔内液性暗区0.6cm。舌质暗红，苔黄腻，脉弦滑。上方加菟丝子20g，覆盆子15g，女贞子15g。补肾益精。继服7剂。

三诊（2020年6月5日）：患者于2020年6月2日月经来潮，色黯红，少量血块，量中等，无痛经。

体会：凡妊娠12周内，胚胎自然殒堕者，称为堕胎。《景岳全书》对"胎动欲堕"发展为堕胎、小产地证候描述十分贴切，指出若"腹痛，血多，腰酸下坠，势有难留者……助其血而落之，最为妥当"。此病发病机制主要是冲任损伤，胎结不实，胎元不固，而至胚胎自然殒堕。本患者胚胎停止发育，故可诊断为堕胎。治宜下胎益母。方选脱花煎加减，脱花煎原方治产难经日或死胎不下，并有催生之功效。此处用于堕胎案中，以下胎益母。方中当归、川芎、红花、益母草、桃仁、丹参、赤芍活血祛瘀，牛膝活血行血，引血下行；清半夏、黄芩清热燥湿。全方共奏祛瘀下胎之功。胎囊排出后子宫内膜仍厚，且宫腔内有液性暗区，乃是瘀血聚于宫内未完全排出，宜继续活血化瘀，促进瘀血排出。予

以上方加入菟丝子、覆盆子、女贞子补肾益精，填精益髓。

（石亚萍）

第二十四节　补肾健脾调周法治疗复发性流产案

患者刘某，女性，31 岁，2020 年 3 月 11 日初诊。主诉：胚胎停育 2 次。

现病史：患者 2018 年 4 月自然受孕，于孕 6+ 周胚胎停育，行清宫术；2019 年 5 月自然受孕，于孕 8 周胚胎停育，行清宫术；两次均未做胚胎染色体检查。欲中药治疗就诊。现症见：腰膝酸软，易疲乏，舌质淡暗，苔薄白，脉沉。

月经史：14 岁初潮，5 ～ 6/28 ～ 30 天，量中等，色暗红，伴少量血块，不伴痛经。末次月经：2020 年 2 月 28 日，量色质同前，5 天干净。

婚育史：已婚，G_3P_0，2017 年人工流产 1 次。2018—2019 年胚胎停育 2 次。

既往史：体健；否认高血压、糖尿病、冠心病史，无肝炎、结核及其他传染病史，无外伤及输血史。

辅助检查：2020 年 1 月 3 日（经期第 3 天）性激素六项示：促卵泡激素 8.1mIU/mL，促黄体生成素 6.17mIU/mL，雌二醇 68.11pg/mL，泌乳素 7.82ng/mL，黄体酮 0.5ng/mL，睾酮 0.68ng/mL。女方染色体示：46XX；配偶染色体示：46XY。

中医诊断：滑胎（脾肾两虚）。

西医诊断：复发性流产。

治法：补肾健脾，调理冲任。

处方：党参 20g，炒白术 15g，丹参 15g，当归 10g，白芍 10g ，泽兰 15g，枸杞子 15g，鸡血藤 10g，菟丝子 20g，巴戟天 15g，山药 30g，覆盆子 15g，熟地黄 15g，山茱萸 15g。14 剂，水煎服，每日 1 剂，早晚温服。

以上方为基础方，月经期为重阳转化期，加入益母草 10g、川牛膝 15g，增强活血化瘀之功效，以助胞宫之血排出顺畅。经后期为蓄积精血时期，加入女贞子 15g、酒黄精 10g，增强滋肾益精功效，有助于卵泡发育。经前期为阳长期，加入盐杜仲 15g、桑寄生 15g，增强补肾阳之功效，可补充黄体功能。服药 3 个月经周期，可备孕。发现怀孕后停药。

患者 2020 年 9 月 8 日复诊，诉停经 28 天。末次月经：2020 年 8 月 12 日。自测尿妊娠试验阳性。症见：腰酸，舌质暗，苔薄白，脉沉滑。辅助检查：妊娠三项示：β-人绒毛膜促性腺激素 206.4mIU/mL，雌二醇 220pg/mL，黄体酮 34.17ng/mL。

治法：补肾健脾，固冲安胎。

处方：党参 15g，炒白术 15g，山药 20g，当归 10g，白芍 15g，蜜甘草 10g，续断 30g，桑寄生 20g，盐杜仲 15g，菟丝子 20g。7 剂，水煎服，每日 1 剂，早晚温服。

患者于 2020 年 9 月 24 日查彩超提示：宫腔内可见妊娠囊，大小约 2.3cm×1.0cm，胎芽 0.3cm，可见原始心管搏动。嘱患者注意休息，避免劳累，定期监测妊娠三项及胎儿彩超，守方继服 40 剂，于孕 12 周查彩超提示：胎儿头臀长 4.2cm，可见胎心搏动，NT：0.1cm。嘱患者停中药，于产科定期产检。

体会：美国生殖医学协会定义连续 2 次及 2 次以上的妊娠丢失称为复发性流产。我国传统医学称之为滑胎，又称"数堕胎""屡孕屡堕"。《医宗金鉴·妇人心法要诀》曰："数数堕胎，则谓之滑胎。"此病病因复杂，涉及解剖异常、感染、染色体异常、免疫功能异常、血栓前状态、内分泌失调等，还有少部分不明原因者。中医病机主要责之于肾，古人有云：胞脉者系于肾，肾主生殖，冲任皆起于胞中，且任主胞胎，胎儿居于胞中，全赖于肾气以系之，精血以养之，冲任以固之。若母体肾气健壮，精血充盛，冲任通盛，则胎固母安；若母体先天肾虚或脾肾虚损，气血虚弱或素有症痕或孕后跌仆闪挫，伤及冲任均可导致胎元不固而至滑胎。本患者先天肾气不足，脾气虚弱，故屡孕屡堕。孕前予以补肾健脾，调理冲任，待脾气健运，肾气充盛，冲任气血和调之时再备孕，此为"预培其损"，且根据患者月经的不同时期，采用调周法用药，以达到更好的疗效。方中采用大量补肾健脾药物，如：菟丝子、巴戟天、覆盆子、枸杞子、熟地黄、山茱萸补益肾精，山药、白术、党参健脾益气，再加当归、丹参、泽兰、鸡血藤养血活血，白芍养血柔肝。全方大补脾肾，调和气血，调理冲任。《女科经纶》云："女子肾藏系于胎，是母之真气，子之所赖也。"故孕后宜补肾为主，辅以健脾固冲安胎之法，为胎儿保驾护航，使母体脾肾之精充盛以养胎元，防止流产再次发生。方中菟丝子、杜仲、续断、桑寄生补肾安胎，党参、山药、白术健脾益气，当归养血和血，白芍养血柔肝，蜜甘草调和诸药，定期复查妊娠三项及彩超观察胎儿发育情况，并于既往胚胎停育周数 2 周以上、胎元稳固之时完成保胎。

（石亚萍）

第二十五节　肺源性心脏病急性加重期治验一则

刘某，男，66 岁，2020 年 12 月 28 日初诊。主诉：间断发憋气短 30 余年，加重伴难于平卧 6 天。现病史：患者于 30 余年前，受凉劳累后出现发憋、气短，伴咳嗽、咳痰，自此每于受凉劳累后均诱发，经休息及药物治疗后可好转，但症状逐年加重，曾多次在我院住院治疗并好转出院，此次于入院前 6 天，受凉劳累后再次出现发憋、气短、自汗，动则喘甚，难于平卧，伴咳嗽、咳痰，痰黏色白，不易咯出，无发热及胸痛，在家自服"消咳宁片"症状无好转，近 6 日，纳差，夜寐不安，现症同前。心电图：窦速伴心律不齐，平均心率 105 次 / 分，心电轴正常，频发房早，左室肥厚？ ST-T异常改变，PTF-V₁阳性。胸CR：两肺瘀血；慢性支气管炎伴肺气肿；心脏外形增大，查其舌质暗，苔白，脉沉细。此为气阴两虚，痰瘀水停之证。法宜益气养阴，活血利水为法。

方用：黄芪30g，太子参30g，麦冬20g，五味子10g，白术20g，茯苓30g，陈皮20g，法半夏15g，桂枝10g，防己10g，葶苈子20g，益母草30g，泽兰10g，熟地黄10g，桃杏仁各10g，地龙10g，甘草10g。水煎服，每日1剂。

同时配合西药抗感染、解痉、平喘、强心、利尿、扩冠、扩管等治疗。

经综合治疗后，诸症缓解。

体会：慢性肺源性心脏病属祖国医学"肺胀""喘证""水肿"等范畴，病位在肺，涉及脾、肾、心等脏。为本虚标实之证，急性发作期主要病机为"心阳衰，水饮不化，血行凝滞；肾气虚，肾不纳气，气不归原"。当外邪侵袭或饮食不当等因素，可致病情急剧发展，多为"虚中夹实"的证候。《诸病源候论·咳逆短气篇》记载："肺本虚，气为不足，复为邪所乘，不能

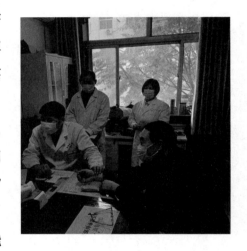

宣畅，故咳逆短气也。"说明肺气不足，易感外邪。肺虚不能通调水道，脾虚不能运化精微，输布津液，肾失蒸腾气化而致痰浊潴留，水液泛溢或上凌心肺，发为喘促。水停为湿，湿聚成痰，郁久化热，而出现痰黄黏稠。我们应用"生脉降逆汤"加减治疗，以益气活血、温阳利水、化痰通络。方中黄芪可大补脾肺之气，有益气固表、兼利水湿之功，太子参味甘性平，不温补燥，配麦冬补肺、润肺养阴，阴液充足则痰稠可化。配白术、茯苓健脾渗湿，以绝生痰之源，为"培土生金"之法；五味子敛肺滋肾、止咳平喘；水为阴邪，赖阳气化之，阳虚不能温化水湿，泛滥肌肤出现水肿，故方中加用桂枝振奋心阳，合泽泻以通阳利水，从而减轻心脏负荷。葶苈子泻肺平喘、能降肺气而行水；益母草、泽兰活血利

师承医腋集

水；地龙解痉平喘；现代药理研究表明：黄芪、葶苈子、防己可增强心肌收缩力，有强心利尿作用；减少或避免利尿药所致的水电解质紊乱、对洋地黄耐受性较差而引起的中毒。陈皮、半夏燥湿化痰，具有减少气管分泌物的作用；肺与大肠相表里，腑气不通，气机不利，故桃仁、杏仁合用止咳祛痰，又可润肠通便，合熟大黄通腑降浊，从肠治肺，助肺治节。全方合用，补益肺、脾、肾以治其本，除其痰、瘀、秘以治其标。故临床效果明显。

（安洪泽）

第二十六节　真武汤治膜性肾病案

陈某，男，68岁，2020年10月15日初诊。主诉：双下水肿1年，加重1个月。

现病史：患者于1年前无诱因出现双下肢及双足水肿，于当地医院查尿蛋白阳性，肌酐升高（具体不详），考虑为肾病综合征，后于河北医科大学某医院经穿刺活检后诊断为2期膜性肾病。予醋酸泼尼松片10片口服治疗12天，后规律减量至停药。1个月前患者因劳累后双下肢水肿较前加重，于当地诊室口服中药汤剂（具体成分不详）治疗后无明显效果。现症见：双下肢水肿，畏寒肢冷，腰膝酸软，乏力，口干，夜尿3～4次，尿中有泡沫，大便稀、每日2次，纳寐可。舌质淡胖，苔白，脉沉细。

辅助检查：双肾超声提示：右肾107mm×44mm，厚5.2cm，左肾109mm×54mm，厚6.3cm，双肾弥散性病变。肾穿刺提示：肾小球10个，IGG3+，IGA-，IGM+-，C3 2+，CLq-，免疫荧光：IGG3+，延毛细血管襻细颗粒状沉积。

中医诊断：水肿病　阳虚水泛证。

西医诊断：肾病综合征，2期膜性肾病。

治法：温阳利水。

方药：真武汤加味。茯苓 30g，生白术 30g，黑顺片 10g，赤芍 15g，生姜 10g，黄芪 50g，当归 20g，苍术 15g，葶苈子 30g，猪苓 20g，党参 30g，大腹皮 15g，芡实 20g，莲须 30g。取 14 剂，水煎服，每日 1 剂。

饮食调护：低盐低脂，优质低蛋白饮食（盐 < 3g，每天少于 50g 肉，1 袋奶，1 个鸡蛋）。

2020 年 11 月 1 日二诊：服用上方后患者水肿、乏力及畏寒明显好转，尿中泡沫明显减少，上方继服 21 剂。随诊症减，原方加减调治。

按语：膜性肾病当归属为中医"水肿""虚劳""尿浊"等范畴。《灵枢·水胀》有云"水肿起也，木窠上微肿，如新卧之起状，足胫肿，腹乃大，其水已成矣"。《素问·至真要大论》指出："诸湿肿满，皆属于脾。"《素问·水热穴论篇》曰："故其本在肾，

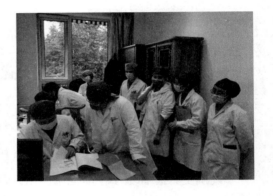

其在肺。"《金匮要略》称水肿，为"水气"，以表里上下为纲，分为风水、正水、石水、皮水、黄汗等 5 种类型。《丹溪心法·水肿》，将水肿分为阴水、阳水两大类，提出"若遍身肿，不烦渴，大便溏，小便少，不赤色，此属阴水"，"若遍身肿，烦渴，小便赤涩，大便闭，此乃阳水"。由此可见，膜性肾病属本虚标实证，以肺脾肾脏腑功能失调，且其以肾虚为本，兼有寒邪、水湿、痰浊、瘀血等实邪内阻。"开鬼门""洁净府""去菀陈莝"为《素问·汤液醪醴论》篇提出的治疗原则。《金匮要略·水气》篇指出："诸有水者，腰以下者，当利小便，腰以上者，当发汗乃愈。"使发汗、利小便两大治法对后世影响颇深。

由此，水肿病治疗当先分阴阳。而本病中，患者除肢肿外，仍有大便稀、畏寒肢冷、腰膝酸软之症，当属"阴水"范畴，"盖水之制在脾，水之主在肾"，脾肾阳虚，不能蒸腾水液上承下行，水液输布失常，故见上焦口干，下焦小便

利或不利；元阳虚衰，不能温煦气化，故见乏力畏寒；结合舌脉符合脾肾阳虚水泛之证。《伤寒论·辨少阴病脉证并治》："少阴病，二三日不已，至四五日，腹痛，小便不利，四肢沉重疼痛，自下利者，此为有水气。其人或咳，或小便利，或下利，或呕者，真武汤主之。"附子辛甘性热，温肾助阳，化气行水，兼温脾土，温化水湿；腰以下肿，当利小便，故臣以茯苓以利水渗湿，使水邪从小便去，猪苓、大腹皮及葶苈子加强茯苓利水之效；党参、黄芪以补益脾气，脾气足则阳能行，气化得复常；芡实、莲须补肾固涩、补脾祛湿，现代药理研究可降低尿蛋白。全方以健脾补肾，温阳利水为法，助阳化气行水，使诸症向愈。

（王　丽）

第二十七节　补肾驱寒强督法治疗强直性脊柱炎

患者，男，29岁，河北人，2020年1月14日初诊。主诉：腰、骶、髋部、双膝关节及双足跟反复疼痛伴晨僵1年。

现病史：患者于2019年1月开始无明显诱因出现反复腰、骶髂、髋部及双膝关节、双足跟疼痛，伴晨僵1.5小时，就诊当地医院，查HLAB-27阳性，红细胞沉降率51mm/h，C-反应蛋白27.2mg/L，口服布洛芬缓释片，服药期间症状好转，停药后反复。后就诊北京中医医院骨科查骶髂关节CT提示，符合强直性脊柱炎。故明确诊断为强直性脊柱炎，予骨肽注射液静点及继续口服非甾体抗炎药物。患者关节疼痛，晨僵无明显改善，遂就诊北京中医医院风湿科门诊。刻下：腰、骶、髋部及双膝关节、双足跟疼痛，夜间痛醒，久坐后疼痛加重，伴晨僵约1.5小时，天气阴冷时上述症状加重，纳寐可，夜尿3次/分，大便调，舌淡暗胎薄白，脉沉细尺弱。

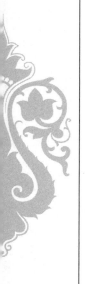

既往史；既往体健。

个人史；吸烟史 10 余年。

查体：骶髂及压痛腰椎前弯后仰，侧弯活动稍受限。

诊断：大偻病。

治法：补肾散寒，强督壮阳，散风除湿。

处方：活血通痹汤合补肾强督汤加减。补骨脂 10g，骨碎补 15g，枸杞子 10g，续断 15g，杜仲 15g，鹿角霜 6g，桂枝 10g，赤芍 10g，羌活 15g，独活 15g，土鳖虫 6g，白芍 10g，知母 10g，薏苡仁 10g，透骨草 15g，神曲 15g，川牛膝 15g，泽泻 20g，桃仁 15g，红花 10g，木瓜 15g，蕲蛇 15g，鸡血藤 30g。14 剂，水煎服，每日 1 剂，早晚饭后半小时口服。

2020 年 2 月 1 日二诊：晨僵时间缩短至 50 分钟，仍怕冷，纳寐可，夜尿 2 次/晚，大便偏稀，舌暗，苔薄白，脉沉细，脉沉细尺弱，中药守方，在原方基础上加大枸杞子剂量至 35g，增强补肾力量；加川芎 10g，加强活血止痛；加茯苓 15g，健脾化湿固护脾胃。

2020 年 2 月 18 日三诊：诉晨僵约 10 分钟，活动后缓解，舌淡暗，苔白脉沉细尺弱，中药守方，在原方基础上继续加枸杞子剂量为 40g，可增加补肾力量，考虑桃仁、红花久用伤正气，桃仁、红花加三七，补血活血，考虑大便偏稀为中焦湿浊下注大肠所致，加藿香增强化湿力量加山茱萸 10g 以固精锁尿。

2020 年 3 月 22 日四诊：诉疼痛明显好转，无怕冷，纳寐可，二便调。舌淡苔白，脉沉细尺弱，继续中药守方，在原方基础上加大枸杞子剂量 45g，增加补肾力量，加穿山甲 10g，加强搜风通络。

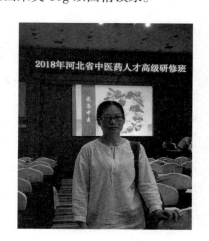

2021 年 1 月 6 日偶遇时询问患者诸症消失。

体会：强直性脊柱炎，属中医"大偻"范畴。"大偻"首见于《黄帝内经·生气通天论》："阳气者……开阖不得，寒气从之，乃大偻。"王冰注云："身体俯曲，不能直立。偻，背脊弯曲。"更有《灵枢·寒热》篇："骨痹，举节不用而痛"。《素问·痹论》："肾痹者，善胀，尻以代踵，脊以代头。"现代医学多认为其病因与HLA-B27基因位点的异常密切相关，亦即与遗传有关；其分型分为原发性、继发性、结构性、坐骨神经痛性和代偿性脊柱侧弯。而中医上，多因先天禀赋不足、后天失养，导致肾虚督空、筋脉失养，加之感受外邪而发病，其病情发展机制为虚、邪、痰、瘀、寒、热相互搏结，邪正交争，虚因邪生，虚实痰瘀并见，相互为患，形成恶性循环。

肾主骨生髓，肾虚受邪，则骨失淖泽，而腰为肾之府，腰膝足根亦归肾所主，腰、骶髋膝及足跟关节疼痛，腰部活动受限，督脉通及一身之阳，肾督阳虚，阳失布化，寒邪凝滞故见晨僵。夜间阴盛阳弱，故见夜间痛，久坐后气血凝滞，故疼痛明显。阳虚失于温煦，故见天气阴冷时更甚。肾虚气化失常，膀胱失煦，故见夜尿增多。舌淡暗，苔薄白，脉沉细尺弱，均为肾虚督寒之象，四诊合参之为肾督阳虚，寒邪深侵伤骨损筋而形成肾寒，肾虚督寒之症，病为虚实夹杂，以虚为本。方用活血通痹汤合补肾强督汤加减，方中骨碎补补肾阳暖丹田；补骨脂补肾填髓生精养血；鹿角霜补督脉，养精血；枸杞子，补肾、壮腰脊；续断补肝肾，强筋骨；杜仲补肾、壮阳、强健筋骨。羌活、独活搜少阴伏风，且羌活可治"督脉为病、督强而厥"（《本草备要》），桂枝和营卫通经络，助阳气；赤、白芍去瘀补血，配桂枝和营卫；知母滋肾清热，以防温热药造血生风，麻黄散风寒，配熟地黄温肌凑。鸡血藤补血行血，通经络强筋骨，薏苡仁健脾除湿，土鳖虫、蕲蛇，祛风通络，桃仁红花祛瘀止痛，透骨草、神曲祛风强骨，故为佐药川牛膝活血益肾，泽泻利湿化浊，并能引药入肾，共为使药。上药合用，共奏补肾散寒、强督壮阳、散风除湿之效。

（槐　瑾）

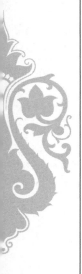

第二十八节　清热利湿活血法治疗类风湿性关节炎

李某，女，39 岁，干部。主因多发小关节肿痛 3 年，加重 3 个月于 2020 年 11 月 21 日初诊。现病史：2016 年无诱因出现四肢多关节红肿疼痛，左：近段指间关节（PIP）2～4，右：PIP 3～4，门诊查类风湿因子（+）、红细胞沉降率 75mm/h，双手 X 线示：符合类风湿关节炎 X 线表现，诊为类风湿性关节炎（RA），口服甲来氟米特片 20mg 每日 1 次，症状好转后自行停药。3 个月前双手关节肿痛反复，双肘、左踝、手小关节等大于 7 个关节肿胀、压痛明显，活动受限，晨僵约 2 小时；口干、咽红、溲赤，舌质暗有瘀点、苔黄腻，脉滑。查红细胞沉降率 86mm/h，C- 反应蛋白 22.7mg/L，双手 X 线示：双腕骨质疏松，关节面下骨质破坏灶较前增多。

诊断：痹病，湿热瘀阻型。

治法：清热活血，利湿通络。

处方：苍术 15g，白术 12，薏苡仁 30g，赤芍 9g，萆薢 10g，丹参 9g，莪术 9g，生黄芪 15g，青风藤 30g，蜈蚣 3g，蜂房 6g，土茯苓 30g。取 7 剂、水煎服，每日 1 剂，早晚分服。

二诊：药后诸症减轻，疼痛部位较前减少，口干，无发热、无汗出，纳可，大便黏腻，溲黄赤。原方加陈皮 9g、甘草 6g，继服 14 剂。

三诊：服药 1 个月关节肿痛、晨僵等症状减轻，复查红细胞沉降率 26mm/h，C- 反应蛋白 2.37mg/L；效不更方，治疗同上。

随访：服药 2 个月病情稳定。复查红细胞沉降率 19mm/h，C- 反应蛋白 1.35mg/L。

体会：类风湿性关节炎（RA）等以四肢、躯干骨关节病变为主要临床症状的疾病，中医当属"痹病"范畴。《素问·痹论》曰："风寒湿三气杂至，合而为痹。"《素问·五藏生成》有云："卧出而风吹之，血凝于肤者为痹。"所以痹病外因多为风寒湿邪、风湿热邪，内因则与脏腑亏虚、气血不足、营卫不和、七情内伤、饮食不节等有关，最终形成痰浊、瘀血，而两者又会痹阻脉络，成为新的致病因素作用于机体，发为痹病。痰、瘀的病理变化，似乎各有起源，追溯其本，痰来自津，瘀本乎血，津血同源，为脾胃之水谷精微，皆属阴液，而阴液为病，必然表现为津血的亏耗和留滞，灼津为痰，血滞为瘀，正虚邪实，互为因果，使痹病病情缠绵难愈。

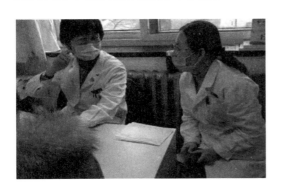

如今现代人嗜食膏粱厚味，日久伤及脾胃，脾虚生痰，嗜食生冷、困遏脾阳，饥饱无度、脾失健运等不良生活方式，加之外感风寒湿邪、内生湿热，故痰湿中阻人不少见。余自己临证亦发现，湿热证候确实缠绵难愈，即使活动期RA已缓解，患者无关节触热，甚至出现关节怕冷症状，若因此转而温补肝肾，却极易出现症状加重、反复的情况。提示湿热证候可能是长期存在的，不应轻易改变治法。同时，RA病情复杂，常表里同病、寒热交错、虚实夹杂、气血并乱，宿疾并新病、内伤兼外感，令人无从下手。跟师王北主任后，发现其临床方多用白虎加苍术汤、四妙丸、当归拈痛汤、宣痹汤等化裁，重用苍术、白术、薏苡仁、金银花、土茯苓、萆薢等清热祛湿；而通络之法，切中病机，是万变不离其宗的精髓，王老师注重养血活血、化瘀通络，方用四物汤、身痛逐瘀汤等化裁，精用蜈蚣、全蝎、僵蚕、山甲等动物药加强走窜通络之功。如上肢痛加桑、桂枝；下肢疼痛加络石藤，膝关节痛加川牛膝，足跟痛加山茱萸、熟地；颈背痛加羌活、葛根、姜黄；腰痛加独活、狗脊、杜仲、桑寄生。关节屈伸不利加伸筋草、木瓜；骨破坏者加骨碎补、补骨脂、萆薢等。组方以清热祛湿、活血化瘀通络为法，辨证加减，获得较满意疗效。

（槐　瑾）

第二十九节　清热除湿治痛风

张某，男，32岁，2020年2月10日初诊。主诉：间断双足关节疼痛肿大5年，加重2天。

现病史：患者5年前因右踝关节肿痛，查尿酸758μmol/L，诊为"痛风"，先后予秋水仙碱、别嘌呤醇、苯溴马隆片、碳酸氢钠片口服，后症状间断发作，并累及双足多个关节。近2天再次出现关节不对称肿大、疼痛，关节处可见痛风结石，大便每日2次，质软，小便量少色黄。刻下症：双足关节疼痛肿大，小便黄少，舌淡胖、苔黄厚腻，脉沉弦。

辅助检查：尿酸741μmol/L。

诊断：痛风 湿热内蕴证。

治法：清热利湿。

方药：清热除湿汤。忍冬藤15g，土茯苓15g，绵萆薢10g，白术10g，车前草15g，虎杖10g，秦艽10g，山慈姑10g，延胡索10g，威灵仙10g，炮附子3g。7剂，水煎服，每日1剂，早晚分服，嘱其减少嘌呤摄入；限制饮酒；每日饮温水2000mL以上。

二诊：药后诸症减轻。守前方继服1个月，诸症消除。嘱平时注重生活调摄，后多次复查尿酸均正常。

体会：痛风，最早可追溯到距今1500多年前的南北朝时期，医学名家陶弘景所著《名医别录》中首先出现了"痛风"一词，当然此时的"痛风"并不等

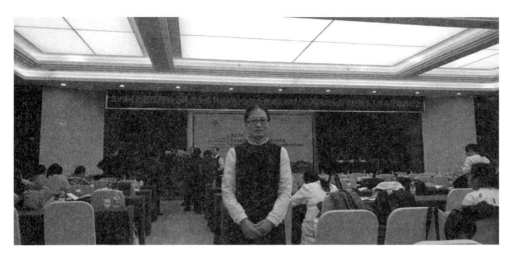

同于现代西医学的痛风病，而是泛指一种关节疼痛症状。元代名医朱震亨首创"痛风"病名，其所著《格致余论·痛风论》中云："痛风，上肢百节走痛是也。"认为"浊、热"是导致痛风发病的重要原因。《丹溪心法·痛风六十三》言："痛风……大率有痰、风热、风湿……在下者，加牛膝、防己、木通、黄柏……"附录"……昼静夜剧，如虎啮之状……"。详细描述了痛风起病急骤、关节红肿热痛剧烈的发病特点，并提出清热利湿等治疗大法。明代著名医家虞抟的《医学正传》记载："……即今之痛风也……更能慎口节欲，无有不安者也。"不仅是元代朱氏痛风学说的继承者，而且创新性地提出如要减轻痛风病情或避免痛风复发，必须将鱼腥、酒醋等皆戒断，明确了饮食调摄在痛风治疗过程中的重要性。清代名医谢映庐《得心集医案》中曰："其痛非常……痛楚彻骨，手不可摸。"书中所述痛风痛彻筋骨、痛不可触的症状与西医学痛风急性发作期关节红肿热痛的典型临床表现非常相似。

本案患者平素嗜食肥甘厚腻，湿热内生，风湿外邪趁虚内侵皮肉筋骨，久则化瘀生痰，痹阻经脉为病。此患者日常调养不佳，肝、脾、肾三脏运化失常，水湿内停，久则化热，痹阻气血、经络、筋骨，不通则痛，故出现关节红肿热痛，发为痛风，结合舌脉符合湿热痹阻证，"清热除湿方"以忍冬藤为君药，此药性寒，味甘，善于清热通络；以土茯苓、绵萆薢、白术、车前草、虎杖、秦艽、山慈姑7味共为臣药，绵萆薢、车前草辅助土茯苓利湿通络，而白术功在健脾化湿。秦艽清热除痹、葎草清热利尿、山慈姑清热消肿。延胡索性温，味辛苦，活血化瘀、行气止痛，为佐药。威灵仙辛温，炮附子辛热，走窜力强，可引寒凉之药直达病所蠲除湿热，为反佐之药。抓住基本病机，方药对症，可获良效。

（槐 瑾）

第三十节　强直性脊柱炎验案

张某，男性，37岁，2019年12月10日初诊。主诉：腰骶部疼痛3年，加重1个月。

现病史：3年来伴有晨僵，时间约2小时，未治疗。1个月前腰骶疼痛加重，经常夜间痛醒，翻身时明显，伴双髋关节疼痛。查双侧"4"字试验（＋），髋关节活动外旋受限。刻下症：腰骶疼痛，夜间痛甚，翻身时明显，双髋部疼痛，舌淡红，苔黄，脉滑。

既往史：既往体健。

实验室检查：人体白细胞抗原（HLA–B27）（＋），红细胞沉降率35mm/h。类风湿因子（–）。骶髂关节CT示：符合强直性脊柱炎表现。

诊断：大偻 湿热阻络证。

治法：清热除湿，化瘀通络。

方药：四妙散合身痛逐瘀汤化裁。薏苡仁30g，川牛膝20g，黄柏10g，苦参10g，忍冬藤15g，苍术10g，莪术9g，红花6g，青风藤15g，泽泻10g，秦艽10g，地龙10g，穿山龙10g，赤芍15g。取14剂，水煎服，每日1剂，早晚分服。

2019 年 12 月 21 日二诊：患者服药 1 周后踝关节疼痛减轻，夜间未出现痛醒的情况，晨僵时间减少，现仍腰骶痛，足跟痛，舌淡红，苔薄黄，脉滑。经治疗后湿热证减，但肾虚的症状突出，重新辨证为肾虚瘀血痹阻证。药用：补骨脂 12g，杜仲 12g，怀牛膝 12g，桑寄生 9g，赤芍 10g，当归 9g，川芎 9g，红花 6g，羌活 9g，青风藤 10g，忍冬藤 10g，地龙 6g。取 14 剂，水煎服，每日 1 剂，早晚分服。

上方加减调理 2 个月，诸症基本缓解。

体会：患者系强直性脊柱炎，腰骶疼痛，疼痛夜甚，经常夜间痛醒，翻身时痛，伴双髋关节疼痛，舌淡红，苔黄，脉滑，此为湿热内蕴，湿热瘀血阻络。诚如徐大椿所说"湿热下注，腰脊不能转枢，故机关不利，腰中疼重不已焉。"故四妙丸为治湿热腰痛之专方。而湿热流注关节，则见红肿热痛，二妙、三妙、四妙均善祛中下二焦之湿热，尤多用于湿热腰痛、下肢关节肿痛；四妙丸主治湿热下注，下焦痿弱，肿痛，小便不利，使湿热从小便而出。方中黄柏苦寒清除湿热为君药，因寒能清热，苦以燥湿，且偏走下焦，尤对骨节走痛，足膝酸痛无力为妙，其散阴分之火，清下部之热，除足膝之湿，为治下焦湿热要药。苍术苦温香燥，燥湿健脾，使脾之健运功能恢复，则湿无由生，湿去则热无所附，热易消除。其中秦艽祛风除湿，红花活血祛瘀，牛膝、地龙通络以利关节，取其身痛逐瘀汤之意，以"活血祛瘀，痛经止痛，祛风除湿"《医林改错·注释》。且此方适用于痹证因血瘀而全身疼痛较甚者。

在治疗强直性脊柱炎的过程中，各证候之间可相互转化，肾虚为本病的根本原因。巢元方多次明确指出"夫腰痛，皆曰伤肾气所为"，《备急千金要方》亦提出"腰背痛者皆是肾气虚弱"。清·陈士铎《石室秘录》亦说："脊背骨痛者，乃肾水衰竭，不能上润于脑，则河车之路干涩而难行，故而作痛。"感受外来湿热之邪，或饮食不节，损伤脾胃，水湿运行受阻，湿郁化热，湿热内蕴，或情志失调，气郁而水湿内停，气郁而化火，湿热相搏等均可致湿热瘀血阻络证，经治疗后湿热征象减轻，肾虚证与湿热证并存，此时则以补肾、清热利湿双管齐下，标本兼治。若湿热征象完全消除后，则主要以补益肝肾、益气养血、活血通络为法。说明治病不能死守一方一法，必须灵活运用"辨证论治"。

（槐　瑾）

第三十一节　上消化道出血治验

患者，女性，60 岁，因黑便伴乏力 10 天就诊。有慢性腰腿痛病史，长期间断口服"炎痛喜康片"等以对症止痛。查其面色㿠白，唇甲少华，乏力气短，胃脘隐痛，舌淡，脉细无力。大便隐血试验（++）。拒绝住院治疗，请求服用中药汤剂。嘱流质饮食，如牛奶等。并予自拟愈疡止血方加味：煅瓦楞子 30g，煅乌贼骨 30g，白及 20g，三七 6g（冲服），生大黄 10g，干姜 6g，半夏 12g，红参 10g（另煎），白术 10g，陈皮 10g，炙甘草 10g，大枣 12 枚。水煎，每日 1 剂分 4 次口服。连服 5 剂后胃痛消失，大便隐血（−），继服 5 剂以巩固疗效。

按语：上消化道出血属中医学"吐血""便血"等范畴。病位在胃，与肝脏密切相关。其病机为平素饮食不节或嗜食辛辣，胃火壅盛；或情志失调，肝郁化火，肝火犯胃；或劳倦过度或久病伤脾，脾虚不摄，血失所归等原因导致血不循经，随胃气上逆而成吐血。或随大便而下为便血之证。遵"离经之血是为瘀血""瘀血不去，新血不生"之旨，采用"止血、消瘀、宁血、补虚"的血证治则。自拟愈疡止血方治疗本病。本方由煅瓦楞子、煅乌贼骨、白及、三七、生大黄五味药物组成。其中煅瓦楞子制酸止痛。煅乌贼骨味咸、涩、性温，能收涩止血，消肿生肌。《太平圣惠方》以单味乌贼骨研末，用米饮调服，治吐血及衄血不止；三七散瘀止血、活血定痛，有"止血不留瘀、化瘀不伤正"之特点，为血证良药；白及有收涩止血及生肌作用，与三七同用，既可加强止血作用，又不致瘀血留滞。生大黄味苦性寒，"主下瘀血"，既可凉血化瘀，又能调气，并引诸药直达病所，清泻宿便糟粕，使气血通畅，瘀血祛而新血生。对于脾胃虚寒者加炮姜炭、艾叶炭以温中散寒；肝火犯胃者加丹皮、栀子以清肝泻火；胃热壅盛加黄连、黄芩以泻火解毒。

据现代药理研究证实，大黄内含有鞣酸，有局部收敛及收缩血管作用，大黄酚有增加血小板，促使血凝作用；三七能缩短凝血时间和凝血酶原时间，并有收缩血管作用；白及能促使红细胞凝集，形成人工血栓而局部止血，缩短凝血活酶生成时间，抑制纤维蛋白酶的活性；乌贼骨能中和胃酸，减少氢离子向胃黏膜反渗，有利于出血创面修复。结果表明，愈疡止血方是治疗上消化道出血的有效方法，值得临床推广应用。

（安洪泽）

第三十二节　范新发临证验案四则

笔者师从保定市第一中医院范新发主任医师，谨遵师训，研习经典，临证则于经方多所应用。现选取笔者近年医案 4 则，就正于高明。

一、心悸、虚烦不得眠案

陈某，女，54 岁，农民，2009年 4 月 13 日初诊。主诉：阵发性心慌、乏力伴汗出 3 天。有高血压病史，糖尿病病史。平素性情急躁易怒。查体未见异常。实验室检查：

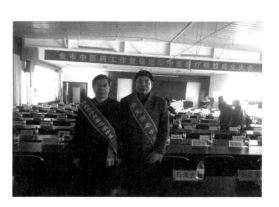

空腹血糖 2.7mmol/L，钾 4.8mmol/L，钠 138.8mmol/L，氯 95.5mmol/L。经输注葡萄糖等药物后，实验室各项指标基本正常。唯有心烦、失眠、足冷等。心烦时不愿见人，懊侬欲死。舌质淡红，苔薄白，脉细数。证属"心悸""脏躁"（更年期综合征），此为肾阴阳不足，心失所养所致。治宜温补肾阳，宁心除烦。方以二仙汤、百合地黄汤、栀子豉汤合方。药用：仙茅 20g，淫羊藿 20g，知母 10g，黄柏 6g，生地 10g，百合 30g，淡豆豉 30g，栀子 10g。每日 1 剂，水煎 2 次，早晚分服。嘱：调畅情志。服药 1 剂后，自觉诸证明显好转。继服两剂而愈。

按语：阴精下亏，两火相炽，水不济火，阴不配阳，冲任失调，营卫不和。故出现心烦意乱，神不安舍，多虑不安，悲伤欲哭，莫能自主。本案审证要点为手足冷，脉细数，为阴阳两虚之证。故遵二仙汤意以仙茅、淫羊藿以温补肾阳，知母、黄柏以滋肾坚阴泄热。百合润肺清心，益气安神，地黄益心营、清血热。低血糖多伴有汗出，心阴受损，故《伤寒论》曰："发汗、吐、下后，虚烦不得眠……心中懊侬，栀子豉汤主之。"栀子清心除烦，豆豉宣泄胸中郁热。全方共奏温肾阳，泻肾火，调冲任，安神除烦之功。

二、但头汗出案

患者刘某，男，40 岁，2009 年 9 月 27 日初诊。主诉：头汗出 5 个月。现病史：5 个月来反复出现多汗，以头面部为主，安静状态下亦汗出不止。尤以进食时严重。伴头身困重，时有恶呕，他医以玉屏风颗粒，桂枝加龙骨牡蛎汤，牡蛎散等药物罔效。诊见：自汗淋漓，汗多黏腻，气味酸臭，时时用纸巾擦拭之，询其口苦口黏，胸脘痞闷，小便黄，大便不爽，查其形体肥胖，舌质黯，苔黄腻，脉濡滑数。此症属湿热蒸腾，逼迫津液外泄；法宜芳香化湿，宣通气机。方以藿朴夏苓汤合三仁汤加减。处方：藿香 10g，厚朴 10g，半夏 10g，茯苓 30g，泽泻 10g，苍术 15g，杏仁 10g，白蔻仁 10g，薏苡仁 20g，竹叶 10g，栀子 10g，滑石 10g，佩兰 10g，茵陈 30g。每日 1 剂，水煎 2 次，早晚分服。嘱：忌辛辣刺激及肥甘厚味。

二诊（2009年10月4日）：服药后，汗出减少，口干口苦好转，头晕好转，无恶心呕吐。舌暗，苔白腻，脉沉弦。症减，原方减竹叶、栀子，继服7剂。

三诊（2009年10月11日）：诸症痊愈，继以调补肺脾以治其本。

按语：汗出一症，虽属小恙，辨证不当，则效不遂人。本例患者素体肥胖，痰湿内盛，蕴久化热，且饮食失节，复遇伏暑，湿热蒸腾，熏于头面，迫津外泄而汗出。为湿阻气机，津液布化失常所致。《素问·痹论》云："其多汗而濡者，此其逢湿甚也……"《伤寒论》阳明病篇236条也认为湿热相搏，热性上蒸，则"但头汗出，齐颈而还，余处无汗"。湿热郁滞于里，三焦气化失司，则口苦心烦，胸脘痞闷，小便黄，大便不爽，舌苔黄腻，脉滑数或濡数等湿热内盛的表现。但头汗出反映了湿热交阻的病机，方中以藿香、佩兰、苍术、厚朴、白蔻仁等芳香化湿；薏苡仁、泽泻淡渗利湿；竹叶、栀子清热；杏仁宣肺开郁；诸药合用，开上、畅中、渗下，可使湿祛热清，不治其汗而汗自止。另外，由于湿邪致病具有缠绵、黏滞，不易速去的特点，且脾主运化水湿，肺主通调水道。因此，应顾及脾肺之气以图功。

三、鼻衄案

蒋某，男，54岁，2008年12月26日初诊。现病史：夜间突发鼻出血，量多，呈喷射状，经鼻腔填塞纱布止血等法，短时间内血止，少时再次出血且量多。鼻科检查未见异常。血常规：白细胞计数 4.8×10^9/L，中性粒细胞49%，淋巴细胞32%，红细胞计数 4.1×10^{12}/L，血红蛋白118g/L。家属见病情危急，拟转上级医院。笔者偶遇，家属试以中药治疗。症见颜面潮红，呼吸气促，舌暗红苔白，脉弦而数。证属肺热壅盛，郁火上炎，治以清泄肺热为法。方用：桑白皮30g，水煎频服。4小时后血止。夜间再次出血，但量不多。继以桑白皮30g加牛膝10g水煎频服。连用2剂而愈。

按语：《血证论》云："鼻为肺窍，鼻根上接太阳经脉，鼻孔下夹阳明经脉，内通于肺……"鼻衄之因主要责之于肺热炽盛，肃降失常，气逆于上，迫血妄行所致。方中桑白皮甘寒清肺泄热，肺气降则血归经。牛膝苦泄下降，能引血下行，以降上炎之火。二药共奏泻肺清火、凉血止血之效。正如《血证论》云："肺气清则太阳之气自清，而衄不作矣。"本法既经济、疗效又确切，实属中医治疗鼻衄的有效方法。

四、奔豚案

患者金某，女，57岁。2009年10月17日初诊。主诉：发作性恶心呕吐伴喘促5个月，加重6天。现病史：5个月来无诱因出现反复恶心呕吐，每次均以夜间0—2时定时而发，伴憋气，甚则不能平卧，无汗出及胸闷，发作后如常人。屡次就医而不效，痛苦异常。近日每夜均有发作，惶恐不安，故来院住院并进行监测。详细询问病史，10年前曾有类似发作，自觉有气从小腹上冲胸咽。平素性情急躁易怒。现症如前，口渴而不欲饮，查其舌质淡，边有齿痕，苔白滑，脉象沉细。此症为水饮所致，欲做奔豚；法宜温化水饮，平冲降逆。方以苓桂术甘汤加味。处方：桂枝15g，茯苓20g，白术15g，炒白芍10g，甘草10g，生姜3片，大枣5枚，生牡蛎30g，李根白皮30g。并嘱勿紧张，畅情志。

二诊（2009年10月20日）：服药后，夜间安静入睡，无气上冲胸，无恶心呕吐。唯胁肋不适，舌淡红，苔薄白，脉沉细。症减，原方加延胡索10g、川楝子10g，继服3剂。

三诊（2009年10月23日）：诸症痊愈。

按语：患者以呕吐为主诉，临床多从胃论治。但细查此案，夜间定时发作，并伴有气从小腹上冲胸咽、心慌憋气，舌淡苔白滑，脉沉细。《金匮要略·奔豚气病脉证治第八》中讲："奔豚病，从少腹起上冲咽喉，发作欲死，复还止，皆从惊恐得之"；《金匮要略·水气病篇》云："脉得诸沉，当责有水"。患者素体阳虚，气化不利，且凌晨子时为阴气当时，下焦寒气更甚，饮邪随冲气上逆，故恶呕心悸，喘促不安，极度痛苦，而三时为阳气来复故症渐减。方以桂枝振奋心阳、降逆平冲，合茯苓通阳化水，交通心肾。白术健脾利水，生牡蛎以敛肝安魂。又兼有情志不遂，久郁化热。故以李根白皮下气止逆，专治奔豚气（《名医别录》："主消渴，止心烦、逆奔气"）大枣补脾和中，甘草、生姜配伍，辛甘养阳，温运脾阳以助化饮。白芍虽为阴柔之品，与甘草配伍酸甘化阴，以燮理阴阳气机。二诊时胁肋不适，以金铃子散疏肝理气而收功。本证呕吐以下焦阳虚，阴寒上凌为主要病机，临证不得不察。

（安洪泽）

第三十三节　杨光福教授临证验案四则

笔者师从河北省名中医杨光福教授，谨遵师训，研习经典，跟师抄方，多有收获。现选取笔者近年医案4则，就正于高明。

一、仙方活命饮治痤疮案

曹某，女，32岁，2019年4月26日初诊，诉口周痤疮硬结1年，顶部有白脓，根盘紧束，便秘2~4天一次。月经量正常。不喜冷饮。诊断为痤疮；热毒壅盛。治宜清热解毒，消肿散结。方用：仙方活命饮加减：连翘12g，防风6g，白芷20g，当归10g，甘草10g，赤芍10g，天花粉10g，浙贝母10g，芦根30g，薏苡仁20g，桃仁10g，熟大黄10g。颗粒剂7剂。嘱忌食辛辣刺激性食物。1周后复诊：诉服药期间月经量少，便可。痤疮明显好转。方用同前，继服14剂。2019年11月8日，陪同家人看病，询问情况诉已痊愈。

按语：痤疮属"肺风粉刺"范畴。每发于面鼻，起碎疙瘩，形如黍屑，色赤肿痛，破出白粉汁，日久成白屑。此病多由肺经积热上冲颜面，熏蒸皮肤，致使局部血热蕴阻，气血瘀滞而生，或兼夹肝郁、痰凝或血瘀。治疗当以清热利湿，解毒散结为法。仙方活命饮出自《校注妇人良方》治疗一切疮疡，未成者即散，已成者即溃，又止痛消毒之良剂。颜面部系阳明经循行，白芷乃阳明经引经药。另外肿毒即生，邪壅于表，用防风解之于后，白芷疏之于前，透达营卫，疏风解表，散结消肿。连翘被誉为"疮家之圣药"清热解毒，消肿散结，天花粉，浙贝母同用，可以清热排脓。当归、赤芍同用可以活血散瘀。合苇茎汤之意清热利湿、化痰祛瘀。另外，大黄、桃仁同用为典型破血祛瘀之配伍。

二、镇肝熄风汤治瞤动案

贾某，男，74岁，2019年7月8日初诊。主诉：周身乏力，间断性哆嗦半年。症见发作时浑身颤动，手部、头部明显，不能自主，甚则不能持物。每次持续时间 2～3 分钟，无汗出、心慌等症状，口苦，舌绛红，裂纹舌，苔薄，脉细弦。眠可，纳可，二便调。自述近20年一直口服心宝丸，近1个月改服麝香保心丸。高血压病史2年，最高血压160/90mmHg。辨证为：肝风内动证。治法：滋阴潜阳，镇肝息风。方用：镇肝熄风汤加味。地黄15g，钩藤10g，桑叶15g，菊花10g，煅代赭石30g，天冬20g，玄参10g，白芍20g，炙甘草10g，牡蛎20g。二诊：颤动已明显止住，自述不哆嗦，乏力也有好转。效不更方，7剂。三诊：患者自述已无不适感，要求巩固疗效，继续服药1周。四诊：患者痊愈，裂纹舌消失。停药。

按语：《内经》病机十九条云："诸风掉眩，皆属于肝。"言头晕目眩，震颤动摇，甚至抽搐多由肝风内动引起。"肝主藏血，开窍于目，主筋"。风通于肝，肝失条达或肝阴不足，则肝阳上亢或肝风内动。治法上选用镇肝熄风汤加味，患者出现舌绛红，裂纹舌，肝经热盛，肝郁化火的表现，火性炎上，灼伤阴液，热极生风。加之患者长期服药，久病易耗气伤津，至阴血亏虚，血虚不能养肝，肝失其养，肝风内动。方药用钩藤清热平肝，息风止痉。生地黄入肝、肾二经，凉肝息风又养阴生津。白芍、牡蛎、煅代赭石滋阴潜阳，镇肝息风。玄参、麦冬滋阴清热，壮水涵木。去掉疏肝理气的生麦芽、川楝子。加

之桑叶、菊花清热平肝，以增凉肝息风之效。

三、痛泻要方治泄泻案

赵某，男，47 岁，2020 年 2 月 27 日初诊。自述近 1 个月来，稀水样便每日 3 ～ 4 次，肠鸣腹痛，泻后痛减，喝水不多，眠差，入睡难。时有头晕、心慌。平素性情急躁易怒，贪凉。高血压病史 3 年。查其苔白微腻，舌脉迂曲。诊断：泄泻；脾虚肝旺，土虚木乘。治宜补脾柔肝，祛湿止泻。方用：痛泻要方加减：党参 10g，麸炒白术 15g，干姜 10g，炙甘草 10g，防风 10g，陈皮 10g，炒白芍 10g，炒白扁豆 30g，麸炒薏苡仁 30g，山药 20g，芡实 15g，马齿苋 30g，茯苓 20g。颗粒剂 7 剂。二诊：诉愈。无腹痛，便可 1 次，眠可。

按语：《医方考》云："泻责之脾，痛责之肝；肝责之实，脾责之虚，脾虚肝实，故令痛泻。"平素贪凉损伤脾胃，中阳不足，脾虚湿蕴。性情急躁易怒，肝之火实，证属肝气乘脾。药以白术苦燥湿，甘补脾，温和中，补脾燥湿以治土虚。白芍寒泻肝火，酸敛逆气，缓中止痛，与白术同用于土中泻木。《药鉴》记载："二药配伍，则补脾而清脾家湿热"，二药相配，治疗泄泻，相得益彰。配伍少量防风，具升散之性，与术、芍相伍辛能散肝郁，香能舒脾气，具有燥湿以助止泻之功，由为脾经引经之药，故兼具佐使之用。陈皮辛苦而温，理气燥湿。四药合用，可以补脾胜湿而止泻，柔肝理气而止痛，使脾健肝柔，痛泻自止。加党参、白扁豆、薏苡仁、山药补脾益气，马齿苋，芡实具有祛湿健脾之功，可以疗养脾胃。《内经》有云："胃不和则卧不安。"腹痛、腹泻愈，故眠自安。

四、柴胡疏肝散治胸痹案

李某，男，60 岁，2019 年 12 月 14 日初诊。主诉间断胸闷、憋气伴乏力 20 年，加重 1 个月。患者平素急躁易怒，每次发作均与生气后有关，发作持续时间 2 小时以上，含服速效救心丸约 10 分钟后可缓解，背沉，无夜间阵发性呼吸困难，偶有咳嗽，双下肢水肿。2 个月前行冠状动脉造影检查未见异常。有烟酒不良

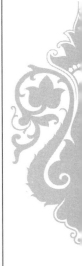

嗜好。高血压病史 20 年，控制不理想。测血压：170/100mmHg。查其舌质暗红，苔薄白，脉沉弦。诊断：胸痹心痛病；肝郁气滞。法宜疏肝理气。方用柴胡疏肝散加减，药用：柴胡 10g，炙甘草 10g，麸炒枳壳 10g，白芍 10g，陈皮 10g，川芎 10g，醋香附 10g，玫瑰花 10g，麦芽 30g，瓜蒌 20g，丹参 15g，薏苡仁 30g，茯苓 20g。颗粒剂 7 剂。嘱勿气恼，低盐饮食，戒烟酒、肥甘、辛辣等物。二诊：诉胸闷憋气好转，浮肿减轻，便可，舌脉同前。测血压 160/100mmHg。原方去炙甘草，加益母草 30g、夏枯草 20g、龙胆草 10g。颗粒剂 7 剂。三诊：诉天冷时憋气感加重，一周来胸闷憋气症状仅发作 1 次，持续 1 分钟未口服药物自行缓解。近 2 周已停用全部西药，测血压 135/85mmHg。方用同前调理 4 周，随访未复发。

按语：肝主疏泄，性喜条达，其经脉布胁肋，循少腹。若情志不遂，木失条达，则致肝气郁结，经气不利，故见胁肋疼痛，胸闷，脘腹胀满；肝失疏泄，则情志抑郁易怒，善太息。患者平素脾气急躁，胸闷憋气发作常于生气后，故考虑由于肝气不舒所致。遵内经"木郁达之"之旨，治宜疏肝理气之法。方中柴胡功擅疏肝解郁，香附理气疏肝而止痛，川芎活血行气以止痛，二药助柴胡以解肝经之郁滞，并增行气活血止痛之效。陈皮、枳壳理气行滞，芍药、甘草养血柔肝，缓急止痛，瓜蒌、丹参解郁宽胸，以薏苡仁、茯苓健脾利水消肿，玫瑰花、麦芽疏肝疗效显著。患者血压控制差，故给予降压圣药三草降压汤，即龙胆草、夏枯草、益母草，并嘱其健康生活习惯，终获痊愈。

（安洪泽）

第三章 随想篇

第一节 一束双刃光——初入肿瘤科有感

肿瘤，最耳熟能详的是癌症，中医又称"积聚病""症瘕病"等，是一个让人闻风丧胆的疾病，是目前任何医学领域尚不能解决的难题。2019年在院领导的支持下，我有幸参加了"河北省中医骨干培训项目"，项目中，通过2个月的集中知识培训，引起了我对肿瘤的研究兴趣，回想在内科工作这些年，肿瘤患者成倍增长，时常被他们那种求生欲或者绝望无奈的眼神所刺痛，所以我立志将肿瘤作为今后的研究方向和临床工作重点，决心为那些肿瘤患者解除痛苦，提高生活质量甚至是延长生命，进而促使我来到了中国中医科学院广安门医院，一个拥有着顶级的中医肿瘤诊治团队的殿堂。

在真正进入肿瘤科前，因自己很多亲人都因癌症去世，内心难免忐忑不安。但我是一名医生，肩负着生命的重托，是初心和使命让我做出的选择，所以我暗暗鼓励自己，为学好这一学科做好了万全的心理准备，以足够信心和意志力去面对诸多癌症患者，甚至嵌入了类似战前赴死的决心，像钢铁战士一般去战胜这一不易被治愈的疾病。战场上，你只管去拼杀，不用太过感情用事而在意什么，认真学习技术就是胜利的源泉。

然而，入肿瘤科半个月余，万千情绪萦绕心间，会替一些有治疗疗效的人而高兴，又会因想到这个疾病不远的终点而难过；会钦佩那些明知命不久矣而

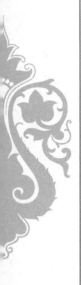

乐观向上的人；也会心疼那些渴望生命的目光；会可怜那些被蒙在鼓里而每日盼望被治愈的人；会因那些明知不治而拼命抓住医生如救命稻草般的迫切而黯然神伤；会因即使治疗后再痛苦也勇敢坚强而受到鼓舞；也会因某个与癌症斗争多年的生命逝去而默默哭泣；会因老师另辟蹊径的治疗方法有效而欣喜若狂；也会因尽全力而无法挽救的结果而懊恼不已。那种眼看着一个鲜活的生命如昙花般在自己眼前消逝，是无助和狼狈，是羞愧和懊恼。结局躲不过，努力总是白费，无法做到林飞老师那般淡然处之，而林老师安慰我说："多注意观察，每个就诊患者眼中都有一束期盼光明的光，这束光……是把双刃剑，看你如何利用它。"我一直很费解，直到今天，突然明白，这束光正是我决定来到广安门医院学习战胜肿瘤技术的初衷，是我作为医生延续医治患者生命的食粮。而这个疾病的特殊，这束特殊的光，也可能刺伤医患双方，刺痛每一个热爱生活的人。我们要让它明亮而不耀眼，充满激情而又坦然，才能搭建医患之间信任的桥梁。

而中医作为肿瘤治疗的方法之一，占据着重要的位置，贯穿整个治疗的始终。西医的放化疗、手术、介入、靶向、免疫等治疗方法虽然仍然是主导治法，但中医治法通过多年的验证、发展，在结合西医治疗下可减毒增效，以及注重"人"而非"病"的观念，有越来越多的人愿意相信中医，依靠中医，更有相当多的肿瘤晚期患者，西医已无计可施，将最后的希望寄托于中医，那期盼的目光更是刺激着初入中医肿瘤的我。在如今医疗的大环境下，在匮乏客观依据的中医背景下，"双刃光"的力量在中医人身上更是突出，而解决它的方法唯有对中医的更好继承、发展和医患间的沟通。

"有时是治愈，常常是帮助，总是去安慰"，这是一项伟大的事业，要不断告诉自己加倍努力，才能无愧于信任我的人，无愧于成为医生、成为中医人！

（杨晓雨）

第二节　医路随想

在这个安静的夜晚，点一盏灯，沏一杯茶，读一本医书，讲一段故事，享受这片刻安宁。

行医十余载，一路走来，一切历历在目。大学毕业后顺利进入北京一家医院工作，由于表现出色，提前定科到 ICU。在那里，呼吸机代替肺脏，床旁血滤代替肾脏，心脏起搏带动心脏，四大支持延续生命，各种操作显示技能；在那里，见过生命的顽强和脆弱，见过重生后的笑容和诀别后的肝肠寸断，我觉得那就是医学。然而生活不是一成不变的，一次偶然的机会，我选择回到了家乡，听着乡音无比亲切。但是这里没有先进的设备，没有完善的团队，我一度陷入迷茫，我的方向在哪里？我的未来是什么？偶然的一次与老者的交谈，才让我猛然想起也学过中医，但不敢妄称中医人。虽接触过中医，但中国的瑰宝，博大精深，让我遥不可及。医圣张仲景这样描述中医人："上以疗君亲之疾，下以救贫贱之厄，中以保身长全，以养其生。"需要相信中医，学习中医，实践中医，享受中医。于是我远远地望着它，慢慢地向它走去，心里是恐慌的，也是渴望的。

后来，幸运偶尔也眷顾了一下迷茫的我。曾参加河北省杏林千人培养工程，跟师于中国中医研究院广安门医院姜泉主任、何夏秀主任；2019 年拜北京中医医院风湿科专家王北为师，侍立左右。直至今日还熟记拜师帖言：后学槐瑾自入医门，颇感学识不足，久思得名师指点，苦无缘得近大贤。昔扁鹊之遇长桑，得非其人不传之秘。今羡先生之学识，慕先生之医术，敢请先生雅允亲炙左右，传心授徒……正如帖中所言，果得名师指点，在风湿免疫科方向略有建树，应用中西医结合治疗方法，见证了一个个奇迹：一个年轻漂亮的女性，患红斑狼

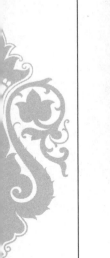

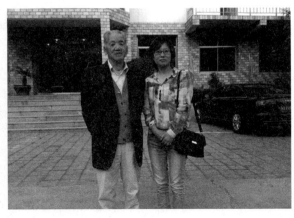

疮10余年，每次激素调整至3片时，即出现病情反复，甚至病危，为此患者苦不堪言。在老师指点下，在患者应用激素4片时加用中药保驾护航，根据患者症状及时辨证调整治疗。患者激素量顺利减至副作用最小安全水平。

另一个年轻强直性脊柱炎患者，有强烈的生育需求，应用西药均存在致畸性风险，且孕前均需停药，患者痛苦不堪，经师指点，后弃西药，仅用中草药，以补肾健脾化痰为法，患者病情控制，且顺产一子。这样的例子举不胜举。从此让我坚信中西医结合治疗，两条腿走路可以更远、更稳，也更让我相信中医药的神奇和伟大。

回首行医十几载，虽看尽人间冷暖，尝尽世间五味，由起初的慌乱，变成现在的处事不惊。有人说医生是冷漠的，是无情的，你可知我们内心是狂热的。即使我遍体鳞伤，也愿意为你发出仅存的光亮。

在某个失眠的夜晚，在某个生命逝去的瞬间，在某个委屈的时刻，在某个急促的电话铃声后，我无数次问过自己，有没有后悔选择这份职业？如果作为谋生的手段，我后悔了，但作为一段有价值的人生，我没有后悔。我爱这份圣洁的职业，不需要别人的赞美和认可，只需要配得上身上的一袭白衣和在夜深人静的时候内心的坦然。

其实，行医正如特鲁多的墓志铭上所言：有时是治愈，常常是安慰，总是去帮助。医学不是技术的产物，而是情感的产物，行医不是一种交易，而是一种使命。让我们继续努力，继续前行！

（槐　瑾）

第三节　有感心身医学

最早接触心身医学是 1998 年在北京中医医院进修过程中，在广安门医院聆听赵志付教授的讲座，当时对这一新兴学科产生了很大兴趣。2009 年，在天津中医药大学第一附属医院进修，在心身医学科跟师颜红和冯辉主任，系统学习3 个月，对常见心身疾病的病种、用药及中医辨治方法有了粗浅的认识，但因执业范围的限定，没能开展具体工作。但心身医学的理念在临证中发挥了很大作用：一是可以适时引导精神科患者到专科医院就诊；二是对就诊患者的病情加以心理疏导；三是认识了心理和躯体疾病之间的关系，解除了众多患者的痛苦。自拜师北京中医医院张婕主任后，更多的是学习到老师的大医精神。

孙思邈所著的《青囊秘录》中说，"善医者，先医其心，后医其身。"《黄帝内经》也说："治病必先治神。"人生病后，不仅要进行生理性治疗，更应该注重心理安抚。所以每接诊一个新的患者时，老师总是要微笑着和患者打招呼，然后耐心地询问病情，但大多时间是倾听，因为这些病患存在严重的心理障碍，需要滔滔不绝地讲出来，一吐为快，所以要理解患者的这种倾诉欲。如果有患者心情压抑或性格内向，不愿表达，则会善于诱导，直至患者把病情叙述清楚。在此过程中，会有一些面部表情等肢体语言，告诉患者：我在认真听。等患者倾诉完，会让陪诊的亲属做以补充，然后详细解释病情，并表示理解患者的痛苦。这会迅速地拉进医

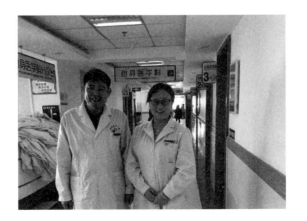

患间的距离，增加患者的治疗依从性。老师解释病情时，不会用非常专业的术语，常常以生活中的小事来打比方，这样患者更容易接受。当患者频频点头时，老师会不时地鼓励并给予肯定。所以，心病还需心药医，针对心理性疾病，中医治疗的药，不仅在药架上、经方中，而且在医者的智慧中，和善心里。

杯弓蛇影的故事，说明了暗示疗法可以打消疑虑，心病一除，身病自然痊愈，内经"惊者平之"也是这个道理。所以在与患者交谈中经常会有一些好的正面暗示，配合中药及针灸治疗，收到意想不到的效果。

心理治疗的目的，是帮助患者解除其思想苦闷，使患者能怡情自遣，心情舒畅，精神愉悦。早在《灵枢》中，对语言疏导疗法就提出了具体要求、方法和步骤。"人之情，莫不恶死乐生，告之以其败，语之以其善，导之以其所始，开之以其所苦，虽有无道之人，恶有不听者乎"。即充分调动和利用人恶死而乐生的心态和康复抗病的内在积极因素，促进心身康复。治疗中要倾听患者的诉说，理解、同情、安慰患者。劝解其消除恐惧心理，科学解释，使其正确认识和对待疾病，帮助患者树立战胜疾病的信心。同时，叶天士在《临证指南医案》中亦指出，郁证全在病者能移情易性，也是强调了心理在临床治疗中的重要意义。

（安洪泽）

第四节　张捷老师的五件武器

每周二跟师学习，每次走进诊室，老师都早早地在沙发上给患者诊病。可能是因为学科的原因，需要和患者长时间沟通，老师总是习惯每天7点出诊，也因为疫情原因，由诊室外的诊桌移到诊室内屋的沙发上，这样看起来不像在看病，反而更像是拉家常。而老师接待每一个患者，都是拉家常似的亲切地问候。

倾听患者的叙说，并时不时进行引导。从倾听、理解、鼓励、解释，到做出诊疗，一切都进行得那么井然有序。当遇到情绪激动或不配合治疗的精神疾患时，多以微笑来回答。等患者安静下来，老师经常说的一句话就是，您现在有不舒服，需要我的帮助，来共同战胜疾病这个敌人，就像战士打仗需要枪械子弹，而我要帮助你，只有两种武器，一个是药物，一个是针灸……

其实老师何止两种武器？她精通心理疏导，是一名高级心理治疗师。老师的心身医学团队实力雄厚，包括心理 CT，抑郁、焦虑及 moca 等评分量表，以及读书会、患教会、心灵之约网上平台、针灸治疗室等。每一项诊疗活动，都体现了老师及团队高超的技术和大医的境界。

每周三早上 8 点前，老师要亲自为心身疾病患者进行针灸治疗。常选仰卧位和俯卧位两组穴位，如百会、印堂、四神聪、风池、合谷、内关、中脘。或者五脏俞、神道、三阴交、委中、太冲等加减。两组穴位交替使用，或予电针或予快针或针后走罐，并随症施治。每周针 4 次。以达到交通阴阳、调理气血，疏肝利胆，化痰开窍，标本兼治，共奏解郁安神之功。

针刺、中药协同应用可多层次、多靶点地作用于心身疾病的病因病理，与单纯西药相比，能减轻西药不良反应，易被患者接受，效果也较好，尤其对一些多次反复发作，病情迁延的患者效果更好。《丹溪心法·六郁》中明确了郁病的病因病机："气血冲和，百病不生，一有怫郁，诸病生焉，故人身诸病多生于郁。"而郁病多见于各种心身疾病，结合现代生活节奏、人际关系、社会交往等诸多因素。或所欲不遂，或情志失常，常出现肝郁气滞之症，所以，治郁当先以顺气为先，老师深谙此法，临床多以疏肝解郁为法，兼养心、镇心、清心诸法。老师重视脾胃后天，认为肝郁乘脾，故以疏肝解郁、养血健脾、安神定志或潜镇安神作为郁病的基本治则。临床常用丹栀逍遥散、酸枣仁汤、百合地黄汤等，并随症加减。

对于严重失眠、焦虑、抑郁、躯体障碍、双相、精分等不同患者，老师总是先以西药治疗，以快速缓解症状，提高患者的治疗依从性。对西药的不良反应及适应证的掌握，如数家珍，并告诫患者一定按时复诊，遵医嘱用药，不能突然停药。比如黛力新是基层治疗抑郁症的常用药，我也经常使用，但是对停药的方法掌握得不好，老师说要逐渐减量，从每天2次改为每天1次，到隔天1次，这样才不会引起病情的波动。

拜师仪式上，我站在老师面前，以及献花、敬茶时，老师都会双手合十，微笑致意。后来诊余聊天时，才知道老师信奉佛教。从对患者心理疏导中可以看出，她总是多一些人文关怀，从佛的角度阐释人生轮回、生死，并鼓励患者多看看佛学的书籍，比如

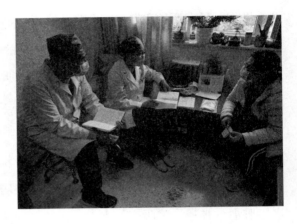

对于焦虑恐惧，害怕死亡的患者，推荐《西藏生死之书》《相约星期二》。老师时常告诫我，要根据患者对疾病的态度和认知，移情与反移情，做到慈悲不沾身。回想近期接待的失眠抑郁患者，似乎找到更好的疏导方法。

（安洪泽）

第五节　中医岂是"慢郎中"

中医，被大多数人认为是慢郎中，其中不乏中医从业人士，也包括中医科班出身的我。在大内科病房工作数年，接触到各色急危重症，本能地认为，甚至把它当作一种治疗的信念，即急危重症用西医，再加中医辅助疗效，双管齐下，中西结合疗效更好。这种思想竟在我的潜意识中扎根安家。而本次的学习，

师承医腋集

自第一堂课开始，这种思想便逐渐开始动摇，一直到被颠覆。听取国医大师及其高徒、各大学院、医院中医前辈的经验分享，中医是"慢郎中"的思想早已被摧毁，中医，既不是只能治慢性病，也不是起效慢。

在网络中，键入这个话题，大多都是讲针灸急救有多神奇，是的，我也相当同意这种说法，更有高老师的亲身经历，据高老师分享，其外出开会乘火车归途中，遇一幼儿癫痫首次急性发作，现场一片混乱，急需专业人士救治，在没有注射器、没有针灸针、没有输液器、没有消毒设备的情况下，仅凭借一枚小小的胸针，十宣穴放血交通阴阳，数秒钟之间，令已失去意识的患儿恢复清醒，并未并发严重后果。"我不说西医是否有更神奇更有效的办法，但中医在此次围观者的欢呼声中，用事实证明了中医岂是慢郎中"，高老师自豪甚至骄傲的神情深深触动了我。

李士懋老先生 20 年前即有一个医案：一孕妇，孕 3 个月剧烈妊娠呕吐，恶闻食臭，饮食锐减，人渐消瘦，输液达半个月，呕吐未见减轻。李老辨证胎热上攻，胃气上逆之呕吐，方用连苏饮，黄连 3g、苏叶 2g，3 剂，捣碎，开水冲泡代茶饮，小口频服，服后即吐，吐后继服，1 天，仅用 1 天，剧吐减轻大半，3 剂尽吐止。中医岂是"慢郎中"。

又有 67 岁女性，3 天前心肌梗死合并心源性休克，西医全力抢救 3 天无好转，血压 20 ~ 40/0 ~ 20mmHg，静脉给药困难，间断肌内注射中枢兴奋剂续命，亲人齐聚，寿衣备于床头，以待时日。请中医会诊，刻下症：喘促气难连续，倚背端坐，张口抬肩，大汗淋漓，头面如洗，面赤如妆，浮艳无根，阴脉大而尺脉欲绝，舌光绛无苔干敛。李老辨为脱证，阴竭于下，阳越于上，以山茱萸 45g 检净核，浓煎频服，下午 15 时开始进药，21 时血压 90/40mmHg，喘势见敛，连续 2 天，共进山茱萸 150g，阳脉见敛，尺脉略复，喘促大减，血压110/70mmHg，改瓜蒌薤白半夏汤加丹参、赤芍、白芍活血化瘀、化痰宣痹，8 天，症减，加葶苈子、大枣 1 剂胸中豁然开朗，再剂症消，后调理月余，活人矣。亦有 57 岁男性肝癌术后，高热月余，抗生素无效，中医辨证论治，阴盛格阳，桂附八味丸3天热减。

更有裴永清老前辈治8岁男孩颅骨浸润性嗜酸性细胞肉芽肿，用普济消毒饮合升降散加减化裁，8个月痊愈。刘建设教授治疗63岁胃癌肝转移，门静脉癌栓形成患者，西医依然放弃，刘教授详细辨证论治，用辛开苦降之半夏泻心汤加减2年余，患者症状全消，精神矍铄，癌肿痊愈，对西医来说，可谓传奇。

太多太多实实在在的病案一一摆在眼前，就像西医的科研数据一样，让我对中医深信不疑，中医岂是"慢郎中"，只要辨证准确，无一不有效果。

（杨晓雨）

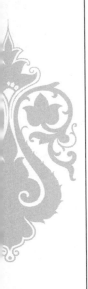
师承医腋集

第六节　抑郁浅谈

不知是社会压力大了，还是精神脆弱了，抑或是信息太发达了，不然就是自动排解这种毒素的酶被温室效应退化了，归罪于抑郁引起的血淋淋的案例充斥着大街小巷，那概率不亚于夜晚灯光下，蜘蛛网中端坐，触网者频频。其实，面对这样一个人群，虽然生活在阳光下，但炙热的阳光却照不到他的心里，长期受潮的心里，会逐渐锈迹斑驳，斑驳的支架又怎么能支起那块被血栓堵塞的血管，此路不通啊。

所以，不要去随意揣测他们，你能看到的都是他最表面、最浅显的遭遇，如果一味地去责怪他，那就是我们的无知和傲慢。就如同很多学生跳楼自杀事件，教育不过是其中一个方面，可能有的人因为家庭，有的人因为校园暴力，有的人因为学习，还有很多其他原因，具体是什么只有当事人才知道，不可一味归咎于某一方面，我们不能只看到压死骆驼的最后一根稻草。

生活中，谁是更需要帮助的人，发现苗头太难了，尤其是失去生活勇气的人，包括他自己都不知发生了什么，找不到痛苦的真正原因，死亡的郁结越收越紧。毕竟每个人的心理承受能力都不一样，有可能你认为无所谓的事，在别人看来可能是天塌了。一般真正抑郁的人不会说出来，比如活泼可爱的憨豆先生，疲于

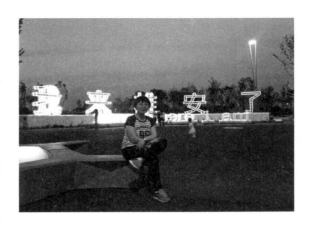

工作的我的偶像崔先生，比如 10 月 13 日大连理工大学离去的研究生，他的遗书居然是那么幽默调侃，但仔细分析，自我否定、逃避现实、失望无助、自我封闭等危险因素充斥全篇，直到要离开才第一次倾诉了许多。看了之后我说不上内心是一种什么感觉，只有心疼地泪水盈眶：同学，好好休息吧。

抑郁，何方"妖怪"？中医讲，抑郁就是神弱气虚，说白了就是没底。产妇没有被关心的底气，学生没有自我认可的底气，破产老板没有重生的底气，失恋者没有再燃的底气，还有一些人总沉浸在以往的悔恨中……那么关键问题来了：如何斩妖"除怪"？自救！大胆承认它，积极治疗它。在此我插播一条广告：如果你总感觉不快乐或者知道自己是假装开朗的人，不妨找我院中医匠人安洪泽大师聊聊。

抑郁绝不是与生俱来，它与社会的人、物、学习、工作、情感等都有关系，就像潜伏的菌丝，不知道会在哪个环节发酵。找到他们离去的原因，并且不再有人因为那些原因选择离开才是解决的方法。那我们需要做点什么？很简单，每时每刻都挥洒自己的爱心、耐心和真诚吧，管理好自己，也照顾好他人，让抑郁远离每一个热爱生活的人，让每一个热爱生活的人都拥有一颗强大的心、健康的心。

（朱海燕）

第七节　浅议用药如用兵

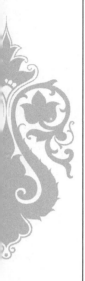

　　自跟师至今已有两年时间，在老师不断的鞭策和鼓励下，我才真正了解中医。认识到中医基础和中医经典的重要性，经典条文的背诵成为临床跟诊的一大阻力，也包括中医四诊、中药方剂的运用等。俗话说医药不分家，即便临床诊断能力再强，用药斟酌不佳，也会差之毫厘，谬以千里。所以说用药如点兵，处方如布阵，一味中药就是我们手中一个兵。

　　中药学是我们的祖先在长期医疗实践中积累起来的，是我国古代优秀文化遗产的重要组成部分。古有神农尝百草，近有闻名遐迩的频湖山人李时珍，他四处采集药物标本和处方，并拜渔人、樵夫、药工、捕蛇者为师，参考历代医药书籍，"考古证今、穷究物理"，记录上千万字札记，弄清许多疑难问题，历经 27 个寒暑，三易其稿，完成了巨著《本草纲目》。从汉代的《神农本草经》到南北朝陶弘景的《本草经集注》，到唐代的《新修本草》，再到《本草拾遗》《证类本草》等一系列的中药著作，无一不彰显着中药的重要性以及历代医家对中药的重视程度，他们对中药的四气五味、升降浮沉、归经及毒性进行了反复的验证和研究，为后世医家在临证用药上提供了理论依据和用药基础。

　　医家治病，有如兵家打仗，用药用兵，均同此理。《黄帝内经》将兵法与针灸相联系，兵法曰"无迎逢逢之气，无击堂堂之阵"，《刺法》曰"无刺熇熇之热，无刺漉漉之汗"；明朝名医张景岳，按照"兵法"模式，将药方排列出《古方八阵》《新方八阵》；清代徐大椿在《医学源流论》中曾经深刻解读了"用药如用兵"的理念。他认为，即使是甘草、人参，滥用、误用也会给身体带来危害，补药也可能成为毒药，所以建立军队是为了驱除强暴的敌人，不得已才能兴兵；设置药物是为了治疗疾病，也只有在需要的时候才能运用，故用药与用兵同理。后世诸多名医大家尽能把握此用药之道。

　　所谓一味中药一个兵，一味味中药就好比一个个个性鲜明的战士，有人温婉有人凌厉，有人轻浮有人稳重，有人高冷有人热情，有人活泼开朗有人沉默寡言。而遣方开药就好比点兵布阵时依照每个人的专长将其放在适合的哨点一样，我们需要根据每一味中药的性味归经、四气五味进行排列组方。《伤寒论》中著名的桂枝汤方，仅仅五味药，却结构严密，疗效显著。方中桂枝和白芍的等量配伍，有三重作用：一是营卫同治，邪正兼顾；二是相辅相成；三是相制相成，散中有收，汗中寓补。再有炙甘草，既可合桂枝辛甘化阳以实卫，又可合芍药酸甘化阴以和营，功兼佐使之用，将一味药的作用发挥到了极致，功尽其用。除此之外，我们在处方用药时要认真分析病情且灵活变通，看病情是急是缓，病邪是强是弱，根据疾病的状况不同，处方用药也不尽相同。在中医治疗法则中有许多饶有特点的方法，比如提壶揭盖法、逆流挽舟法，就如同点兵布阵，以巧取胜。

　　经方不传之秘在于量。正如名中医路志正所言："药不在多而在精，量不在大而在恰中病机，要抓主证。"许多名医之所以成为名医就是因为他们可以用精简的处方解决患者的疾病困扰，用量不一定大，配比却十分讲究，这也是我们跟师过程中需要学习的一个重要内容。比如桂枝加桂汤证是完美地解释了这一点。在方药的配伍上，此方药物与桂枝汤完全一样，仅仅是君药桂枝的剂量上有所区别，功效便可发生巨大的变化。另外，不同的剂量，药物的功效也不尽相同，比如柴胡，解表退热用量宜大，一般在 15 克以上；而用于疏肝理气，一般在 10 克左右；用于升举、举陷用量在 5 克左右，由此可见，药量的变化可能决定了整个处方的治疗方向。此谓用药如用兵，药量必依证。

　　兵者，国之大事，死生之地，存亡之道，不可不察也。中药之于处方，亦如此也。

（牛会颖）

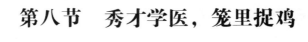

第八节　秀才学医，笼里捉鸡

　　古时儒生，从小便接受传统文化教育，熟读四书五经，形成了阴阳五行、天人合一的思维，倘若专研医道，对于中医体系便能纵横捭阖；现代学子，虽然通过多种途径学习各种科学文化知识，思维也较古人开放，却远不及古人文化底蕴之深。中医文化从古绵延至今，其内涵深深根植于中华传统文化的沃土之中，想要真正窥探中医奥妙，学习中医经典著作必不可少。

　　国医大师李士懋教授认为，中医经典是中医之本，是取之不尽的源泉。历代医家，没有哪一位不是熟读经典；哈荔田先生曾说："《内经》为中医理论之渊薮，为医不读《内经》，则学无根本，基础不固"；岳美中教授曾在著作中提到，学习中医的经验是"早背读，积资料，晚下笔"。岳老体会到，年龄较大，领悟力越强，但记忆力会逐渐下降。因此，他主张早背诵经典。他本人也是白天刀匕壶囊，夜间黄卷青灯，终成大家。由此看来，今天的我们想要继承中医文化，深研中医之道，不仅要细致学习现代医学科技知识，还必须勤奋钻研中国传统文化，研读中医经典著作。"秀才学医，笼里捉鸡"就是这个道理，有了传统文化和中医经典作保障，便能融会贯通，守正创新。

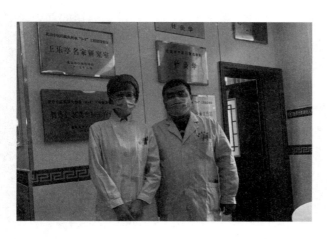

　　不知不觉，我涉入医门已逾9个春秋。从2013年进入河北中医学院学习，到现在独立承担门诊工作，已由那个一头雾水的中医

小白，成长为一名康复科医师。在这期间，有幸先后师从我院朱山坡主任医师、北京中医医院李彬主任医师，侍立于侧。他们时常教导我，针灸理论源于《黄帝内经》等中医经典医籍，几千年来用古老的智慧护佑着华夏子孙。在跟师学习过程中，常见师傅施术时心神合一，从容不迫，辨证施针，信手拈来，心中了了，指下明明，针到病去。这是长期临床经验的积累，更得益于常年地温习经典。朱山坡主任医师多年来，坚持摘抄经典，研读针灸古籍。《内经》中的十二经络、病机十九条等原文随口而出。要求学生熟读中医经典，多参与经方讲座；李彬主任更是将《伤寒杂病论》放在案头，一有时间便反复研读，针药结合，效如桴鼓。在他们的影响下，我又将大学教材《医古文》《内经选读》《针灸医籍选》等重新学习，获益良多。

"传道授业解疑惑，跟师临证重经典"，这是我对跟师的个人理解。中医不同于其他学科，每个人对医学都有不同的见解，各成一家，但这些见解无不发轫于中医经典著作。《黄帝内经》《伤寒杂病论》《金匮要略》《温病学》这四部经典仍是指导后世医者遣方用药、行针施术之根本，是后世医学之"模版"。不予掌握，则为无源之水，无根之木，不可长久。探流溯源才能洞察本质，重视经典方能发展创新。

（高 山）

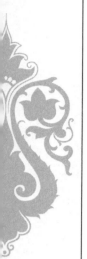

第四章 论文篇

第一节 化湿解毒通络汤治疗缺血性脑卒中 120 例疗效观察

缺血性脑卒中（ischemic stroke）是以猝然昏仆、不省人事或突然发生口眼㖞斜、半身不遂、舌强语謇为主要特征的疾病，其发病较为突然，进展较快，病程较短，几小时至几天达到高峰，如失治误治可导致严重的功能障碍，占所有类型卒中的 85% 左右[1]，是严重危害人类健康的常见病、多发病。我院应用中医中药自辟新路，摒弃缺血性脑卒中的传统辨证分型，开创性地从湿、热、郁病因辨证，从源而治辨证求因，运用化湿解毒开郁法，自拟化湿解毒通络汤治疗湿热郁阻型缺血性脑卒中，取得满意的疗效，现报告如下。

一、临床资料

1. 一般资料

选取本院确诊的中医辨证为湿热郁阻型缺血性脑卒中住院患者 240 例，随机分为两组，每组各 120 例，治疗组男 62 例，女 58 例，年龄 40～76 岁，平均年龄（57.6±0.8）岁，病程最短 0.5 小时，最长 31 小时，平均（8.1±2.3）小时。参照《中风病诊断与疗效评定标准》[2]根据患者神识、语言、面瘫、眼征、上肢瘫、指瘫、下肢瘫、趾瘫及其他证候进行评分，各项评分相加为证候评分分度标准。

证候评分：轻度证候 1 ~ 13 分的 56 例，中度证候 14 ~ 26 分的 39 例，重度证候＞27 分的 25 例。对照组男 61 例，女 59 例，年龄 41 ~ 77 岁，平均年龄（56.8 ± 0.9）岁，病程最短 0.5 小时，最长 30 小时，平均（8.0 ± 2.2）小时。轻度证候的 55 例；中度证候的 40 例，重度证候的 25 例。经统计学处理差异无显著性意义（$P > 0.05$），具有可比性。

2. 诊断标准

（1）中医诊断：以《中风病诊断与疗效评定标准》的诊断为依据，通过四诊辨证，病因为湿热郁阻所致，并根据化湿解毒通络汤方的处方组成和功能主治入选病例，即表现为猝然昏仆，不省人事，或突然发生口眼㖞斜，半身不遂，舌强语謇，恶心、呕吐，头痛，肢体麻木，形体偏胖，舌红，舌苔白腻或黄腻，脉弦滑等为特征。

（2）西医诊断：参照 1995 年全国脑血管病学术会议修订的各类脑血管病诊断要点中的"动脉粥样硬化缺血性脑梗死诊断要点"[3]①常于安静中发病；②大多数发病时有预兆性脑缺血症状，可伴有或无头疼和呕吐；③起病较急，呈阶段性进展，发病后意识清楚或轻度障碍，其症状表现与脑缺血部位功能范围相一致；④伴有颈内动脉系统和（或）椎 – 基底动脉系统的症状和体征；⑤均经 CT 或 MRI 检查符合脑缺血诊断。

3. 纳入标准

符合上述标准的患者，发病时间 0.5 ~ 31 小时。发病年龄 40 ~ 77 岁，中医辨证为湿热郁阻型缺血性脑卒中患者。并排除急性严重昏迷、脑出血、脑肿瘤、高血压未有效控制及有其他出血倾向者。

4. 治疗方法

对照组采用《中国缺血性脑卒中诊疗指南 2010》[4]为标准，给予常规西医治疗，包括：脱水降颅压防治脑水肿、调整血压、降血糖、调血脂、抗凝、血液稀释、清除自由基、营养脑细胞、扩张血管、改善脑血管微循环等措施。治疗组在对照组常规治疗的基础上应用化湿解毒通络汤，药物组成有陈皮 15g，

半夏 15g，甘草 15g，黄连 15g，枳实 15g，竹茹 15g，胆南星 15g，红花 15g，桃仁 15g，杏仁 15g，茯苓 30g，鸡血藤 30g，薏苡仁 30g，金银花藤 20g，元参 15g。随症加减，意识障碍严重者加石菖蒲 10g、郁金 10g；便秘者加熟大黄 10g；呕血者加白及 20g、三七粉 3g。每日 1 剂，用水煎煮 2 次后混合，分 2 次服用，连续用药 14 天。

5．观察指标

两组患者分别治疗 14 天后，观察并记录两组患者治疗前后 2 次的临床疗效、症状改善及中医证候评分情况。

6．疗效标准

临床疗效参照《中风病诊断与疗效评定标准》。基本恢复：中医临床症状和体征消失或基本消失，证候积分减少 ≥ 81%；显效：中医临床症状和体征明显改善，证候积分减少 56% ~ 80%；有效：中医临床症状和体征均有好转，证候积分减少 11% ~ 55%；无效：中医临床症状和体征无明显改善，证候积分减少 < 11%。以治疗前与治疗后评分百分数折算法，［（治疗前积分－治疗后积分）/治疗前积分］× 100%，以百分数表示。

统计学处理：所有数据均采用统计学软件 SPSS13.0 进行统计学分析，计量资料采用 t 检验，计数资料采用 c^2 检验，$P < 0.05$ 为有统计学意义。

7．治疗结果

两组患者临床疗效比较：治疗组总有效率为 97.50%，对照组总有效率为 86.67%。两组比较有显著性差异（$P < 0.05$），见表 4-1。中医证候积分比较：治疗后两组中医证候积分均较治疗前降低，治疗组降低更明显，治疗组治疗后中医证候积分显著低于对照组（$P < 0.05$），见表 4-2。

表 4-1　治疗组和对照组治疗后临床疗效比较（n%）

组别	n	基本恢复（%）	显效（%）	有效（%）	无效（%）	总有效率（%）
治疗组	120	29（24.16）	53（44.16）	35（29.16）	3（2.50）	97.50[△]
对照组	120	17（14.16）	39（32.50）	48（40.00）	16（13.33）	86.67

注：与对照组比较 △$P < 0.05$。

表 4-2　治疗组和对照组治疗后证候评分比较（$\bar{x} \pm s$）

组别	n	治疗前	治疗后
治疗组	120	27.26 ± 7.54	12.28 ± 3.84$^{\triangle}$
对照组	120	26.87 ± 7.28	18.31 ± 4.58

注：与对照组比较 $\triangle P < 0.05$。

二、讨论

缺血性脑卒中属于祖国医学的"中风"范畴。前人多以虚、火、风、痰、气、血六端辨证论治，目前鲜有从湿、热、郁论治的报道。笔者认为本病与脾、肝、肾关系最为密切，其病因与湿、热、郁密切相关。其发病机制为[5]：今人过食肥甘，饮食不节，或劳倦伤脾，脾失健运，脾气郁结，运化水湿功能受到影响，水湿内停凝而为痰浊，痰湿郁阻，郁久化热，热聚成毒，滞留脉络内外黏缠难解，气血运行失常，血液瘀滞，痰瘀互结，致脉络不畅。痰来自津，瘀本乎血，而精血同源，故痰瘀同病同源又相互转化，化热化毒上犯于脑，清阳不展，蒙蔽清窍，流窜经络，脉络瘀阻。抑或肾阳虚衰，致阴阳失调，或肝阳素旺，暴怒伤肝，肝阳暴动，引发心火，风火相煽，气热郁逆，气血并走于上则心神昏冒，情志不遂，愤懑恼怒，肝失条达，气机不畅，又气为血之帅，气行则血行，气滞则血行不畅，凝聚成痰，痰气互结于经络。气郁、血瘀、痰浊互为因果，交互为病。元·王安道在《医经溯洄集·五郁论》中说："风病之起也，多由乎郁，郁者滞而不通之义。"明代医家王纶曾说"盖气、血、痰、三病多有兼郁者，或郁久而生病或病久而生郁或诸药杂乱而成郁"。所以湿（痰）、热（毒）、郁三者始终贯穿于缺血性脑卒中的过程，是本病的主要病理因素，痰热化毒是其病理过程，郁而化热对缺血性脑卒中的发生具有催化作用。从湿、热、郁病因着手辨证，施以化湿解毒开郁法，应用自拟化湿解毒通络汤治疗。

化湿解毒通络汤基本方由黄连温胆汤、三仁汤和四妙勇安汤合方组成。黄连温胆汤出自清·陆廷，具有清热燥湿、理气化痰、健运脾胃的功效。清·张秉成在《成方便读》中说"胆为木甲，其象应春，今胆虚不能遂，其生长发陈之令，于是得木而达者，因木郁而不达矣，土不达则痰涎易生，痰为百病之母，所虚之处即受邪之处，黄连温胆汤亦以胆胃甲木，常欲其得春气温和之意耳"。方中黄连清热泻火，燥湿，解毒，清中焦湿热，使湿祛则痰无以生。半夏降逆和胃，燥湿化痰。枳实行气化痰消痞，使痰随气下。陈皮理气兼燥湿。茯苓健脾渗湿，安神定志。竹茹、胆南星清热兼去经络之痰。四妙勇安汤具有解毒、滋阴、活血、通络功效，可以促进新生血管的生成和缺血损伤组织的修复，具有扩张血管、缓解血管痉挛作用[6]。三仁汤宣畅气机，清热利湿，宣上畅中，渗下，使湿热之邪从三焦分消，调畅三焦气机。桃仁、红花活血化瘀。金银花藤、鸡血藤补血活血通络。纵观全方，诸药合用健脾燥湿，清热化痰，解毒通络，开窍醒神，活血化瘀。使湿祛、热清、郁解，经通络畅。

临床观察与实验研究显示：黄连温胆汤可通过降低脑脊液中白蛋白的含量来降低 BBB 指数，改善血脑屏障的通透性，减轻脑水肿，从而起到脑保护的作用[7]。药理研究表明，陈皮、黄连有直接扩张血管，增加血流量

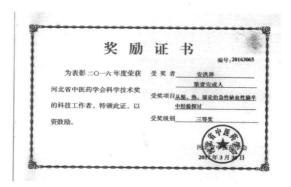

的作用。其含有的黄酮[8]类成分有抗坏血作用，是维生素 C 的 10 倍，动物实验已证明其可防治脑血栓形成，是一种很强的抗氧化剂，还可以改善脑血液循环，降低胆固醇，黄酮中的 PAF 抗凝因子大大降低了脑血管疾病的发病率，还对糖尿病引起的毛细血管脆化有软化效果，对改善脑缺血起到了关键作用，与中医的化湿解毒开郁法有异曲同工之效。临床实践证明，自拟化湿解毒通络汤治疗湿热瘀阻型缺血性脑卒中效果显著，不仅是传统辨证分型的补充和提高，也是湿、热、郁辨证理论的延伸和发展，是一种行之有效的好方法，值得临床推广。

师承医腋集

参考文献

[1] 龙娜. 黄连温胆汤加味配合西药治疗痰热腑实证缺血性中风病 80 例 [J]. 陕西中医杂志，2014，35（10）：1276-1278.

[2] 国家中医药管理局脑病急症协作组. 中风病诊断与疗效评定标准 [S]. 北京中医药大学学报，1996，19（1）：55-56.

[3] 中华神经科学会. 各类脑血管病诊断要点 [J]. 中华神经科杂志，1996，29（6）：379.

[4] 中华医学会神经病学分会脑血管病学组急性缺血性脑卒中诊断指南撰写组. 中国急性缺血性脑卒中诊疗指南 [J]. 中华神经外科杂志，2010，43（2）：146-153.

[5] 安洪泽，张景岳，陈旭梅，等. 从湿、热、郁论治胸痹探讨. 新中医，2010，12（42）：5-6.

[6] 方宇辉. 金银冠心口服液对异丙肾上腺素诱发小鼠急性心肌缺血的影响 [J]. 中国临床康复，2006，10（7）：61.

[7] 邹忆怀. 王永炎教授运用化痰通腑治疗急性期中风的经验探讨 [J]. 北京中医药大学学报，1999，22（4）：68.

[8] 吴立军. 中药化学 [M]. 北京：中国医药科技出版社，2014：384-414.

本文为河北省中医药管理局 2014 年度科研课题论文，刊发在《中医研究》2015 年第 7 期，并获河北省中医药学会科学技术三等奖

（安洪泽　孟亚军　刘士刚　槐　瑾　张志良）

第二节　柴胡疏肝散加减治疗胆心综合征38例

胆心综合征是胆道系统疾病（胆囊炎、胆结石）等，通过神经反射引起冠状动脉收缩，导致冠状动脉供血不足，而引起心绞痛、心律不齐，甚至心肌梗死等症状的临床综合征。据报道，胆心综合征的发生率2%～5%、25%～95%不等，而误诊率高达51.1%[1]。本病属于中医的"心腹痛""心胁疼"等范畴，自2008年8月至2010年8月，我院以柴胡疏肝散加减治疗胆心综合征38例，取得满意的疗效，现报告如下：

一、一般资料

38例患者中，男20例，女18例；年龄最小17岁，最大66岁，平均34.8岁。窦性心动过速者25例，占65.7%；T波改变者34例，占89.4%；ST-T段异常改变者21例，占55.2%。胆囊炎引起者28例，占73.6%；胆石症引起者10例，占26.4%。全部病例均排除原发性心脏疾病和其他疾患引起的心脏疾病。

二、治疗方法

治疗原则以疏肝利胆、化湿行气、宽胸通脉为法。方用柴胡舒肝散加减：柴胡10g，黄芩15g，半夏10g，郁金15g，香附10g，制大黄10g，丹参15g，枳实10g，赤芍10g，炒白芍10g，川楝子15g，延胡索20g，砂仁10g，金钱草20g。伴胆囊炎者加蒲公英30g、败酱草30g。伴有胆结石者，加海金沙20g、鸡内金30g、威灵仙20g。每日1剂，水煎服。感染严重时用氧氟沙星100mL静脉滴注，每日2次，疼痛消失3天后停药。治疗20天为1个疗程，1个疗程后统计结果。

三、诊断标准 [2] 56

有明确胆石症病史、症状如胸胁不适或呕恶，同时伴有不同程度的心慌或心前区不适、胸闷等，查体莫菲征（＋）。血常规：白细胞计数 $> 10 \times 10^9/L$。腹部 B 超检查示：胆囊炎或胆结石。心电图表现：窦性心动过速或 T 波异常，部分导联心肌缺血等不同程度心肌损害。应用扩冠药治疗，疗效不明显。

四、疗效判定标准 [2] 56

治愈：治疗后临床症状消失，血常规复查白细胞计数恢复正常，胆囊 B 超：胆囊表面光滑，内部回声良好。好转：经治疗临床症状减轻，但时常复发，复查血常规及 B 超尚未完全恢复正常。无效：临床症状及复查血常规、胆囊 B 超示治疗前后无变化。

五、治疗结果

治愈 28 例（73.7％），好转 7 例（18.4％），无效 3 例（7.9％），总有效率为 92.1％。

六、典型病例

田某某，女，53 岁，2009 年 8 月 31 日初诊。患者形体肥胖，平素嗜食辛辣油腻。间断右上腹疼痛 10 年，多在劳累或吃油腻食物而诱发。曾多次诊为"急性胆囊炎、胆石症"。本次因饱餐后出现右上腹绞痛，疼痛放射到肩胛区，继而左胸部出现压榨性疼痛，向左前臂放射，阵发性加剧，伴恶心呕吐，烦躁不安。含服速效救心丸 10 粒后，痛未缓解。伴尿少便结，查其舌质红，苔黄微腻，脉促而弦。查体：莫菲征阳性。血常规：白细胞计数 $12.9 \times 10^9/L$，心电图示：窦性心律，ST–T 段心肌缺血改变，偶发室性期前收缩。诊为"胆心综合征"。此证为肝胆郁热、心脉闭阻。治宜疏肝利胆，化湿行气，宽胸通脉。方以柴胡疏

第四章 论文篇

肝散化裁治之，药用：柴胡 10g，黄芩 15g，半夏 10g，郁金 15g，香附 10g，制大黄 10g，丹参 15g，枳实 10g，赤、白芍各 10g，川楝子 15g，延胡索 20g，砂仁 10g，海金砂 20g，金钱草 30g，鸡内金 20g。水煎服。嘱畅情志，清淡饮食。同时给予抗菌消炎补液。3 天后痛减，1 周后疼痛基本消失，复查血常规、心电图正常。拟原方加减调理半个月，病情日趋稳定。继以胆石通片善后调理。随访 1 年未大发。

七、体会

现代医学认为，胆心综合征的病理机制与胸脊神经交叉反射作用、腹部迷走神经调节以及胆囊感染、休克、电解质紊乱等有关[4]。《灵枢·经脉》篇云："胆足少阳之脉……以下胸中，贯膈……循胁里……其直者，从缺盆下腋，循胸，过季胁……"明确指出胆、心两经之脉是交互联系的。祖国医学认为，饮食不节、情志不畅是其主要病因。过食肥甘，湿热内生，肝胆湿热，可致痰火上攻，扰及心君。心之气血阴阳不足，心火亢盛，亦可致胆道疏降失常，故生理上也相互影响[4]；或胆系郁热，循经上扰，而胆心绞痛俱作；或因情志不调，肝胆疏泄失常，郁结不解，由气及血，气血闭阻，胸阳不振则发为心痛。故《诸病源候论·心腹痛候》云："心腹痛者，脏腑虚弱……邪气发作，与正气相击，上冲于心则心痛，下攻于腹则腹痛，上下相攻，故心腹绞痛，气不得息。"根据"肝（胆）气通则心气和"的论述，宜"心胆同治"。治疗以疏肝利胆、化湿行气、宽胸通脉为法，方中柴胡、枳实同用一升一降，疏肝理气，以达郁邪；白芍养肝敛阴，和胃止痛，与柴胡相伍一散一收，调理气机；半夏燥湿化痰，降逆止呕；香附、郁金疏肝解郁止痛；白芍、甘草配伍缓急止痛；大黄、黄芩通便泄热、利湿解毒；海金砂、金钱草、鸡内金利胆排石；金铃子散疏肝泄热，合丹参、赤芍活血止痛以治其标急。诸药合用，调畅胆心气机，湿热除，脉自通而病自痊。

参考文献

[1] 吴小平 . 胆心综合征 [J]. 中国实用内科杂志，2007，27（8）：575.

[2] 李远重 . 胆心综合征诊断与治疗探讨 [J]. 临床荟萃，1986，23（6）.

[3] 林晓峰 . 胆心综合征辨证论治浅识 [J]. 中医研究，2004，2（17）：44.

[4] 徐立然 . 胆心综合征的中医治疗现状概述 [J]. 中国中西医结合急救杂志，2000，9（7）：314–315.

本文刊发于《中医药导报》2011 年第 17 卷第 5 期

（安洪泽）

第三节　从肺论治顽固性呃逆一得

第四章 论文篇

刘某，女，36 岁，2010 年 11 月 5 日初诊。反复发作性呃逆 6 个月，始由郁怒而发，伴胸闷短气，嗳气频作，两胁胀满，继则脘腹隐痛，泛泛欲呕，口苦，食欲不振。曾查胃镜，诊断为浅表性胃炎。迭经中西药物，医以温中降逆、解郁化痰诸法。予旋覆代赭汤、丁香柿蒂汤、逍遥散等治疗，初服可以显效，继则症状如前，反复发作，痛苦异常，终日呃声不止，不能自制。刻诊：形体肥胖，呃逆嗳气频作，声重而响，甚则憋气，张口抬肩，纳可，便调，夜寐安。查其舌质淡有齿痕，苔白腻，脉弦细。此中虚气滞，升降失常使然。治当从肺治胃，以宣畅气机、健脾理气之法。方用：杏仁 10g，苏梗 10g，桔梗 6g，炒莱菔子 12g，炙枇杷叶 3g，炒白术 20g，连翘 6g，旋覆花 10g，代赭石 10g。服 3 剂后，症减，诉时有便溏，原方加茯苓 30g、半夏 10g、陈皮 10g、甘草 10g。继服 3 剂，三诊时已无呃逆，时有嗳气，查齿痕舌已退，苔薄白，脉象弦。前法既效，再予 3 剂，呕逆得止，大便如常，病痊愈。

　　按语：呃逆是由诸多病因导致胃气动膈，气逆上冲，喉中呃呃连声，不能自制为主的病症。本证为郁怒起病，木强土弱，中气不足，土不生金。肺为气之主，肺失清肃，则一身之气皆滞，故凡治气者，皆当治肺。《素问·五脏生成》篇曰："诸气者，皆属于肺。"从肺治胃，旨在调整气机，使升降恒常，胃气自和。方中白术健脾护中，脾气得升，胃气下行之路亦畅；桔梗为升散之品，气机上逆者不得用之，然《医碥》云：盖欲升之，必先降之而后升也，欲降之，必先升之而后将也；杏仁下气开痹、疏利开通，破壅降逆，善开痹止喘，里气分之郁，与桔梗合用，一升一降，爕理气机；"枇杷叶，治肺胃之病，大都取其下气之功耳"（《本草纲目》）。气下则火降痰顺，而逆者不逆，呕者不呕；五脏相关，移皆有次，经云"六腑以通为用"，炒莱菔子通腑降浊旨在肃肺；苏梗能行气和中，宽胸利膈。旋覆花下气消痰；代赭石重镇降逆，能摄肺胃之逆气；因久病生郁，伏火内停，故以连翘清泄浮游之火，降肺而清郁火，《珍珠囊》谓之："去上焦诸热"；脾为后天之本，主中央而运四维，斡旋上下，中气调则生机旺，气血协调则邪自祛，"大气一转，其气乃散"。故二诊时加陈皮、茯苓、甘草补中脾健，使肺气宣肃正常，此为治本之道，并以半夏降逆止呕。诸药合用，宣上和中、升降并施，使全身气机条畅通达，肺降胃和，呃逆嗳气自止。

本文刊发于《江苏中医药》2011 年第 43 卷第 8 期

（安洪泽）

师承医腋集

第四节　范新发从湿、热、郁论治胸痹临床经验

范新发主任医师是河北省首届名中医、河北省第一、第三批老中医药专家学术经验继承工作指导老师，从事中医临床医疗、教学、科研工作 36 年，学验俱丰。在长期的医疗实践中，范老师认为胸痹（冠心病心绞痛）为本虚标实之疾，虚为心之气虚、血虚、阴虚、阳虚，可累及脾、肾；实为寒凝、气滞、痰浊、血瘀。近年来老师观察到因湿、热、郁所致病症有不断增加趋势，非常注重胸痹与湿、热、郁证的诊治，应用瓜蒌通脉汤，临证时根据湿、热、郁侧重加减治疗胸痹湿热郁阻型，取得满意的疗效。兹将其临床经验整理如下。

一、病因病机

冠心病心绞痛当属中医的胸痹、心痛、心悸等病症范畴，其病因除与心脏气血阴阳偏虚等有关，还与湿、热、郁等因素关系密切。总的病机为：痰湿瘀阻，郁久化热，热聚成毒，热毒犯心，心脉不通，胸阳不振。《医原》曰："湿微则物受其滋，甚则物被其腐，物如此，人可知矣。"现代人多属湿浊偏盛体质，其病因是嗜食肥甘，损伤脾胃，运化失司，湿邪内停，湿聚生痰。而痰源于津，瘀本乎血，津血同源，血中阴液渗于脉外则为津。津液凝聚均为痰，血液停滞皆为瘀。留于脉络内外黏缠难解，必然影响气血之运行；久则郁而蕴蒸，凝聚化热化毒，上犯心胸清旷之区，清阳不展，心之脉络痹阻，遂成心痛；或风寒之邪外侵，与内湿相合，既抑遏心阳，又使心络瘀滞而成胸痹心痛；或素体虚弱或久病体虚，或大剂清热苦寒败胃伤阳，温煦不足，气运乏力，胸阳不展，郁闭心脉致"胸痹""心痛"。岳美中认为："年高者，代谢失调，胸阳不振，津液不能蒸化，血行缓慢郁滞，易成痰浊、血瘀。"所以，"郁"在湿、痰、瘀、

毒的相互转化中起到催化作用。同时社会竞争日益激烈，忧思恼怒，所欲不遂，引起肝气郁结，疏泄失调，郁而化火，灼津为痰。致瘀血、痰浊等停滞脉中，三者互为因果，交互为病。故明代王纶说"盖气、血、痰三病多有兼郁者，或郁久而生病或病久而生郁或诸药杂乱而成郁"。

二、诊断思路与遣方用药

范新发主任认为在临床中要注重运用四诊合参、辨证求因、审因论治的精髓。在诊察中，尤其注意患者的舌脉表现及甲皱微循环的改变，并结合不同体质进行辨证施治。现代人体胖超重，其舌质紫暗，舌苔白腻或黄腻，舌脉迂曲，脉弦滑数。大多为痰湿郁热之证，在临床中把"湿毒互结"作为切入点，从痰湿、瘀血、郁热论治入手，同时注意使用通阳散结之品，阳气通，湿浊化，郁热清而诸症痊。主方以瓜蒌薤白桂枝汤、小陷胸汤、丹参饮、二陈汤、四妙勇安汤合方，并随症加减。瓜蒌涤痰散结，宽胸理气，条畅血脉，通达阳气，故能除胸中痰浊，散胸中瘀阻，薤白苦降辛散，辛散则助阳以行，苦降则涤痰散瘀，并下行通阳调气以除胀闷。两者涤痰之中能通阳，散瘀之中能通脉，走心窍而除痹痛，兼疗痰中有瘀，瘀中有痰之胸痹。薤白与枳实相伍，通达阳气，行气导滞，开胸痹，止疼痛。半夏辛开散结通阳化痰，降胸中痰浊，醒脾而运津，燥生痰之源，与瓜蒌相合以增涤痰之用。瓜蒌与黄连配伍清热涤痰，既防止痰瘀日久化热，又可佐制夏、薤之辛温，以防日久伤阴。桂枝虽温但无辛燥之弊，上以宣通心胸之阳，通脉散结，下以温化中下三焦之阳气，正如前贤所言"投以桂枝，犹如离照当空，阴霾自散"。丹参色赤入心经，养血活血，祛瘀止痛，凉血除烦安神；檀香辛散温通，行气止痛，解结气而除心痹；砂仁化湿行气，和中祛滞。二陈汤燥湿化痰，健脾化饮；四妙勇安汤本用于脱疽，与冠心病湿热郁阻证有共同的病机即热毒炽盛，血热壅滞，方中当归养血和血，玄参滋阴泻火凉血解毒，金银花、甘草解毒止痛，研究证实两者有抗炎、降低胆固醇水平的作用。唐容川《血证论》云："须知痰水之壅，由瘀血使然，血瘀积久，亦能化为痰水。"活血化瘀药能促进心脏侧支循环，改善心肌供血。诸药合用，胸阳宣，热毒解，瘀痰消，气畅心宽，胸痹诸症自除。失眠者加酸枣仁、柏子仁；胸痛重加延胡索、川楝子；痰热重，加大瓜蒌及川黄连用量，

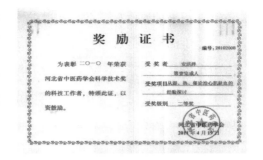

或加胆星、竹茹；瘀血偏重者，加川芎、桃仁、水蛭；久病气虚者加黄芪、太子参；兼心烦急躁者加丹皮、栀子、淡豆豉；兼头晕者加天麻、钩藤、菊花、葛根；胸满甚者加厚朴、降香；心脏超声示左室射血分数减低者，加葶苈子、桑白皮。范老师临证尤喜茜草，认为其清热凉血，改善微循环，用量应大于30g。对药物的剂量准确把握，如瓜蒌一味，痰热盛伴便秘者，用量可达30g，但若便溏则需减量。同时告诫患者忌食辛辣油腻，防止助湿生热，不利病情恢复。

三、典型病案

刘某，男，68岁，干部，于2008年12月22日初诊。主诉：间断心慌、胸闷10年加重5天。病史：患者10年前因劳累后出现心慌、胸闷，时发时止，每次持续数分钟，休息后缓解。曾在外院做冠脉造影示：左前降支狭窄＞60％。诊为"冠心病"，予"通心络胶囊、银杏叶片、消心痛（硝酸异山梨酯片）"等治疗可缓解。5天前因情绪波动，上述症状加重，左胸闷痛，每次持续约15分钟，4～6次/日，舌下含服"硝酸甘油"后缓解，伴口苦口黏，心烦、失眠，舌质暗，苔黄厚腻，脉弦滑。实验室检查：胆固醇7.2mmol/L，甘油三酯2.6mmol/L；心电图示：窦性心率，Ⅱ、Ⅲ、avF导联ST段压低0.06mv，T波低平。中医诊断：胸痹（痰湿内盛，胸阳闭阻，郁热扰心）；西医诊断：冠心病、心绞痛；高脂血症。治则：化痰清热解毒、活血理气通阳。方药：瓜蒌通脉汤加减。药用：瓜蒌30g，薤白10g，半夏10g，桂枝10g，黄连10g，金银花30g，当归10g，玄参20g，甘草6g，丹参30g，檀香6g，砂仁6g，葶苈子30g，桑白

皮 20g，茜草 20g，水蛭 2g，大枣 5 枚。5 剂后复诊，胸痛症状明显好转，心慌减轻，胸痛次数减少，每日 1 次，程度较前减轻，惟睡眠欠佳，心烦口干，舌苔转为白腻，该患者心病日久，精神抑郁，肝郁脾虚，湿邪仍存，故宜加入陈皮 10g、茯苓 20g、厚朴 10g、枳实 10g、降香 8g、栀子 10g、珍珠母 30g。连服 12 剂。三诊：胸痛症状进一步缓解，睡亦安，偶感心慌，舌质淡苔白，脉细小数。复查心电图明显改善，Ⅱ、Ⅲ、avF 导联 ST 段压低 0.03mv，T 波未见明显异常，原方加减用药月余而愈，随访半年未发。

四、体会

范老师认为，痰湿是津液不归正化的病理产物，热毒是湿热郁久的病理表现。湿（痰）、热（毒）、郁三者始终贯穿于胸痹的全过程。治疗应辨病与辨证相结合，重在辨证求因，宜通阳豁痰，解毒开郁。现代药理研究证实，除湿化痰药与活血化瘀药均可明显改善血脂紊乱状况，保护血管内皮细胞功能，能明显降低总胆固醇（TC）、甘油三酯（TG）水平，改善脂质代谢紊乱，从而抑制脂质在动脉壁上的沉积，抑制血小板聚集，阻止动脉粥样硬化的发生。丹参饮有扩冠、扩管、改善微循环、增强心功能的作用；对血液的"黏、聚、滞"的治疗效果明显。四妙勇安汤可以促进新生血管的生成和缺血损伤组织的修复，具有扩张血管、缓解血管痉挛的作用。诸药合用，使患者临床症状、体征和心电图得以改善。临床观察证明：范老师提出的胸痹"化湿解毒开郁"在冠心病的诊治中具有重要的临床指导意义。湿、热、郁以其本身独特的特点形成了湿热郁阻型冠心病，是以往盛行的活血化瘀、痰瘀同治法治疗冠心病的延伸和突破。补充经典证型之不足，填补了化痰清热解毒、活血理气通阳法治疗胸痹的空白。

本文为河北省中医药管理局 2009 年度科研课题论文，刊发在《河北中医》2009 年第 12 期，并获河北省中医药学会科学技术二等奖

（安洪泽）

师承医腋集

第五节　范新发从湿、热、郁论治心病经验

范新发主任医师为河北省第一、第三批老中医药专家学术经验继承工作指导老师，临床以治疗心病见长，注重胸痹与湿、热、郁等因素之间的关系，认为脾虚湿盛是胸痹的基本病因，痰湿瘀阻、瘀热化毒贯穿于胸痹的整个发病过程，郁而化热则对胸痹具催化作用。痰湿瘀阻，郁久化热，热聚成毒，热毒犯心，心脉不通，胸阳不振是其总的病机。以瓜蒌通脉散为基本方，临证时根据湿、热、郁的程度不同进行加减治疗胸痹湿热郁阻型，并由此推而广之，涉及临床其他心系病症，效果较为满意，兹将其临证思路整理如下。

一、冠心病心绞痛

范老师认为，冠心病心绞痛的发生与脾虚湿盛，痰浊闭阻心脉有关，现代人多嗜食肥甘厚味，脾失健运，水湿内停，久而为痰，痰瘀同病同源又互相转化，闭阻心胸则气血不通，清阳不展，遂成心痛。创制瓜蒌通脉散（组成：瓜蒌、黄连、半夏、薤白、桂枝、丹参、檀香、砂仁、陈皮、茯苓、厚朴、枳实、降香、郁金等），并作为治疗胸痹的基本方，随不同兼症加减化裁。其中以瓜蒌清热涤痰，宽胸散结，条畅血脉，通达阳气，除胸中痰浊，散胸中瘀阻，薤白苦降辛散，辛散则助阳以行，苦降则涤痰散瘀，并下行通阳调气以除胀闷。两者涤痰之中能通阳，散瘀之中能通脉，走心窍而除痹痛。薤白与枳实相伍，通达阳气，行气导滞，开胸痹，止疼痛。半夏辛开散结通阳化痰，降胸中痰浊，醒脾而运津，燥生痰之源，与瓜蒌相合以增涤痰之用。瓜蒌与黄连配伍清热涤痰，既防止痰瘀日久化热，又可佐制夏、薤之辛温，以防日久伤阴。桂枝虽温但无辛燥之弊，上以宣通心胸之阳，通脉散结，下以温化中下三焦之阳气，正如前贤所言"投

以桂枝，犹如离照当空，阴霾自散"。枳、朴同用，理气散结，消痞泄满。丹参色赤入心经，养血活血，祛瘀止痛，凉血除烦安神；檀香辛散温通，行气止痛，解结气而除心痹；砂仁化湿行气，和中祛滞。二陈汤燥湿化痰，全方共奏化湿解毒开郁之功。对胸痛症状较重者，加用川楝子、延胡索以理气活血止痛，范老师对患者的症状改善较为重视，认为可以大大提高治疗的依从性。

二、PTCA 术后心绞痛

冠脉支架成形术（PTCA）是严重的痰瘀痹阻心脉时所采取的紧急救治措施，"金刃所伤"势必使局部经脉脉体损伤，影响心脉运行气血，导致局部瘀血内停，蕴积日久化生为毒。气血凝滞、毒邪壅遏而发生再狭窄。根据气血相关理论，范老师认为，毒邪损伤心络是 PTCA 术后再狭窄的重要病机，毒邪易与火、热、痰、湿、瘀胶结，凝滞气血，损伤心络，络虚毒伏，发为心痛。《金匮要略·心典》："毒，邪气蕴结不解之谓"。治疗以瓜蒌通脉散合四妙勇安汤加减。四妙勇安汤本用于脱疽，但与本病有共同的病机即热毒炽盛，血热壅滞，以金银花清热解毒，兼具通脉活血之功，但用量要大；当归辛温性走，养血和血，为血分要药；玄参苦咸而寒，功擅清解血分之热毒而滋阴液，营液足则脉道通畅；甘草解毒止痛，调和诸药。待热毒之势缓解后转而以补虚为主，正气虚及五脏，或命门火衰，或心阳不足，或肺脾气虚等，则随症加减治之。如伴有心烦急躁者加用栀子、淡豆豉以除烦安神；心悸失眠加酸枣仁、珍珠母或太子参、合欢皮等。同时考虑到经济因素等对患者心理的影响，因病致郁，加用疏肝理气之品如柴胡、香附。

三、心功能不全

范老师认为，胸痹日久，心气不足，心阳不振，痰瘀闭阻，心脉不畅而为心痹，脉络瘀阻，血瘀水停，上凌心肺而为心水。临床以喘促不能平卧，下肢浮肿为主。法宜益气温阳，涤痰宽胸，活血利水，以瓜蒌通脉散合苓桂术甘汤、

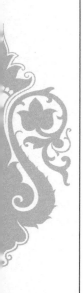

师承医腋集

150

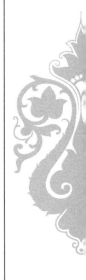

葶苈大枣泻肺汤加减。其中茯苓健脾利水；桂枝既可鼓舞脾阳化湿，又可鼓舞心阳运血；白术补气健脾，燥湿利水；甘草益气和中，共奏温阳化气利水之功。方中丹参饮有扩冠、扩管、改善微循环、增强心功能的作用；范老师善用葶苈子，尤其肺部有细小湿啰音者，效果极佳。认为生葶苈子长于泻肺平喘、利水消肿，炒后药性缓和，用于实中挟虚的患者，"既泻肺而易伤胃，故以大枣辅之"，以顾护中气，并嘱患者将大枣掰开入煎，以发挥效力，范老师悉心之处可见一斑。水肿较重者加用益母草活血利水，桑白皮泻肺利水，茜草能清热凉血，改善微循环，用量应大于 30g。但其性寒味苦，对脾胃虚弱者用量不应过大。对心阳不振者加重桂枝用量，或以淫羊藿温补肾阳。久病体虚者，加人参、黄芪、寄生补气。寄生能"补胸中大气"（《医学衷中参西录》），"大气一转，其气乃散"，则气行血通。如是则胸阳振，痰浊除，喘促止，瘀祛水消。

四、胆心综合征

胆心综合征主要与胸脊神经交叉反射等因素有关，属于中医的"心腹痛""心胁疼""心掣"范畴，病因主要有饮食不节、情志不畅。胆气郁结是基本发病机制。"饮食自倍，肠胃乃伤"，过食肥甘，湿热内生，困阻中焦，胆系郁热，胆系与心络相连，循经上扰，而胆心绞痛俱作。情志不调，郁结不解，久则郁而化热，气滞血瘀，而生痰化瘀，上逆胸心，则可以出现气滞痰阻，胸阳不振则发为心痛。故《灵枢·经脉》谓："胆足少阳经脉，是动则病口苦，善太息，心胁疼，不能转侧。"薛己认为"肝（胆）气通则心气和"，主张"心胆同治"。范老师在临床观察中发现，胆心综合征发作时心电图有一过性心肌缺血或心律失常表现，并随胆病病情程度而有不同的异常表现。所以治疗上以疏肝利胆化痰、活血行气通脉为法，通利止痛治其标急，调畅胆心气机。药用瓜蒌通脉散合柴胡疏肝散加减。对心胸绞痛、胸胁苦满、便秘尿赤、苔黄腻、脉弦滑数等胆经湿热、痰火扰心者则配以黄连温胆汤合大柴胡汤，以黄连、黄芩清上炎之火，大黄、茵陈泄胆腑湿热，诸药苦燥渗利并用，清热利湿化痰。有胆结石的患者，在辨证用药的基础上，予鸡内金、海金沙以利胆排石，以防胆病发作而加重心痛。胸胁胀满、嗳气明显者加生麦芽，生麦芽虽是脾胃用药，而实擅舒肝气，且无温燥伤津之弊。

五、心律失常

范老师认为，对心律失常的治疗，要以脉为主、四诊合参，切不可一见脉结、代就用炙甘草汤，宜仔细推敲。《证治汇补》云："有膏粱厚味，积成痰饮，口不作渴，肌肤润泽如故，忽然惊惕而作悸，其脉弦滑有力是也。"《医宗金鉴》云："沉弦细滑大小不匀，皆痰气为病。"此皆说明痰饮内停也是心律失常的病因。痰浊内蕴，郁久化热，痰热上扰心神，心气不相顺接，故发生本病。治疗以豁痰宽胸、化湿清热、宁心安神。方药：瓜蒌通脉散合黄连温胆汤加减。热盛者加栀子、黄芩、苦参以清热泻火，现代研究证明，黄连、苦参对各种期前收缩、阵发性室上速、阵发性心房颤动均有一定疗效。对于因脾阳不足、痰湿中阻、清阳不升、浊阴不降所致的缓慢心律失常如病态窦房结综合征患者，则以健脾化湿、祛痰通络。方以六君子汤合导痰汤，并配合能提高心率的药物如细辛、炮附子，意在加强扶阳之力，助心阳以通脉，温脾阳以资化源。对于快速心律失常发作期，多因情志不畅、木郁不达所致，肝与心之间存在着母病及子的关系，故疏肝解郁、调畅气机为总的治疗原则，常用方剂如逍遥散和柴胡疏肝散。范老师在此类病症必用安神之法，以酸枣仁、茯神、桂圆肉等养心安神；龙齿、珍珠母等重镇安神；紫石英镇心安神，因其性温，用治心阳虚之心悸最为有效；莲子心、竹叶清心；心烦急躁者加合欢皮、夜交藤等，神安则悸止。并临床随证加用甘松、葛根、黄精、桑寄生、刘寄奴、当归等具有抗心律失常的药物。

六、心血管神经症

临床中许多患者心慌、胸闷、胸痛等症状明显，伴有心烦、失眠，但多次检查均无器质性病变。可归属"心悸""郁证""不寐"等病范畴。范老师认为，社会竞争激烈，所欲不遂，情志刺激，肝郁气滞，横逆犯脾，脾失健运，蕴湿生痰，痰瘀阻滞，胸阳失展，气机不畅，心脉痹阻，日久郁而化热，火扰神明，必致心神不安，而见临床诸症。此皆因气不周流，法当调气为先，兼豁痰清热化湿，治疗多以瓜蒌通脉散合栀子豉汤加柴胡、白芍，二药辛开苦降，一散一收，一上一下，共奏调理气机的作用，柴胡得白芍之收，疏肝气而不致耗肝阴，白芍得柴胡之散，补肝体而不致阻碍气机、碍肝之用；故唐容川说："木气冲和条达，不致遏郁，则血脉得畅。"随症予清肝化热、除烦定悸、开窍安神等法。如以丹皮凉血清热；栀子豉汤除烦泄热；远志、夜交藤、酸枣仁、生龙齿宁心安神；黄连清心安神；莲子心味苦性寒，能清心去热，安神除烦，交通心肾；百合地黄汤润养心肺；太子参、合欢皮益气养心安神。共奏化湿解毒、理气安神之功，为治疗本证之良方。

　　范老师认为，心系疾病的发生多为本虚标实，治疗遵"虚则补之，实则泻之"之旨，攻不伤正，补不滞邪，达到痰化瘀祛，气血调畅，五脏安和之效。对活血化瘀药的使用，中病即止，忌攻伐太过，以免伤正。临床虽以化湿解毒开郁为心病治疗大法，但绝不拘泥于此，综合患者体质，进行辨证加辨病的诊治方法。或益气养阴，或滋补肝肾，或活血化瘀，总之宜"观其脉证，知犯何逆，随证治之"。

本文为河北省中医药管理局 2009 年度科研课题论文，

刊发于《河北中医》2011 年第 33 卷第 2 期

（安洪泽　陈旭梅　张景岳）

第四章 论文篇

第六节 从承气类方的临床应用看吴鞠通 对《伤寒论》的发展

《伤寒论》三承气汤为热结肠腑而设，开苦寒攻下法之先河。吴鞠通针对温热病邪易化燥伤阴，腑实之证多兼夹他病的特点，扩展了仲景承气方的治疗范围，创立了多首加减承气汤，确立了下法在温病治疗中的地位。其辨证思路值得我们学习研究，现将笔者对其学术思想的认识介绍如下：

一、《伤寒论》中三承气汤的作用是通腑泄热

大承气汤是峻下实热燥结的代表方剂，往往是名医手下的回春妙药，诸般危证，每能一下而愈。《伤寒论》在许多条文中列举有关加减及其意义，扩大了治疗范围，引申变通，创立了三承气汤。

大承气汤有通腑泄热，急下存阴之功。就其适应证而言，该证不仅肠道燥热内结殊甚，更因燥屎阻结致腑气不通，而造成燥热之邪与有形燥屎相结的重症，病势较急，大有腑气不通、阻隔阴阳、烁劫真阴之势。主要病机是"胃家实"，古人概括为"痞、满、燥、实、坚"五症。涉及条文有 208、209、212、215、217、220、238、241、242、251、252、253、254、255、256、320、321、322 等。症状包括潮热谵语，不能食，汗多或手足濈然汗出，腹部满痛，或腹满不减，减不足言，绕脐痛，大便秘结，小便数，或小便不利，大便乍易乍难，心中懊憹，烦不解，或喘冒不得卧，脉迟或实大，舌苔黄燥起刺，或焦黑燥裂等。但临床使用大承气汤并不必拘泥于诸症兼备，笔者曾应用本方治疗房事致急性肠梗阻一例，说明凡里实壅滞、气机不通之证皆可辨证使用。

小承气汤所治之证与大承气汤证比较，虽有大便硬、谵语潮热、小便数等阳明燥结之证，但由于仅见微烦与脉滑疾之象，则反映出热邪不如大承气汤重，燥屎阻结，腑气不通也较大承气汤证程度轻，所以方中不用芒硝，而且枳朴之力又较大承气为小，故泻热通腑之力稍逊于大承气汤。因此，大、小承气汤证在燥结阻塞肠道程度与热邪的轻重两方面有明显不同。

而调胃承气汤则以蒸蒸发热、心烦为辨证要点。所谓蒸蒸发热有热势向外蒸腾之义，虽然调胃承气汤证燥热已归并阳明大肠，但尚未完全结实，恰是阳明病无形热邪向有形热邪过度的阶段。正所谓"热淫于内，治以咸寒，佐以甘苦"，方中大黄苦寒泄热去实，推陈出新；芒硝咸寒，润燥软坚，通利大便；甘草甘平和中，可缓硝黄走泻之势，为泻下阳明燥热结实而不损胃气之剂，故而名之曰调胃。

二、《温病条辨》中承气汤的作用是通腑泄热，顾护阴精

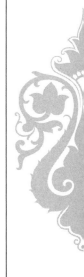

吴鞠通悟仲景立法之意，结合自己的临床实践，运用承气三方攻下中焦胃腑郁热燥结，挽救阴液，并灵活运用，引申化裁，使之更有利于温热病的治疗。吴氏在《温病条辨》中多处应用了三承气汤，如：

《温病条辨·卷二·中焦篇》第1条："面目俱赤，语声重浊，呼吸俱粗，大便闭，小便涩，舌苔老黄，甚则黑有芒刺，但恶热，不恶寒，日晡益甚者，传至中焦，阳明温病也。脉浮洪躁甚者，白虎汤主之；脉沉数有力，甚则脉体反小而实者，大承气汤主之。"

《温病条辨·卷二·中焦篇》第3条："阳明温病，诸证悉有而微，脉不浮者，小承气汤微和之"。

《温病条辨·卷二·中焦篇》第7条："阳明温病，纯利稀水无粪者，谓之热结旁流，调胃承气汤主之"。

吴鞠通根据温病地发病特点及有形热结的轻重缓急程度，在三方的选用上，提出对于阳明温病邪热与燥屎内结，腑气不通且"舌苔老黄，甚则黑有芒刺，脉体沉实"者，大承气汤急下之，以通其腑，因为腑气通，则有利于肺气降，

邪热得以下泄。而偏于热结液不干者，为旁流也，以调胃承气汤。同时，吴鞠通在《伤寒论》承气汤证基础上对于不同兼证、脏腑虚实、病位上下的不同，进行加减变化，创制了攻下兼开窍、宣肺、导赤、增液、扶正、化瘀等数个承气方剂，解决了单用承气汤治疗"阳明温病，下之不通"的难题，丰富了下法的内容。如：

《温病条辨·卷二·中焦篇》第15条：下后数日热不退，或退不尽，口燥咽干，舌苔干黑，或金黄色。脉沉而有力者，护胃承气汤微和之。脉沉而弱者，增液汤主之。

《温病条辨·卷二·中焦篇》第17条：阳明温病，下之不通，其证有五：应下失下，正虚不能运药，不运药者死，新加黄龙汤主之。喘促不宁，痰涎壅滞，右寸实大，肺气不降者，宣白承气汤主之。左尺牢坚，小便赤痛，时烦渴甚，导赤承气汤主之。邪闭心包，神昏舌短，内窍不通，饮不解渴者，牛黄承气汤主之。津液不足，无水舟停者，间服增液，再不下者，增液承气汤主之。

《温病条辨·卷二·中焦篇》第10条：温病三焦俱急，大热大渴，舌燥，脉不浮而躁甚，舌色金黄，痰涎壅甚，不可单行承气者，承气合小陷胸汤主之。

温热之邪传入阳明气分，必见里热亢盛之证。下后邪实未尽，阴津耗伤，余邪复聚，又成腑实。吴氏指出"温病燥热，欲解燥者，先滋其干，不可纯用苦寒也，服之反燥甚"。故以护胃承气汤取大黄之荡涤热结，兼玄参、生地、丹皮、知母、麦冬滋阴清热，以顾护阴液、通下泄热。

对于阳明温病应下失下，导致邪热流连，正气内虚，久则消烁肾水者，当以新加黄龙汤，补气养血、滋阴生津、通腑泄热。吴氏针对温病耗气伤津的特点，减去大承气汤中枳、朴燥热破气之品，以防伤其已亏之阴液，而代以姜汁的辛润，宣通胃气，加入增液汤养阴生津，甘草和中缓急，助人参以扶正气，当归补血活血，海参滋阴软坚，走络中血分，协助硝黄化结导下。诸药合用，而达到扶正逐邪，邪正合治的目的。

而宣白承气汤为温病应下失下，肺气壅滞不降，阳明热结不通所设，其中

"以杏仁、石膏宣肺气之痹，以大黄逐胃肠之结，此脏腑合治法也"。杏仁、瓜蒌皮同走肺、肠，降肺通腑，化痰定喘。腑实得下，则肺热易清，肺气清肃，则腑气易通，故为清宣肺热，通降腑气，上下合治之剂。

导赤承气汤适用于阳明腑实、小肠热盛之候。方以导赤散去木通、竹叶之淡渗，赤芍凉血逐瘀，加苦寒燥湿之黄连、黄柏清泄小肠之热，大黄、芒硝以通大肠之腑实。使肠腑热结得去，膀胱之热解，而小便自利。吴鞠通称之为"二肠合治法"。

当热邪内陷心包，下灼大肠而见身热神昏、舌蹇、肢厥、便秘、舌绛、苔黄燥、脉数沉实诸症。以牛黄承气汤清心开窍，攻下腑实。方用安宫牛黄丸化开，调生大黄末三钱，达到釜底抽薪的作用。

温热病邪凝结胃肠，燥屎不下，耗灼阴液正气。当以增液承气汤滋阴攻下，方中玄参、麦冬、生地能滋阴增液，润燥通便，配合芒硝、大黄软坚润燥，泄热通下。诸药合用以增水行舟，攻补兼施。

桃仁承气汤是从《伤寒论》中桃核承气汤化裁而来，去辛热之桂枝、甘缓之甘草，以大黄、芒硝攻逐瘀结，导热下行，桃仁、丹皮活血化瘀；当归养血活血，配芍药养血和营，祛瘀而不伤血。本方针对阳明热邪深入下焦血分，血热郁结肠道而致便闭，瘀热互结的特点，共奏凉血清热、攻逐瘀结之功。

若上焦热邪未清，阳明腑实已成，热邪煎熬肾水，三焦俱急，不下则阴液立见消亡，下则引上焦馀邪陷入。则当以小陷胸合承气汤清热化痰，苦寒攻下，以荡涤三焦之邪。

综上所述，吴鞠通在运用、化裁承气汤时，大大扩展了承气汤的治疗范围，吴氏因证立法，随症变方，遵守"观其脉证，知犯何逆，随证治之"的辨证施治原则。提出清热即所以养阴，滋阴有助于通便，泻下有利于清热，三者相辅相成。认为"存得一分阴液，便有一分生机"。在方药运用上，除生大黄或芒硝外，多加清热生津之品，如麦冬、生地、丹皮、玄参、知母、生石膏、黄连、黄柏等。由此可以看出吴氏通下腑实时时不忘顾护阴津的思想。这正是下法在热病临床上广泛应用和得以发展的原因。

本文刊发于《中医药学报》2010 年第 38 卷第 4 期

（安洪泽）

第七节　安洪泽杂病治验拾萃

安洪泽副主任医师是保定市名中医，河北省第三批名老中医药专家学术继承人，河北省第三批优秀中医临床人才。他从医 25 年，熟读经典，博采众家之长，临证经验丰富，用药不拘一格，辨证治疗疑难杂症，多起沉疴。笔者作为保定市中医药"薪火传承"继承人，有幸随安老师临证，聆听讲授，受益匪浅，兹将其诊治杂病验案数则介绍如下，供同道参考。

一、温阳化饮、渗湿利水治失眠案

谢某，女，60 岁，2013 年 11 月 10 日初诊。主诉：失眠 3 年。入睡难，伴有多梦、早醒，每晚睡眠不足 3 小时。时有烘热，口干渴欲饮，尿频尿急，苔白水滑，脉沉细。测血压 170/100mmHg，空腹血糖 7.5mmol/L。

诊断：不寐。辨证为水湿内盛。

治法：温阳化饮、渗湿利水，缩泉安神。

方以五苓散合缩泉丸加味。处方：茯苓 30g，猪苓 10g，桂枝 10g，炒白术 15g，泽泻 20g，乌药 10g，山药 30g，益智仁 10g，丹参 15g，百合 20g。常法煎服。共 7 剂。

二诊：睡眠明显改善，每晚能较好睡眠 5 小时，尿频、口干均较前减轻，诉仍时有烘热，舌苔白，脉沉细。测血压 160/90mmHg。效不更方，继服 7 剂。

三诊：睡眠质量明显提高，入睡较易，梦境减少，每晚可较好睡眠 6 小时，尿频、口干渴及烘热症状缓解，舌苔薄白，脉沉涩。测血压 150/80mmHg，守方继服 14 剂。其后经回访诉诸症均好转，故未来诊。

按语：不寐一症其病机在于阳不入阴。针对本病例，患者兼症尿频尿急，口干渴不欲饮，且病久耗气伤阴，可考虑膀胱气化功能失司，"膀胱者，州都之官，藏津液而气化出焉"，代肾主水，气化津液，使清中之清者沿三焦而出，补充卫气，熏蒸于肓膜，温分肉，充皮肤，清中之浊由膀胱化溺排出。卫气通过膀胱经而出于表，亦通过膀胱经而循行于诸阳经。膀胱气化不利，卫气布散异常，故尿频尿急；津液不布，水饮停于内，则见口干渴不欲饮；水饮阻隔，卫阳活跃于外，不能入于营阴，故见夜不能寐。治疗当从化气利水，引阳入阴而论。仲景《伤寒论》71 条云："太阳病，发汗后，大汗出，胃中干，烦躁不得眠，欲得饮水者，少少与饮之，令胃气和则愈。若脉浮，小便不利，微热，消渴者，五苓散主之。""渴欲饮水，水入则吐者，名曰水逆，五苓散主之"（74 条）。其中，不得眠、小便不利、渴欲饮水均属于水湿内停之证，故予五苓散通因通用，利水渗湿，使水饮去而阴阳和，不安神而神自安，不寐自愈。

二、舒畅气机、平调寒热治心下痞案

杨某，女，63 岁，2014 年 2 月 17 日初诊。主诉：心下痞满 6 个月余，得暖则舒，隐隐作痛，时有嘈杂，善太息，口不渴，喜暖恶凉，易患感冒，小便调，大便时干时溏，舌苔白腻，脉弦。

行胃镜检查示：浅表性胃炎。查幽门螺杆菌试验阳性。

诊断：痞证。辨证为寒热错杂证。

治法：消痞散结，和胃降逆。方以半夏泻心汤合百合柴平汤加减。处方：党参 15g，清半夏 10g，干姜 10g，川黄连 10g，黄芩 10g，柴胡 10g，苍术 10g，川朴 10g，苏梗 20g，百合 20g，乌药 10g，丹参 10g。常法煎服。共 7 剂。

二诊：诸症减轻，夜寐差。予原方加茯神 20g、夏枯草 15g。守方继服 21 剂，诸症痊愈。

按语：本病例以心下痞满为主症，虽时有心下疼痛，但疼痛不明显，按之也不痛，《伤寒论》曰："若心下满而鞕痛者，此为结胸也，大陷胸汤主之，但满而不痛者，此为痞，柴胡不中与之也，宜半夏泻心汤。"故以半夏泻心汤为主方。结合患者平素情志抑郁，郁怒伤肝，气机郁滞，肝胃失和，脾胃失养；气机壅滞，中焦枢纽不畅，结于心下，而见痞满之症。所以单用半夏泻心汤消痞散结尚不能治其根本，当以疏肝理气、和胃止痛，加用百合柴平汤。诸药相合，辛开苦降，阴阳并调，标本兼治，俾寒热去，脾胃健，肝胆疏，气机调畅，痞气自消。

三、清泻积热，宁疮止痛治口疮案

杨某，男，49岁，2015年3月5日初诊。主诉：复发性口腔溃疡6年，口腔内可见数个大小不等的圆形或椭圆形溃疡，周围红肿，局部灼热痛，伴有口干黏腻、小便短赤、大便干、舌红苔黄、脉弦滑。

诊断：口疮。辨证为心脾积热证。

治法：清热泻火，宁疮止痛。方以甘草泻心汤合泻黄散。处方：甘草15g，川黄连10g，黄芩10g，人参10g，清半夏10g，栀子10g，防风6g，藿香10g，石膏20g，竹叶10g。常法煎服。共14剂。

二诊：口疮较前减少，无口腔灼痛，口干尿赤便干明显好转，效不更方，继服14剂。后经回访，患者诸症均已缓解，随访1年未复发。

按语：口疮虽生于口，但与脏腑有密切关系，脾开窍于口，心开窍于舌，肾脉连咽喉，系舌本，两颊与齿龈皆属于胃与大肠，任脉、督脉均上络唇舌。《素问·至真要大论》又云："诸痛痒疮，皆属于心。"患者嗜食肥甘，嗜饮醇酒，积而不化，郁滞脾胃，湿热内生，兼有小便短赤，口干黏腻症状，故考虑心火与脾胃热邪循经上炎所致，证属心脾积热，熏蒸生疮。治宜甘草泻心汤、泻黄汤化裁。《金匮要略》狐惑病说"蚀于上部则声喝，甘草泻心汤主之"。方中川黄连、黄芩苦寒降泄以除热；干姜、半夏辛温开结以散其寒；炙甘草、大枣甘温益气以补其虚。诸药合用，甘温升补与苦寒降泄并用，具有标本兼治之功。而泻黄散源自《小儿药证直诀》，善泻脾胃伏火，方中石膏、山栀子以清泻脾胃之积热，藿香芳香悦脾、理气和中，振复脾胃之气机，并助防风以疏散脾中伏火，甘草和中泻火，调和诸药，使泻脾而无伤脾之虑。

四、健脾利湿，宣畅气机治呕吐案

陈某，男，54 岁，2014 年 8 月 21 日初诊。主诉：恶心呕吐 15 小时，伴有周身乏力，语声低微。有"糖尿病"病史 10 年。以"糖尿病酮症酸中毒"住院治疗 3 天后酮体消失，血糖控制较好，但恶呕仍不能缓解，口干不欲饮水，汗出质黏，头部昏蒙，脘腹痞满，不思饮食，大便黏腻不爽，小便量多，舌体胖大，有齿痕，舌苔白腻略水滑，脉濡。

诊断：呕吐。辨证为脾虚湿困。

治法：健脾利湿，温胃止呕。方以小半夏茯苓汤合连苏饮加味。处方：清半夏 10g，茯苓 20g，生姜 15g，桂枝 6g，炒白术 10g，苏叶 6g，川黄连 3g，车前子 10g，炒薏苡仁 30g。常法煎服，共 5 剂。

二诊：呕吐缓解，虽时有恶心，但胸膈间有豁然开朗之感，周身乏力减轻，语声有力，头晕，头部昏蒙，易汗出，质黏，闻蒜味则汗出，小便量多，色略黄，大便日 1 次，黏腻不爽减轻，舌苔白厚腻，有齿痕。原方去连苏饮加藿朴夏苓汤加味，以健脾利湿、宣畅气机为法。处方调整为：炒薏苡仁 30g，杏仁 10g，白蔻仁 10g，清半夏 10g，茯苓 30g，桂枝 10g，炙甘草 10g，车前子 15g，藿佩（各）10g，川朴 10g，炒苍白术（各）20g。共 10 剂。服药后，诸症消失，痊愈出院。

按语：湿为阴邪，适逢长夏而来，其来有渐，加之患者素体肥胖，嗜食肥甘厚味，湿浊中阻，脾胃运化失常，脾虚则湿困，循环往复。湿邪阻遏气机，脾胃为气机升降之枢纽，脾胃受困，升降失常，故恶心呕吐，脘腹痞满；湿邪内蕴，津液不能上乘于口，故见口干而不欲进水；湿邪困脾，脾虚运化无力，则见周身乏力，语声低微；脾不升精，不能灌注脑海，则见头晕、头部昏蒙。湿郁化热，迫津外泄，故汗出质黏；大便黏腻不爽，舌体胖大、有齿痕、苔白腻略水滑，脉濡均为脾虚湿困之征象。患者上述表现与小半夏加茯苓汤证"卒呕吐，心下痞，膈间有水眩悸"描述相符，故予小半夏加茯苓汤，而患者呕吐剧烈，加用止吐良方连苏饮加强止吐之力，而方中重用薏苡仁加强健脾渗湿，少加桂枝取温阳散湿之效，佐车前子以利水，给湿邪以出路。二诊患者呕吐已解，而脾虚湿困征象仍剧，更方为三仁汤合藿朴夏苓汤芳香化湿，宣畅三焦，这样三焦通畅，解表宣里，湿邪清除彻底，不留后患。

本文刊发于《江苏中医药》2015 年第 47 卷第 10 期

（于君平）

第八节　清肺化痰、疏风止咳法治疗咳嗽变异性哮喘 30 例疗效观察

咳嗽变异性哮喘是指以慢性咳嗽为主要临床表现的一种特殊类型哮喘。多发生在夜间或凌晨，常为刺激性咳嗽，易误诊为支气管炎。常规西药治疗疗效差，且易反复发作。2009 年 1 月至 2010 年 6 月，我们运用清肺化痰、疏风止咳法治疗，取得较好疗效，现报告如下：

一、资料与方法

1. 一般资料

选择我院 2009 年 1 月至 2010 年 6 月门诊及住院患者 58 例，随机分为治疗组 30 例，对照组 28 例。治疗组中男性 12 例，女性 18 例，年龄 16 ~

62 岁，平均年龄 53 岁，病程 2～6 个月 12 例，6～12 个月 10 例，1～3 年 5 例，3～5 年 3 例。对照组中男性 15 例，女性 13 例，年龄 18～66 岁，平均年龄 57 岁，病程 2～6 个月 16 例，6～12 个月 8 例，1～3 年 2 例，3～5 年 1 例。两组患者在性别、年龄、病程方面比较，差异无统计学意义（$P > 0.05$）。

2. 诊断标准

参照 2005 年中华医学会呼吸病学会分会哮喘组制定的《咳嗽的诊断与治疗指南》[1] 为标准：①慢性咳嗽常伴有明显的夜间刺激性咳嗽；②支气管激发试验阳性或最大呼气流量昼夜变异率＞20%；③支气管扩张药、糖皮质激素治疗有效；④排除其他原因引起的慢性咳嗽。

3. 治疗方法

（1）治疗组：中药基本方：炙麻黄 10g，杏仁 10g，石膏 30g，半夏 10g，黄芩 10g，瓜蒌 30g，蝉蜕 10g，地龙 20g，辛夷 10g，荆芥 10g，防风 10g，白僵蚕 10g，紫菀 10g，炙枇杷叶 10g，玉蝴蝶 10g，麦冬 30g，诃子 10g，甘草 10g。水煎服，每日 1 剂，14 天为 1 个疗程，用药 2 个疗程后判断疗效。服药期间忌食辛辣油腻食物。加减：痰黄、口渴加鱼腥草、芦根；痰多壅盛加胆南星；心烦加栀子；大便干结加炒莱菔子。

（2）对照组：常规西药以解痉、平喘、化痰及糖皮质激素联合使用。

4. 疗效评定

其中显效：症状消失、胸部 X 线检查和支气管激发试验恢复正常；有效：症状减轻，发作次数减少，间歇期延长；无效：主要症状无改变。

二、结果

两组临床疗效比较：结果见表 4-3。结果显示，治疗组总有效率明显高于对照组，差异有统计学意义（$P > 0.05$）。

表 4-3　两组临床疗效比较

	例数	显效	有效	无效	总有效率
治疗组	30	17	11	2	93.3%
对照组	28	14	9	5	82.1%

三、典型病案

患者陈某，女，48岁，2009年8月29日初诊。主因反复咳嗽气喘、胸憋1年，加重1周就诊。1年前因感冒后出现咳嗽、气喘，喉间哮鸣音伴呼吸困难，查肺功能示：小气管通气障碍；舒张试验：阳性。诊为"支气管哮喘"。给予支气管扩张药、糖皮质激素治疗后症状稍缓解，但仍每日反复发作，自觉胸闷，呼吸不畅，干咳。近1周症状加重，伴流涕、喷嚏、咯黄痰，咽痒剧烈，口干，大便干，依赖上述药物控制，且药量逐渐增加。听诊双肺可闻及少量哮鸣音。查其舌质淡红，舌苔薄黄，脉象弦滑。诊为：风哮（支气管哮喘）。此为风邪犯肺，痰热内阻，气管挛急。治宜疏风止咳，清肺化痰，利咽止喘。处方：炙麻黄10g，杏仁10g，石膏30g，半夏10g，黄芩10g，瓜蒌30g，蝉蜕10g，地龙20g，辛夷10g，荆芥10g，防风10g，白僵蚕10g，紫菀10g，炙枇杷叶10g，玉蝴蝶10g，麦冬30g，诃子10g，牛蒡子10g，甘草10g。7剂水煎服，每日1剂，嘱忌辛辣刺激食物。二诊，胸憋明显减轻，咽痒、口干减轻，大便通畅，咳嗽随之减轻。效不更方，随症加减调治3个月，病情好转，随访半年未复发。

四、讨论

咳嗽变异性哮喘是慢性咳嗽的常见原因之一，目前认为其发病机制与气管高反应性、气管慢性炎症、变态反应等密切相关。治疗方法与典型哮喘相同，如糖皮质激素、β-2受体激动药、炎症介质阻释药等。本病属于中医"咳嗽""哮证"等范畴。多由外感六淫所致，外感之邪又以风邪为先导，并可兼夹寒、热、燥、湿等。故有"风为百病之长"之说。同时，风性轻扬，善侵于上，风盛则挛急[2]，风邪袭肺，失于宣肃，津液停聚为痰，正如《脉因症治》所说"风痰之因，外感风邪，袭人肌表，束其内郁之火，不得发泄，外邪传内，内外熏蒸，则风痰之证作矣"。痰作为继发性致病因素，又可碍肺之宣降，气之升降。"风盛则挛急"，风痰相搏，内阻于肺与气管，致使气管挛急、肺管不利而发咳嗽。临床如咽喉干痒不适，有哮鸣音，干咳夜甚，或伴鼻塞、喷嚏等症均符合风邪致咳的特点，所以治疗应以疏风清热、宣肺止咳为大法。众多学者多从"风咳"论述，对于咳嗽患者，认为除风之法实为愈咳捷途[3]。

天津中医药大学第一附属医院呼吸科吕英主任医师以清肺化痰、疏风止咳法治疗咳嗽变异性哮喘，善用小陷胸汤合麻杏石甘汤加减，并加疏风止咳中药，有较好的疗效。方中炙麻黄、杏仁、生石膏、甘草辛凉宣泄，清肺平喘；半夏、黄连、瓜蒌清热化痰，宽胸散结；辛夷、荆芥疏风宣肺；风热燥邪，每易伤阴，故加麦冬养阴化痰，加炙枇杷叶、蜜紫菀润肺止咳；诃子敛肺止咳；甘草止咳化痰又调和诸药；地龙通肺络而解痉平喘；僵蚕、蝉蜕、防风、麦冬、玉蝴蝶疏风解痉、润燥清肺利咽，用以使高气管反应性降低，改善过敏体质[4]。药理研究证实：杏仁、紫菀、玉蝴蝶均有明显的止（镇）咳化痰作用，临床观察加用止咳药并无闭门留寇之嫌反而效果益彰。本方紧扣病机特点，故其疗效显著，值得临床推广应用。

本文刊发于《现代中医药远程教育》2010年第8卷第22期

（安洪泽）

第四章 论文篇

第九节　王化良教授辨治冠心病经验

　　王化良，天津中医药大学第一附属医院教授、主任医师、硕士生导师。从事心血管疾病的科研、教学及临床工作，行医数十载，学验俱丰，尤其对冠心病的诊治有独特见解，疗效显著，现将王老师辨治冠心病的经验整理总结，论述于下：

一、注重脾虚，善调脾胃

　　现代人群多过食肥甘厚味，体力活动减少，肥胖越来越多，加之社会竞争激烈，冠心病的发病率逐年上升。临床多见胸闷、气短、头晕、乏力诸症。其病理机制主要是脾气虚弱。盖脾胃为后天之本，气血生化之源，饮食入胃，水谷清气汇成宗气，"宗气积于胸中……贯心脉而行呼吸"故脾气旺而宗气盛，心脉畅行；脾虚则气血不足，心失所养，心脉痹阻，而成心痛；精微不布，湿浊中阻，或五志化火，灼津为痰，久郁致瘀，气机升降失调，致胸阳不展，发为胸痹；情志不畅，木郁克土，亦致脾虚。前贤治疗大多从痰瘀、痰湿或湿毒等论治。但归根到底为脾虚所致。"善治痰者，惟能使之不生，方是补天之手"。故王老师多从脾论治，认为健脾法应是冠心病最基本的治疗，临证擅用二陈汤化裁以健脾化痰，理气和中。并随不同的兼症或转化不同而分别治之。

二、调畅气机，气血并调

　　虽主张脾虚为冠心病的主要致病原因，但临证复杂多变，人体有禀赋体质的不同，所处方药亦不同，但总不失辨证论治之旨。以健脾为主，配合理气，活血，清热，养阴，补虚诸法。重视调畅气机，气血并调。"气血冲和，百病不生，

一有悱郁，诸病生焉"。认为气是一身之主，升降出入，周行全身，人体唯以气血流通为贵，而肝主疏泄，易受情志等因素的影响。多用金铃子散疏理气机，行气活血。活血以养血活血为主，尤其是老年人或久病体虚，破血活血之法，恐伤正气，故以丹参、麦冬养血通脉，清心润肺。补气多用黄芪，太子参补益肺脾。乏力伴腰膝酸软，为肝肾不足，多配伍寄生、牛膝调补肝肾，寄生能"补胸中大气"，大气壮旺，则气滞者行，瘀血者通；牛膝活血化瘀，走而能补，性善下行，《药鉴》谓其"调补一身虚羸，能助十二经脉"；黄芩与夏枯草配伍，清郁火，散郁结，郁解则气畅血行。同时夏枯草合半夏，交通阴阳，用于痰热遏阻中焦之"胸满，不得卧"诸症。

三、把握剂量，循序渐进

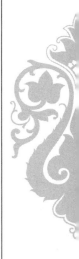

准确掌握药物剂量，是取得疗效的重要环节。如补益之参、术、芪诸药，用量上采取循序渐进的方法，缓以图功。每次以 5 ~ 10g 逐渐增加剂量，以防止出现过补助火的表现。正如《珍珠囊指掌》中说："用药之忌，在乎欲速，欲速则寒凉温行散补泻，未免过当，功未凑效，害已随之……"，老师对桂枝应用较广泛，不同剂量有不同的作用，如小剂量（6g）合白芍调和营卫；中剂量（10g）合瓜蒌、薤白以温通心阳，助阳运血，除胸痹，定心悸；而在重症心力衰竭，则大剂量（10 ~ 20g）使用，通阳化气利水，配合白术、泽泻、茯苓、猪苓，且用量多在 30g，并注重利水而不伤阴的宗旨。其中茯苓味甘、淡，性平，可以健脾化痰、淡渗利湿，为治痰饮主药。慎用辛热之附子、肉桂、麻黄等，但若切中病机，确属阴寒内盛，在辨证基础上，亦果敢用之，多以麻黄 3g、附子 6g 入药，并根据患者的反应递增用量，如治疗病态窦房结综合征效果满意。

四、配伍得当，用药灵活

王老师善用对药，崇尚经方，熟习药性，精研配伍，认为对药可以相互提高疗效或互消其不良反应，以组方用药平稳见长。如丹参配麦冬，川楝子配延胡索，天麻配钩藤，菊花、黄芩配夏枯草，牛膝配寄生等。再如白芷配葛根，白芷辛散祛风，为阳明引经药，葛根升发清阳，鼓舞胃气，能扩张冠状动脉及脑血管，缓解肌肉痉挛。两者又能胜湿，对痰湿阻滞之眩晕、胸痹疗效甚佳；黄芪配太子参，黄芪甘温补气，太子参不温不凉，不壅不滑，为补气生津佳品。王老师反对堆砌药物，主张用药如用兵。如伴有大便秘结者，用熟大黄，通便泻火，兼活血化瘀，推陈出新，还有降低血脂的作用。若同时伴有失眠，则用酸枣仁、柏子仁，既能安神又有通便之功。对心悸患者，使用潜镇安神的生牡蛎而不是龙骨、牡蛎同时使用，因为药液浑浊，患者不喜服用，王老师悉心之处可见一斑。很少应用金石类药物，因其能败胃伤阳。若必须用之，则时时不忘顾护胃气，先安未受邪之地，多加用砂仁、鸡内金醒脾开胃。重视内病外治，利用足部穴位的调理气血，疏通经络的作用，汤剂药渣温水泡脚。

五、中西并重，融会新知

王老师在诊治疾病过程中，选方灵活，发皇古义，融会新知。对现代医学进展熟知能详，对冠心病的基础研究，相关中药药理研究做了大量的工作。认为其发病机制主要是与炎症、脂质代谢紊乱及内皮细胞损伤等有关。冠心病病程长，且反复发作，缠绵难愈。或在 PTCA 术后，局部血管内皮损伤，瘀血内停，导致局部的气血凝滞、经络阻塞、毒邪壅遏，痰瘀之邪在体内郁久化热，因此治疗时方中多佐加黄芩、金银花等，以清热泻火，同时两者具有抗菌、抗炎、抗渗出和抗增生、调脂的作用。并注意汲取现代中药的研究成果：麻黄、桂枝、黄芪有不同程度的增强心脏功能以及改善局部血液循环的作用；黄芩与夏枯草对血管粥样硬化斑块有消散作用，能抗炎，保护血管，改善心脏功能；黄芪、延胡索能使损伤的动脉内膜修复，扩张冠状血管，缓解心绞痛，纠正心律失常等。王老师十分强调中西医结合，取中医宏观辨证之长，补西医诊治之不足，如心血管神经症的治疗。在心血管急症中，主张西药急救为主，配合中药改善症状，辨证使用中药针剂，如血瘀偏热者用丹红注射液，而偏于寒者，多用川芎嗪治疗。

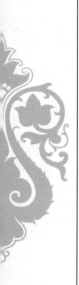

六、典型病案

李某，男，47 岁，2009 年 5 月 15 日初诊。主诉：阵发胸闷憋气 5 个月。近 5 个月来因工作压力较大，劳累过度，出现心悸，胸闷不适，时有刺痛，固定不移。发作时惊恐不安，汗出。含服速效救心丸有效。四诊所见：心悸，气短，肢体沉重，动则尤甚，恶风怕凉，心烦易怒，头晕头沉，口苦口黏，形体较胖，二便调，舌淡胖，边有齿痕，苔薄黄，脉弦滑数。心电图示：心肌缺血。细审其证，痰湿内盛，胸阳不展，郁热扰心所致。治宜健脾利湿，清热化痰，理气宽胸。以二陈汤、丹参饮、金铃子散加减。药用：陈皮 10g，茯苓 30g，半夏 10g，丹参 20g，麦冬 10g，黄芩 10g，夏枯草 10g，川楝子 10g，延胡索 20g，砂仁 10g，白芷 10g，葛根 20g，菊花 10g，淡豆豉 20g，桂枝 6g，白芍 10g，佩兰 10g。每日 1 剂，水煎服，早、晚分服。药用 7 剂，患者诸症减轻，仍觉气短，原方加生黄芪 10g、白术 10g，续服 7 剂，诸症消失。嘱其慎起居，调情志，以防复发。

本文刊发于《中医药临床杂志》2010 年第 22 卷第 1 期

（安洪泽）

第十节 耳背放血加针刺治疗眩晕 88 例

眩晕是由于情志、饮食内伤、体虚久病、劳倦或外伤等病因，引起风、火、痰、瘀上扰，脑窍失养为基本病机，以头晕目眩、视物旋转为主要表现的一类病证。常伴随于多种疾病中，其中以内耳眩晕、颈椎病、椎 – 基底动脉供血不足、脑动脉硬化等多见[1]。且反复发作，缠绵难愈。2008 年 5 月至 2010 年 5 月，笔者运用耳背放血加常规针刺法治疗眩晕 88 例，取得满意效果，现报告如下：

一、资料与方法

1. 一般资料

本组 88 例，其中男 36 例，女 52 例，年龄 36 ~ 76 岁，平均 51.8 岁。病程 1 个月至 5 年，其中 1 年以上者 57 例，1 年以下者 31 例，其中高血压性眩晕 21 例，椎 – 基底动脉供血不足性眩晕 45 例，颈椎性眩晕 22 例。

2. 诊断标准

参照国家中医药管理局发布的《中医病证诊断疗效标准》[1]确定：①头晕目眩，视物旋转，轻者闭目自止，重者如坐车船，甚则仆倒；②可伴有恶心呕吐，眼球震颤，耳聋耳鸣，汗出，面色苍白；③慢性起病，逐渐加重，或急性起病，或反复发作。

3. 排除标准

（1）有针刺禁忌证。

（2）合并严重心血管、肝、肾及造血系统功能障碍。

（3）经由 CT 或 MRI 检查确诊为颅内肿瘤者。

4. 治疗方法

（1）耳背放血：用 20mL 一次性无菌注射器针头，操作前先按摩耳郭使其充血，选取耳背后较粗大而明显的静脉血管处。常规消毒，术者左手提拉耳郭，以充分暴露耳背部静脉，右手持针头，斜面向上对准选刺部位，快速点划，使其血自然流出，一般 3 ~ 5mL 为宜，后用消毒干棉球擦拭。同时选取耳穴肝点、枕点、晕点、脑点等 1 ~ 2 处，点刺放血。隔三日一次，两耳交替使用。

（2）针刺取穴：百会、四神聪、印堂、率谷、风池；气虚加脾俞、足三里；肝阳上亢加太冲、合谷、肝俞；痰浊中阻加中脘、丰隆。每日 1 次，7 天一个疗程，休息两天继续下一个疗程。

二、疗效及结果

治疗两个疗程后，痊愈：眩晕等症状完全消失 66 例；显效：眩晕等症状明显改善，偶尔间断发作 22 例；无效：眩晕等症状无明显改善 0 例，总有效率100％。

三、典型病例

患者金某，女，48 岁，于 2009 年9 月 18 日就诊。素食肥甘，就诊前 2 天，晨起觉头晕如蒙，眩晕欲倒，闭目平卧稍有缓解，由家人挽扶就诊。自述眩晕时作，恶心欲吐，食欲欠佳，嗜卧多寐，舌淡暗，苔白腻，脉濡滑。诊为痰湿中阻。法宜豁痰清脑定眩。取耳背静脉放血，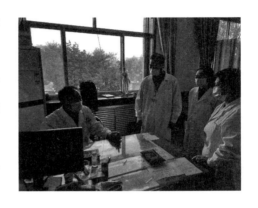
加脑点、晕点点刺放血。针取百会、风池（双）、率谷（双）、四神聪、印堂、太冲（双）、丰隆（双）、中脘。以上穴位太冲、丰隆施泄泻法，余穴用平补平泻手法。治疗一次后，眩晕明显减轻，治疗 7 天，诸症痊愈，随访半年未复发。

四、体会

眩晕病证，历代医籍论述较多，《素问·至真要大论》认为："诸风掉眩，皆属于肝"。后世有"无虚不作眩""无痰不作眩"的记述。本病属本虚标实之证，气血亏虚、肾精不足致脑髓空虚，清窍失养，或肝阳上亢、痰湿阻滞扰动清窍引起眩晕，与肝、脾、肾三脏关系密切。现代研究表明：耳郭表面与人体脏腑经络、各组织器官、四肢百骸，相互沟通，既是反应点，又是治疗点，具有双向调节作用[2]。同时，耳与经络也有着密切的联系，如《灵枢·邪气脏腑病形篇》："十二经脉三百六十五络，其气血皆上于面而走于窍……其别气走于耳面为听"。

我们运用耳背放血及枕点、脑点、晕点点刺放血，可明显改善眩晕症状。耳背放血，可以迅速改变头面部的血液循环，具有疏通经络、祛瘀生新、镇静止痛的作用[3]。晕点是诊断和治疗头晕的特定穴，88例患者中均出现条片状充血红润凹陷。枕点、脑点均有止晕作用，其中枕点为止晕要穴。《中国针灸学》："四神聪，百会之前后左右各一寸，计四穴。"具有镇静安神、醒脑开窍的作用。针刺时应向百会方向斜刺。风池穴具有清利头目、去风解毒之功，针刺要点是针尖刺向对侧风池，使局部酸胀，使针感扩散至后头项部。研究表明：针刺风池对脑血管有解痉、扩张和收缩双重作用，可以改善脑部血液循环功能[4]。率谷为足太阳少阳之交会穴，皮下有下颌神经的耳颞神经分布。《针灸甲乙经》谓："醉酒风热，发两目眩痛，不能饮食，烦满呕吐，率谷主之。"丰隆健脾化痰，和胃降逆开窍，中脘为八会穴之一，具有和胃健脾，温中化湿之功。本法治疗眩晕具有简、便、廉、安的特点，值得临床推广应用。

参考文献

[1] 国家中医药管理局.中医病证诊断疗效标准[M].南京：南京大学出版社，1994：23.

[2] 黄丽春.耳穴诊断治疗学[M].北京：科学技术文献出版社，2000：8-12.

[3] 郭长青，等.针灸学现代研究与应用[M].北京：学苑出版社，1998：790.

[4] 袁晓军.针刺风池穴对脑血流的影响[J].中医杂志，1996，37（5）：285.

本文刊发于《上海针灸杂志》2011年2月第2期

（朱山坡　安洪泽）

第十一节　温阳化饮法治发热案

王某，女，64岁，于2008年11月23日就诊。主诉：间断午后发热、怕冷1年。

现病史：患者于2007年冬季因感风寒出现恶寒、发热、咳嗽等症状，经治好转。此后反复出现发热、畏寒、肢冷等症状。诸医以解表、滋阴或补中益气等法治疗无效，至夏季诸症缓解。2个月前复感寒邪，上述症状再次加重。乡医予解热镇痛药物后，汗出热退身轻，旋即复发，热以午后为甚，伴肢凉怕冷，且背部明显。四诊所见：形体肥胖，神疲倦怠，面色黧黑，行动迟缓，语音低怯，肢体欠温。时咳，痰多色白易出，面部烘热，少腹攻冲作痛，周身乏力，口不渴或时喜热饮而不欲咽，纳差，小便量少，夜寐不安。查其舌质黯红，苔白滑微腻，脉象沉细无力，两尺尤甚。

查体：体温36.8℃，心率56次/分，脉搏19次/分，血压17.33/10.67kPa（130/80mmHg）。周身浅表淋巴结无肿大，皮肤黏膜无黄染及出血点。双肺呼吸音清，心率56次/分，律齐，各瓣膜听诊区未闻及病理性杂音。腹软，肝脾未触及。双下肢无水肿，神经系统检查无异常。

实验室检查：血常规：白细胞计数（WBC）9.68×10^9/L，嗜中性粒细胞（N）67.5%，淋巴细胞（L）23.8%，红细胞沉降率（ESR）：12mm/h。尿常规：阴性。三碘甲状腺原氨酸（T_3）：1.90nmoL/L（1.3～3.1nmoL/L），甲状腺素（T_4）：124.1nmoL/L（66.0～181.0nmoL/L），游离三碘甲状腺氨酸（FT_3）：4.8pmoL/L（2.8～7.1pmoL/L），游离甲状腺素（FT_4）：16.4nmoL/L（12.0～22.0nmoL/L），促甲状腺激素（TSH）：0.60uIU/mL（0.27～4.2uIU/mL）。抗链球菌溶血素O试验（ASO）：78.9U/mL，类风湿因子（RF）：9.44U/mL，血清C-反应蛋白（CRP）：1.0mg/L，抗链球DNA酶-B（ADNS）：122U/mL。心电图示：窦性心律，

心率 56 次 / 分，心电轴正常。胸片示：心、肺隔未见异常。腹部 B 超未见异常。

西医诊断：发热原因待查。

中医诊断：内伤发热；寒饮阻遏，阳郁不舒。

治法：温阳化饮。方以苓桂术甘汤加味：茯苓 20g，白术 15g，泽泻 15g，桂枝 20g，干姜 12g，葛根 20g，杏仁 10g，枳壳 10g，甘草 6g。3 剂，水煎服，每日 2 次。

患者急于求效，急煮 - 煎即趁热而服，顿觉心烦欲呕，胸脘灼热不适。考虑药性偏热，不能受纳，嘱其冷服。

二诊：药后自觉发热减轻，微汗出，小便量多，唯背冷腹痛未见改善，舌苔转为白腻，脉沉细。据此脉症分析，知上方通阳化饮效力已到，但药力尚不足，加用大黄附子汤以温中散寒，给邪以出路，使之从大便而解。药用：茯苓 20g，白术 15g，泽泻 15g，桂枝 20g，干姜 12g，葛根 30g，杏仁 10g，枳壳 10g，甘草 6g，大黄 10g，附子 10g，细辛 3g，黄芪 30g。水煎服，3 剂。

三诊：无发热、背冷，精神可，肢体转温，舌质黯红，苔薄白，脉象亦渐和缓。因患者不耐汤药，改服济生肾气丸，以图根治。

按语：患者形体肥胖，为痰湿之体，中阳不足，易感外邪，且病程日久，医者汗不得法，阳气更虚，致临床诸症。发热为脾虚不运，饮邪内停，阳气郁滞，营卫失调所致。阳气不达四肢故身冷，饮停心下，其输穴在背，故背冷尤甚。《金匮要略·痰饮咳嗽病脉证并治第十二》："夫心下有留饮，其人背寒冷如手大。"下焦阳虚，气化不利，饮邪随冲气上逆，故少腹攻冲作痛。《医宗金鉴》云："若邪甚而不去者，留于心上则阻心阳，必背寒冷……留于胸中则壅肺气，必短气而喘。"舌苔白滑腻，证属脾肾两虚，饮邪内停。《金匮要略·水气病篇》："脉得诸沉，当责有水。"遵"病痰饮者，当以温药和之"之法，治以温阳化饮。方中茯苓、泽泻、白术健脾利水；桂枝辛温通阳，同甘草配伍，辛甘温阳，温运脾阳以助化饮；干姜辛开温通。《珍珠囊》谓："干姜其用四：通心助阳，一也；去脏腑沉寒痼冷，二也；发诸经之寒气，三也；治感寒腹痛，四也。"

杏仁开宣肺气，枳壳下气行散，两者平调升降，疏理气机；葛根解肌舒筋，入阳明，功专项背，饮邪去，阳气复而郁热自除。诸药合用，淡渗利湿，健脾通阳。然病程日久，饮邪难以速去，当温补脾肾治其本，以行、消、开、导治其标，合大黄附子汤而效力倍增。关于附子之用，刘渡舟老前辈曾谈到，临证当以形寒肢冷，苔必滑润有津，脉必尺弱无力。然桂附之品，辛热燥烈，应中病即止。此患者不能耐其热毒之性，故热药冷服，谓之反佐。

本文刊发于《河北中医》2010 年第 32 卷第 1 期

（安洪泽）

第十二节　杨光福教授临证经验举隅

杨光福教授是河北大学附属医院主任医师，河北省首届名中医。从医 30 多年来，一直从事临床、教学、科研工作。对脑心血管病及其危险因素的研究有很深的造诣，秉承全国名老中医专家任琢珊教授学术思想之精华，"师古不泥古，尊师重发挥，立论基临证，探究寻真谛。"对临床疑难杂症有独特的诊疗经验，笔者有幸侍其左右，谨摘录验案以飨读者。

一、天龙通经活络汤治验出血性中风

王某，女，60 岁，农民，2014 年 2 月 24 日初诊。于 3 周前无明显诱因突然出现右侧肢体活动无力、麻木，伴有头晕、恶心呕吐，无意识障碍，查头颅 CT 提示左侧外囊区脑出血约 26mL。既往有高血压病史。查体：血压140/110mmHg，神清语利，伸舌右偏，示齿口角左歪。右侧肢体肌力 3+ 级，肌张力低，痛觉稍减退，腱反射弱，巴宾斯基征阳性。刻下症：右侧肢体活动障碍，

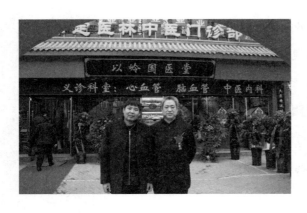

麻木，偶有头晕，饮食、二便及睡眠均正常，舌淡红苔白微腻，脉弦。此为风阳上扰、瘀痹经络之证，宜平阳除湿、通经活络为法。予天龙通经活络汤加减。药用：天麻15g，地龙10g，钩藤10g，秦艽15g，茯苓10g，枳实10g，石菖蒲12g，鸡血藤30g，桑枝12g，丝瓜络10g，桂枝10g，焦三仙30g。7剂，水煎服。嘱清淡饮食，畅情志，加强肢体功能锻炼。二诊：药后诸症无明显好转，舌红苔腻，脉弦。原方加木瓜10g，继服7剂。三诊：右侧肢体无力及麻木有好转，饮食、睡眠好，二便正常，舌脉可。前方继服21剂后麻木感消除，右侧肢体肌力4级、肌张力正常，痛触觉正常，腱反射稍亢进，病理征未引出。拟法平阳活血、益气通络，方以天龙还五汤加减：天麻15g，地龙10g，钩藤10g，制黄芪30g，当归10g，赤芍10g，川芎12g，丹参12g，鸡血藤30g，丝瓜络10g，桑枝12g，桂枝10g。14剂。五诊：一般情况可，生命体征平稳，右侧肢体肌力、肌张力正常，腱反射稍亢进，病理征未引出。复查脑CT平扫血肿完全吸收。前方继服14剂以巩固疗效。

按语：大量临床资料表明，脑出血属本虚标实，即在本虚（气、血、阴、阳亏虚）的基础上，标实（风、火、痰、瘀）等多种因素的共同作用，导致脏腑功能失调，气血逆乱于脑而发病。杨教授长期致力于中西医结合治疗脑血管疾病的研究，认为出血性中风病位在脑，损及经络。病机为阴虚阳亢，迫血外溢，瘀血滋生湿痰，经络痹阻。急性期和恢复早期阳亢、瘀血、湿痰共病，恢复晚期和后遗症期以正虚血瘀为主，经络阻滞贯穿病程的始终。提出出血性中风分期分时段分型辨证治疗方案，临床应用天龙通经活络汤、天龙还五汤为主治疗取得较好疗效。方中天麻、地龙、钩藤平阳息风、通经络，桑枝、秦艽、泽泻、茯苓、丝瓜络祛风除湿、通经络。黄芪、赤芍、当归、川芎补气活血化瘀，促

使瘀血吸收。诸药配合共奏平阳除湿化瘀、补气通经活络之功效。

二、丹红还五汤治验缺血性中风

刘某，男，67岁，干部，2013年6月1日初诊。活动时突然出现右侧肢体无力、麻木，失语伴呕吐，并迅速出现完全性瘫痪、昏迷、左侧瞳孔散大，脱水治疗后瞳孔正常，头颅CT提示左侧大脑大面积低密度灶，诊为脑栓塞。脑外科行颅骨开窗术后住院治疗16天出院。既往有高血压病史，冠心病－心房颤动病史。查体：血压140/100mmHg。神清。完全性运动性失语。伸舌稍右偏，示齿口角左歪。右侧肢体肌力0级、肌张力减低，痛觉减退，腱反射减弱，巴宾斯基征阳性。刻下症：右侧肢体弛缓性瘫痪、麻木，失语，饮食少，大便秘结，小便正常，舌淡红苔薄白，脉弦硬。此为脑瘫血瘀、闭阻经络之证。法宜化瘀除湿、通经活络。拟方：丹红通经活络汤加减。药用：丹参15g，红花12g，秦艽15g，鸡血藤30g，地龙12g，桑枝30g，桂枝15g，丝瓜络10g，桑寄生30g，牛膝10g，清半夏10g，熟大黄10g，伸筋草10g，甘草6g。嘱清淡饮食，加强肢体及语言功能锻炼。守方60剂，肢体症状逐渐好转，可室外活动，不搀扶独自上下二楼，拄杖室外锻炼，麻木基本消除，失语无明显好转、饮食可，睡眠好，二便正常。继用丹红还五汤合丹红解语汤加减。药物：丹参15g，红花12g，赤芍10g，鸡血藤30g，地龙12g，川芎10g，桔梗10g，白附子10g，远志10g，石菖蒲15g，郁金12g，木蝴蝶12g，甘草6g。遵法加减变通45剂，能简单发音，倚杖生活。

按语：大面积脑栓塞为缺血性中风的危重病症。病情演变过程为中经络→中脏腑→中经络，多由虚、血、湿、痰而起。清代医家王清任认为中风因"气虚血瘀"而成。杨教授认为缺血性脑卒中与正气自虚、瘀血湿痰、痹阻经络关系最为密切，由瘀生湿乃为缺血性脑卒中急性期的病机关键，而恢复期的病机则以气虚血瘀、经络受损为主。丹红还五汤方中丹参、红花，黄芪、川芎、赤芍、当归、补气活血化瘀；鸡血藤、地龙活血通经络；秦艽、桑枝、丝瓜络除湿通经络；桂枝温通经络，牛膝、桑寄生强筋骨，通经络。诸药合用，共奏补气化瘀、除湿通经络之功，使气旺血行，瘀湿得去，经络通畅，则诸证康复。本案由中经络进行性加重至中脏腑（脑外科手术治疗），再由中脏腑逐渐减轻演变为中经络的全过程。说明应用"补气化瘀，除湿通经络"法治疗脑栓塞，临床可获取显著疗效。

三、金威尿石汤治验输尿管结石

李某，男性，40岁，农民，2014年5月6日初诊。患者于2天前劳动中突然出现右背腹疼痛，伴有呕吐、腹泻、尿频数，持续10余小时后逐渐缓解，并反复发作。刻诊：患者腰腹部绞痛并向右下腹部及阴囊部放射，伴有尿短赤，淋漓涩痛，排尿中断，表情痛苦，呻吟不止，舌质暗红，苔黄而腻，脉数，尿镜检：红细胞"+++"，白细胞"+"。B超示：右输尿管结石（大小约0.7cm×0.6cm），右输尿管扩张伴肾盂轻度积水。肾功能示血尿酸高。此证属湿热蕴结、热伤血络之石淋，当清利湿热、利尿通淋排石为法，自拟金威尿石汤：金钱草30g，威灵仙20g，鸡内金30g，通草10g，萹蓄10g，瞿麦10g，车前子15g，黄芪15g，枳壳10g，木香10g，生大黄10g$^{（后下）}$。7剂，每日1剂。二诊：无不适主诉，查体及舌脉如前，复查B超示：右输尿管结石影消失，膀胱内可见一0.4cm×0.6cm结石影。原方继服14剂后，复查B超右输尿管及膀胱区未见结石影，但患者未主诉有结石排出。

按语：泌尿系结石属中医"砂淋""石淋"等范畴。《诸病源候论》所云，"诸淋者，由肾虚而膀胱热故也"。其发生机制乃肾及膀胱气化不利，湿热蕴结下焦，煎灼尿液，尿中杂质凝结而形成结石，瘀积水道为患。当以清热利湿，利尿通淋排石，方中金钱草具有利尿通淋、清热排石，为治砂淋之要药，与萹蓄、瞿麦、鸡内金相须为用，有增其化石、溶石之力，可使砂石溶解；威灵仙辛散温通，性猛善走，通行十二经脉，具有溶石解痉之功；瞿麦、车前子、生大黄清热利尿，通淋泄浊，利于水液排泄。生黄芪益气扶正并佐制威灵仙之辛散走窜，合枳壳、木香行气并有助于输尿管的蠕动，增强排石利尿之功。

四、止嗽散加味治验咳嗽性晕厥

患者男，46 岁，农民，2014 年 4 月 15 日初诊。主因发作性呛咳伴意识丧失 35 天。因感冒后出现咳嗽无痰、咽痒，经治疗无好转且逐渐加重，随即出现剧烈呛咳，严重时伴见意识丧失，持续 3 ~ 5 分钟可缓解，后有大汗出，日发 2 ~ 3 次，无规律性。脑电图未见异常。头颅 CT 平扫未见异常。肺 CT 平扫未见异常。既往体健。查体：血压 120/70mmHg。神清合作。双肺呼吸音清，心率 80 次 / 分，律齐正常。肝脾未触及，全腹无压痛及反跳痛。腹叩鼓音，无移动性浊音，双肾区无叩痛，肠鸣音存在。双下肢无水肿。此症属"咳嗽""晕厥"等范畴，为肺心郁滞、闭阻清窍之证。现代医学称之为咳嗽晕厥综合征。予止嗽散加味宣肺解表、止咳化痰，药用：百部 20g，紫菀 10g，款冬花 10g，白前 10g，前胡 10g，橘皮 10g，桔梗 10g，浙贝母 10g，川芎 10g，丹参 20g，夏枯草 10g，甘草 10g。7 剂，每日 1 剂。二诊咳嗽明显好转，无晕厥发作，但有咳嗽时头晕不适。继服上方 7 剂。三诊服药 14 剂后咳嗽基本消除，无晕厥发作及头晕不适。嘱其停服汤剂，口服银杏叶片善后。

按语：咳嗽晕厥综合征是指咳嗽时发生的短暂性意识丧失，能迅速自行恢复而不留任何后遗症的一组病症。其机制为剧烈咳嗽使胸腔内压增高，致使静脉回流受阻及心脑血管反射性因素引发本病。临床特征是剧烈咳嗽后立即出现意识丧失，全身肌张力低下、面色苍白、脉搏微弱，站立者可能跌倒，严重者有面肌及四肢抽搐、面色发绀等。轻症患者可无意识丧失。历时数秒至数分钟后呼吸逐渐规则，随之意识清醒。发作后无明显头痛、昏睡等，发作次数不定。依据上述临床表现和辅助检查并排除癫痫可作诊断。中医理论认为，肺气郁闭，心脉阻滞，闭塞清窍可以出现类似咳嗽晕厥综合征等表现。拟方止嗽散加味治疗以宣肺开郁润肺止咳为主。方中紫菀、百部、白前宣肺止咳；桔梗、浙贝母、橘皮理气化痰；川芎、丹参、夏枯草通肺络解痉挛，畅通清窍，甘草调和诸药。

全方有升有降，有散有收，温而不燥，疗效较好。当然，引起咳嗽性晕厥的发病机制尚有虚、实、寒、热、痰、瘀等因素，可涉及肝、心、脾、肾等脏腑，临床上还需结合舌脉症表现来辨证施治。

五、加味脱敏煎治疗过敏性紫癜

患者，男，53岁，主因周身皮肤紫癜伴燥热10天，于2013年6月14日就诊。患者10天前无明显诱因出现皮肤紫癜，双下肢较著，伴燥热不安，曾住院给予激素、抗过敏等药物治疗，病情稍好转出院。刻下症为周身皮肤紫癜，以双下肢为著，对称散在分布，未融合成斑，色暗红，不高出皮肤，无痒感及关节肿痛，神疲乏力，查其舌红有瘀斑，舌苔薄，脉象弦数。此属血热毒蕴，泛溢肌肤之证。法宜清热凉血，化斑祛毒。药用：防风10g，银柴胡10g，五味子10g，乌梅20g，丹皮10g，赤芍10g，紫草10g，黄柏10g，知母10g，秦艽10g，地骨皮10g，当归10g，甘草6g。每日1剂，水煎分2次服。服药5剂，周身皮肤未见新鲜斑点，原有斑点色转暗，双下肢皮肤紫癜尚存，明显减少，燥热消除。继服前方14剂，皮疹完全消退。嘱其忌吃辛辣刺激性食物善后。

按语：过敏性紫癜是一种血管变态反应性出血性疾病。其发病机制主要是由于机体对某些物质产生变态反应，引起毛细血管壁的通透性和脆性增高。属于中医学葡萄疫、肌衄等范畴。本病多因热毒郁于肌肤，阻于经络，迫及营血而致血热妄行，发为瘀斑。离经之血为瘀血，故本病又多夹瘀。因而采用清解热毒、凉血活血化斑的加味脱敏煎治疗，取得较为理想的效果。银柴胡甘寒益阴，清热凉血；乌梅酸涩收敛，化阴生津；五味子酸甘而温，益气敛肺，补肾养阴；方中防风祛风，善祛体内外一切风邪；四药疏理肝脾，祛风抗过敏；赤芍、丹皮、紫草活血化瘀，凉血止血，寓行血于止血之中，使血止而瘀祛。药理研究丹皮、赤芍、紫草可抑制血小板聚集，改善微循环，有较好的抗过敏作用。黄柏、知母、秦艽、地骨皮凉血解毒、清退虚热；甘草补脾益气；当归补血养血，活血通络，符合"治风先治血，血行风自灭"之说。诸药相配，共奏疏风清热、凉血消瘀、化斑祛毒、抗过敏之功效。

本文刊发于《河北中医》2016 年第 38 卷 4 期

（安洪泽）

第十三节　滋肾疏肝饮治疗更年期综合征 76 例临床观察

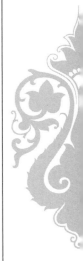

更年期综合征是指妇女绝经前后由于雌激素减少而出现的一组内分泌失调和自主神经功能紊乱的综合征。主要表现为月经失调、烦躁易怒、多疑善感、烘热汗出、心悸失眠、眩晕耳鸣、腰酸神疲、记忆力减退，下肢水肿、便秘等一系列症状。中医病机为肝肾不足、天癸竭绝、精血虚少、冲任失调。故《素问·上古天真论》云："女子七七，任脉虚，太冲脉衰少，天癸竭，地道不通，故形坏而无子也。"笔者以滋肾疏肝饮治疗更年期综合征 76 例疗效满意，现报告如下：

一、临床资料

本组共 76 例患者，年龄最大 54 岁，最小 45 岁，病程最长 2 年，最短 3 个月，所有患者均有月经紊乱或停经，阵发性烘热、多汗，情绪不稳，心悸失眠，腰背酸痛、健忘，性欲低下等症状。舌质红，舌苔薄黄，脉象弦细或沉细。体格检查及实验室检查均正常。

二、治疗方法

自拟滋肾疏肝饮为基本方。处方：仙茅 15g，淫羊藿 20g，知母 15g，黄柏 10g，巴戟天 15g，柴胡 10g，白芍 10g，生地 10g，当归 10g，酸枣仁 30g，远志 10g，夜交藤 20g，合欢花 20g，茯神 20g，紫贝齿 30g。加减：神疲乏力者加黄芪 20g、太子参 30g；汗出甚者加浮小麦 30g、五味子 15g；心烦者加栀子 10g、淡豆豉 20g、百合 20g；急躁多怒加麦冬 12g、莲子心 10g；浮肿者加茯苓皮 20g、益母草 20g；眩晕重者去巴戟天加天麻 10g、石决明 30g、钩藤 15g；腰腿酸疼者加川续断 15g、牛膝 20g；痞闷纳呆去黄柏、知母，加炒白术 15g、苏梗 15g、鸡内金 6g；小便失禁加益智仁 10g、桑螵蛸 10g。煎服法：每天 1 剂，水煎 200mL 分 2 次温服，2 周为 1 个疗程，4 个疗程后观察效果。

三、疗效标准与治疗结果

参照国家中医药管理局《中医病证诊断疗效标准》评定。①治愈：自觉症状体征消失，无不适感，随访 1 个月无复发；②好转：大部分症状消失，停药后个别症状有复发，但程度较轻；③无效：症状、体征无明显改善。结果：治愈 38 例占 50%，显效 35 例占 46.1%，无效 3 例占 3.9%，总有效率 96.1%。

四、典型病案

陈某，女，48 岁，2009 年 1 月 23 日因心烦失眠 3 个月初诊。近 3 个月来情绪不稳定，烦躁易怒，多疑善虑，头晕耳鸣，烘热汗出，寐少梦多，腰膝酸软，口干便难，尿少色黄。查舌质红，苔薄微黄，脉细数。患者 15 岁初潮，经期经量经色正常，无血块，无痛经史，25 岁结婚，孕 2 产 1。近 1 年来月经不规律。体格检查及实验室检查均未见异常。诊为更年期综合征，属肝肾不足，肝郁气滞，心失所养。治宜滋肾疏肝，宁心安神。方用自拟滋肾疏肝饮加减：仙茅 15g，淫羊藿 20g，知母 15g，黄柏 10g，柴胡 10g，白芍 10g，生地 10g，当归 10g，川续断 15g，酸枣仁 30g，远志 10g，夜交藤 20g，合欢花 20g，茯神 20g，紫贝齿 30g，莲子心 5g，浮小麦 30g。每日 1 剂，水煎 2 次，早晚分服。并嘱调畅情志。2 月 7 日再诊：服药 14 剂，夜寐安和，汗出好转，感头晕目眩较重，上方去炒酸枣仁、莲子心，加菊花 10g、钩藤 15g。继服 14 剂。2 月 21 日三诊：诉头痛眩晕明显好转，眠可，时感轻微烘热汗出，情绪不稳，仍以前方加减以巩固疗效。1个月后复查，临床症状消失，随访至今，未再复发。

五、讨论

更年期综合征是指在因卵巢功能减退，雌激素水平下降而出现的以自主神经功能紊乱为主，伴有精神神经症状的一组综合征。以往以调节神经及应用安眠药物来改善症状或补充雌激素为主治疗本病。但疗效往往不理想，且有一定不良反应。本病属祖国医学的"绝经前后诸证"范畴。妇女在"七七"前后肾气渐衰，天癸将竭，冲任二脉虚损，精血不足，加之情志因素，气血失调，脏腑功能紊乱，导致肾阴阳失调而发为本病。"肾为水火之宅"，心、肾二脏水火相济，如肾阴不足，不能上济心火，则出现心悸失眠、五心烦热等症状；肾阴阳两虚则表现头晕耳鸣、烘热汗出、时而畏寒、腰酸乏力、性欲低下；过度的情绪改变致肝气郁结，气机失调而出现烦躁易怒，胸胁疼痛，善太息，口苦等症状。总之肾虚为本病的主要病机，因此恢复肾中阴阳的相对平衡，使阴平阳秘为其根本之治。方中仙茅、淫羊藿、巴戟天能升发肾气而兴阳，阳气复，阴精自生，精血同源，又配伍当归养血活血，调理冲任。佐以知母、黄柏滋水源，益真阴，泻肾火。六味药集寒热补泻于一方，温而不燥，凉而不寒，阴阳并调。当归、生地养血柔肝。柴胡、白芍疏肝理气，二药辛开苦降，一散一收，一上一下，共奏调理气机的作用。栀子解郁清热。远志、夜交藤、合欢花、紫贝齿宁心安神。茯神能"安魂、养神、延年"（《神农本草经》）。诸药合用共奏补肾养肝、疏肝解郁、安神除烦的功效，使阴阳平衡，如是则肾充、肝平、心宁而诸症自愈。实践表明，在治疗更年期综合征中，滋肾疏肝饮对机体应激能力，精神情绪状态及性功能均明显改善，且无任何不良反应，值得临床推广应用。

本文刊发于《中医药导报》2010年16卷2期

（安洪泽）

第十四节 综合疗法治疗肝郁化火型抑郁症 98 例临床疗效观察

抑郁症是一种常见的情感性精神障碍，以显著而持久的心境低落为主，并有相应的思维和行为改变 [1]。临床表现为心境低落、思维迟缓、言语动作减少，并伴随有食欲降低、性欲减退、睡眠障碍等躯体症状。本病当属中医"郁证""癫证""脏躁""百合病"等范畴。历代医家多以情志不舒、气机郁滞为抑郁症之病因，其中尤以肝郁化火为多见。

一、临床资料

天津中医药大学第一附属医院心身中心经多年临床探索与研究，总结出一整套治疗抑郁症的方法。以药物离子导入、理疗、针灸、中药汤剂等数法并治，取得了较为满意的疗效。选取门诊及住院抑郁症患者 98 例，男性 41 例，女性 57 例；平均年龄（32.6±11.2）岁，病程平均（3.42±2.89）年；职业中学生 14 例，工人 33 例，管理及技术人员 32 例，其他 19 例；文化程度在初中以下 39 例，高中以上 59 例；合并焦虑 39 例，恐怖 12 例，强迫意识 14 例。

二、诊断标准与观察方法

以国家中医药管理局 1994 年 6 月发布的中华人民共和国中医药行业标准《中医病证诊断疗效·郁症》为依据进行诊断分型与疗效评定。中医辨证符合肝郁化火证，症以精神忧郁，心神不宁，善太息，两胁胀痛，痛无定处，腹胀纳差，或咽中不适，如物梗阻、舌红、苔黄、脉弦数为主；并经抑郁自评量表

（SDS）[2]评定标准分＞50分，汉密顿抑郁量表（HAMD）17项[2]总分为18～24分，既往未经过抗抑郁治疗。

三、治疗方法

1．针刺治疗

取穴：百会、印堂、神庭、四神聪、上星、风池、神门（双）、内关（双）、合谷、三阴交（双）、足三里；常规皮肤消毒后，选用华佗牌0.25mm×40mm针灸针进行治疗，各穴得气后均行提插或捻转1分钟，留针30分钟。其中百会、印堂穴得气后加上海产"GD680电针治疗仪"，选取断续波留针30分钟，足三里采用温针灸。每日1次，连续针刺6日，休息1日，治疗4周为1个疗程。

2．离子导入疗法

仪器：DL-ZⅡ型直流感应电疗机。药物：自制解郁合剂（丹参8g，当归6g，合欢花3g，鸡血藤8g，栀子10g，麦冬12g，姜黄10g，半夏18g，五味子6g，郁金12g，珍珠母20g）。方法：在劳宫穴行穴位离子导入，输出电流10mA，时间20～30分钟。

3．口服虑烦汤剂

基本方：丹皮10g，栀子10g，黄连6g，莲子心10g，远志10g，百合30g，生地10g，淡豆豉10g，柴胡10g，当归10g，白芍10g，茯苓20g，枳壳10g，夜交藤30g，磁石30g[（先煎）]，龙齿30g。每日1剂，水煎200mL分早晚2次温服，治疗1个月为1个疗程。加减：口苦加龙胆草10g、黄芩10g、夏枯草10g；失眠明显者加炒酸枣仁30g、合欢皮15g、珍珠母30g；汗出过多加煅牡蛎30g、浮小麦30g、稻根须20g；食欲不振加陈皮10g、佛手10g、砂仁10g；烦躁

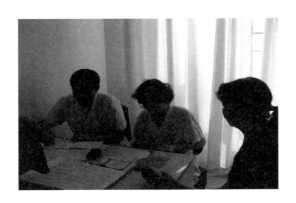

者加青礞石 30g^{（先煎）}、石菖蒲 10g；久病有瘀者加丹参 30g、川芎 10g。

四、疗效判定标准及结果

参照《临床疾病诊断依据治愈好转标准》[3] 及 1995 年 1 月版《中医病证诊断疗效标准》郁病疗效评定标准。治愈：治疗 2 个疗程后，症状消失，情绪稳定，工作生活恢复正常，随诊半年以上未复发，测试标准分值减少 71% 以上。显效：治疗 2 个疗程后，症状大部分消除，偶有不适感，能坚持工作学习，测试标准分值减少 31%～70%。无效：治疗 2 个疗程后，症状、情绪均无改善，测试标准分值减少不足 30%。本组 98 例患者，其中治愈 74 例，显效 21 例，无效 3 例。

五、典型病案

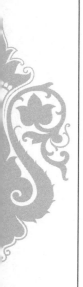

韩某，女，42 岁，公司职员。于 2009 年 1 月 25 日初诊。患者 3 个月前因与丈夫吵架后，自觉特别委屈，爱哭，情绪低落，凡事高兴不起来，入睡困难，凌晨 3 点钟醒后不能再睡，食欲不振伴口苦，自觉消瘦了许多，且有"不如一死了之"的想法。曾口服舒乐安定，睡眠改善不明显。诊其舌质红，舌苔薄黄，脉象弦数。抑郁自评量表（SDS）评定标准分 62 分，汉密顿抑郁量表（HAMD）17 项总分为 24 分。诊断：西医：抑郁症；中医：郁证；肝郁化火，心神不宁。治则：滋阴清热，除烦安神。治法：针灸取穴：三阴交、太冲、合谷、内关、曲池、上星、头维、太阳、四神聪、风池、完骨。其中百会、印堂加电针；劳宫穴解郁汤剂离子导入；中药煎剂：予虑烦汤剂化裁。药用：淡豆豉 10g，栀子 10g，生地 10g，丹皮 10g，柴胡 10g，黄连 6g，莲子心 10g，远志 10g，百合30g，磁石 30g^{（先煎）}，赤芍 10g，白芍 10g，茯神 20g，夜交藤 30g，枳壳 10g，龙齿 30g，龙胆草 10g，黄芩 10g，合欢皮 15g；上方共服 14 剂，患者情绪稳定，睡眠改善，余症皆轻，先后随症加减用药：浮小麦、合欢花、佛手、玫瑰花、石菖蒲、郁金、菊花等，共治疗 2 个月，症状消失。抑郁自评量表（SDS）评定标准分 40 分；汉密顿抑郁量表（HAMD）17 项总分为 8 分。

师承医腋集

六、讨论

抑郁症是一种严重危害人类身心健康的常见精神疾病，发病率及患病率逐年上升。临床主要采用心理疏导疗法和药物疗法，但无论传统抗抑郁西药还是新型抗抑郁西药如多虑平、百忧解（盐酸氟西汀）等，虽有一定疗效，均存在一定的不良反应，严重影响了患者的依从性，中医药治疗抑郁症的优势逐渐受到重视。抑郁症属中医郁症的范畴，其病机主要是由于情志所伤，肝气郁结，逐渐引起五脏气机不和所致，《丹溪心法·六郁》中说："气血冲和，万病不生，一有怫郁，诸病生焉，故人身诸病多生于郁。"情志不遂、肝郁抑脾、耗伤心气、营血渐耗、心失所养、神失所藏，故忧郁伤神、心神不安，正如《灵枢·口问》篇中说："悲哀愁忧则心动，心动则五脏六腑皆摇。"治疗多以疏通气机、开窍安神为法。随病程发展及转归不同，又有夹痰、夹瘀及久郁化热不同。本综合疗法自拟虑烦汤剂中柴胡、白芍、当归、枳壳疏肝理气，养血柔肝。其中柴胡、白芍为治疗郁证的对药，二药辛开苦降，一散一收，一上一下，共奏调理气机的作用，柴胡得白芍之收，疏肝气而不致耗肝阴，白芍得柴胡之散，补肝体而不致阻碍气机、碍肝之用；故唐容川说："木气冲和条达不致遏郁，则血脉得畅。"百合地黄汤润养心肺；丹皮凉血清热；栀子豉汤除烦泄热；远志、夜交藤、生龙齿、磁石宁心安神；黄连清心安神；莲子心味苦性寒，能清心去热，安神除烦，交通心肾；茯神能"安魂、养神、延年"（《神农本草经》）。全方共奏疏肝理气、滋阴清热、除烦安神之效，为治疗抑郁症的良方。然中医治病以辨证为主，不同病症当不同对待。

研究表明[4]，调神疏肝针刺法可提高中枢神经系统的多巴胺（DA）、去甲肾上腺素（NE）及 5- 羟色胺（5-HT）的含量，从而起到抗抑郁的作用。电针是在中医学传统针灸疗法的基础上，采用微量电流代替手工捻针，具有刺激时间长、刺激量人为可控、不良反应小等特点，在治疗抑郁症中表现出一定优势。《难经》曰："督脉者，起于下极之俞，并于脊里，上至风府，入属于脑。"督脉要穴百会能升调阳气，健脑安神，经外奇穴印堂循督脉，二穴合用达到调

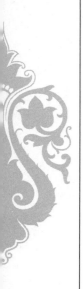

节脑神之功。加以脉冲电的治疗作用，更能提高疗效；配合神庭、上星、四神聪、神门、内关、三阴交以健脾调神，安神宁志，调畅气机，平衡阴阳。故经云："阴平阳秘，精神乃治。"内关宽胸解郁；手厥阴心包经之"荥"穴劳宫具有安神镇惊，宁心通络的作用；足三里采用温针灸，健脾和胃，使气血生化有源。诸穴共奏养心益脑、调神理气之功。

在采用针药治疗同时，心理治疗也很重要，目的是帮助患者解除其思想苦闷，使患者能怡情自遣、宽怀调养、心情舒畅、思想开朗、精神愉快。早在《灵枢·师传》中对语言疏导疗法就提出了具体要求、方法和步骤："人之情，莫不恶死乐生，告知以其败，语之以其善，导之以其所使，开之以其所苦，虽有无道之人，恶有不听者乎？"即充分调动和利用人"恶死而乐生"的心态和抗病康复的内在积极因素，促进心身康复。在治疗中要倾听患者的诉说；理解、同情、安慰患者；劝解其消除恐惧心理；科学解释，使其正确认识和对待疾病，帮助患者树立战胜疾病的信心。同时叶天士在《临证指南医案》也指出"郁证全在病者能移情易性"，强调了心理治疗对郁证的重要意义，配合药物共同达到治愈目的。

参考文献

[1] 沈渔邨.精神病学 [M].北京：人民卫生出版社，1998：413-431.

[2] 张明园.精神科评定量表手册.长沙：湖南科学技术出版社，1993：35-38.

[3] 孙传兴.临床疾病诊断依据治愈好转标准［M］.2 版.北京：人民卫生出版社，1999：222.

[4] 杜元灏，李桂平.调神疏肝针法治疗郁证的临床研究 [J].中国针灸，2005，25（3）：151.

本文刊发于《光明中医》2009 年 12 期

（安洪泽）

第十五节　王琦应用高枕无忧汤辨治失眠举隅

　　王琦教授为第二届"国医大师"，全国老中医药专家学术继承指导老师，他学验俱丰，熟读经典，躬行实践，通晓各种疑难杂症。笔者有幸待诊其左右，跟师抄方，现不揣简陋将老师治疗失眠病验案进行整理，供同道参考。

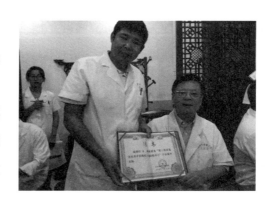

　　病案1：王某，女，61岁，2015年4月28日初诊。主诉：失眠1年余。现病史：一年前与人争执，生气后出现入睡难，睡眠轻浅，多梦易醒，严重时每日睡眠不足3小时，服用安眠药仍难以入睡，伴失眠后头痛。舌红，苔薄白，脉弦。诊断：不寐，阴阳不交，肝魂不藏。治疗：燮理阴阳，调肝安魂。处方：夏枯草20g，百合20g，法半夏10g，苏叶15g，延胡索15g，甘松10g，酸枣仁30g。21剂，水煎服。服药14剂后，睡眠明显好转，每晚可以安睡6小时。自行停药1个月后症又复发，原方继服2个月，电话随诊诉痊愈。

　　按语：老师认为，阴阳失交，肝魂不藏是失眠的主要病机，或阳盛不得入阴，或阴虚不能纳阳，如《灵枢·大惑论》云："卫气不得入于阴，常留于阳，留于阳则阳气满，阳气满则阳蹻盛，不得入于阴则阴气虚，故目不瞑矣。"同时，肝魂不藏，浮游于外，魂不入肝则不寐。老师根据其病理特点，创立高枕无忧汤，据临床兼症进行加减。本方对单纯性失眠有确切疗效。方中半夏配夏枯草、苏叶配百合是老师常用的对药。半夏得至阴之气而生，夏枯草得至阳之气而长，二药可从阳引阴，阴阳交会而治失眠。苏叶"朝仰暮垂，"百合"朝开暮合，"

能引阳气而归阴分。且苏叶有醒脾解郁之功（《本草正义》）；百合甘而微寒、清心安神，"治失眠不宁、易惊醒"（叶橘泉《食物中药与偏方》）。两者相合，清心安神，疏肝解郁。延胡索镇静安神，配酸枣仁、甘松，养肝敛魂，理气开郁。诸药合用，共奏燮理阴阳、调肝安魂之功。

病案2：施某，女，32岁，2014年9月17日初诊。主诉：失眠8年。现病史：8年前产后出现入睡困难，多梦，性情急躁易怒、眼干、手心热、足心凉。月经量少，月经先后不定期。近1个月来症状加重伴胸闷气短，肢体麻木，食后腹胀便秘，每3～5天1次。患者自生产后未参加工作，专注照顾孩子，不愿外出，情绪低落，委屈易哭，舌质暗，舌脉略紫暗，脉弦细。诊断：不寐，肝郁气滞，魂不守舍。治法：疏肝理气，调肝安魂。处方：柴胡12g，枳壳10g，白芍20g，生甘草10g，川芎15g，香附10g，小麦60g，夏枯草20g，法半夏10g，苏叶10g，百合15g，决明子20g。21剂，水煎服。二诊时诉能安静入睡5小时以上，大便易解，情绪较前好转，自觉症状大部分消失，再予巩固治疗。

按语：本方为柴胡疏肝散、高枕无忧汤的合方。肝主疏泄，性喜条达，若思虑劳倦过度，情志不遂，木失条达，则致肝气郁结，经气不利，而见胸闷气短，善太息，脘腹胀满。郁而化火伤阴，肝血不足，肝魂不藏则不寐。遵《内经》"木郁达之"之旨，宜疏理肝气、交会营卫之法。柴胡疏肝散具有疏肝养肝、理气调血和胃之功。高枕无忧汤燮理阴阳，调肝安魂。甘麦大枣汤出自《金匮要略》，治疗妇人脏躁，精神恍惚，喜悲伤欲哭，为养心安神之剂。故加小麦养心阴、益心气、安心神、除烦热。决明子归肝、大肠经，有清肝明目、润肠通便之功。老师抓主证，详审病机，治兼症，深思熟虑，用药如用兵。组方多以小方合方，配伍严谨，效如浮鼓。

病案3：赵某，女，45岁，2014年12月31日初诊。主诉：失眠3年。现病史：3年前因家庭琐事暴怒而出现失眠，开始噩梦不断，睡眠质量差，伴有早醒。曾以疏肝解郁、养血安神诸法治之罔效。1年前加重至整夜不眠，服用安必施（Ambien）10mg可睡眠5～6小时，醒后出现太阳穴至后头部跳疼，不

师承医腋集

服药则不能入睡。近 3 年出现闭经，经治后月经复至但量少，有血块。伴有心慌、惊悸不安，悲伤易哭，乏力神疲，腰背发凉，口干多饮，纳可，夜尿频多，大便秘结。查其舌质暗红，舌脉迂曲紫暗，苔白微腻，脉细无力。诊断：不寐，气滞血瘀，神魂不安。治法：理气活血，调肝安魂。处方：柴胡 10g，枳壳 10g，牛膝 10g，桔梗 10g，川芎 10g，赤芍 10g，桃仁 10g，红花 10g，生地 20g，当归 10g，延胡索 10g，夏枯草 15g，百合 20g，苏叶 15g，合欢皮 20g，萱草 20g。30 剂，水煎服。二诊诉服药 5 剂后渐能入睡，停用西药也能安静睡眠 6 小时，无惊悸不安，月经量较前增多。效不更方，继服上方。后随访痊愈。

按语：本案以暴怒为诱因，怒则伤肝，肝失疏泄，气机郁滞，血脉瘀滞不畅，故月事不来；肝魂不藏则失眠心悸；郁久则肝失调达，故急躁易怒。结合舌质紫暗，即可辨证为瘀血阻滞，阳不入阴。法当理气化瘀，安神敛魂。《医林改错》有"夜不安者，将卧则起，作未稳又欲睡，一夜无宁刻，此血府血瘀"的记载。故予血府逐瘀汤合高枕无忧汤加减将息。血府逐瘀汤由桃红四物汤和四逆散加桔梗、牛膝组成。其中桃红四物汤养血祛瘀，四逆散疏肝理气，调畅气机，以助活血化瘀，桔梗与牛膝一升一降，调畅气机，使清气得以上升，浊气得以下降。全方行气散瘀，使气畅血行，同时佐以高枕无忧汤引阳入阴，交会营卫。合欢花一味就是黄昏汤，是取其黄昏即合的特征，有交阴阳之妙；《本草求真》谓："萱草味甘而气微凉，能去湿利水，除热通淋，止渴消烦，开胸宽膈，令人心平气和，无有忧郁。"诸药合用，临床诸症得以缓解。故《医林改错》云："夜不能睡，用安神养血药治之不效，此方若神。"

病案 4：贾某，男，27 岁，2015 年 6 月 10 日初诊。主诉：失眠 3 年。现病史：睡眠差，入睡难，易醒，乏力，近 3 个月来症状加重伴口苦、心烦急躁，时有胸闷，大便秘结。舌质红，苔黄腻，脉滑数。诊断：不寐。痰热上扰，神魂不安。治法：清热化痰，调肝安魂。处方：陈皮 10g，茯苓 15g，法半夏 10g，甘草 6g，枳实 10g，竹茹 10g，柴胡 10g，黄芩 10g，生大黄 6g，磁石 20g，生龙、牡各 30g，夜交藤 20g，神曲 10g。服上方 21 剂后，睡眠好转，以上法巩固治疗。

按语：患者多食肥甘油腻之品，酿成痰热，痰热郁遏于中，内扰于上，以致失眠。《张氏医通》曰："脉滑数有力不眠者，中有宿滞痰火。"故拟温胆汤加减。老师认为，使用温胆汤当有如下表现：一是恶心，呕吐，口苦口黏；二是精神不安定，易惊，心慌，失眠，多梦；三是舌苔腻或滑。方中茯苓、陈皮、半夏、甘草即"二陈汤"，是化痰理气的基础方；加竹茹清胆热，黄连降心火，大黄泄热通腑，痰热得除，火不上熏，心神则安。龙骨、牡蛎镇惊宁神，潜阳平肝。夜交藤"安五脏，和心志，令人欢乐无忧（《神农本草经》）"，《本草备要》言其"夜则藤交，有阴阳交合之象"共同组合成方，功能调畅胆气，化痰和胃，对于痰热上扰的失眠诸症颇具功效。

病案5：谢某，女，60岁，2015年4月10日初诊。主诉：失眠伴头晕3年。入睡难，多梦、早醒，每晚睡眠不足3小时。时有烘热，口干渴欲饮，尿频尿急，苔白水滑，脉沉细。测血压170/100mmHg，空腹血糖7.5mmol/L。诊断：不寐，水湿内盛，阻遏阳气。治法：温阳化饮，缩泉安神。方以五苓散合缩泉丸加味。处方：茯苓30g，猪苓10g，桂枝10g，炒白术15g，泽泻20g，乌药10g，山药30g，益智仁10g，丹参15g。7剂。二诊：睡眠明显改善，每晚能较好睡眠5小时，尿频、口干减轻，苔白，脉沉细。效不更方，继服7剂。三诊：血压150/80mmHg，入睡较易，梦境减少，每晚可较好睡眠6小时，诸症缓解。守方继服14剂。其后经回访诉诸症均好转，故未来复诊。

按语：本病例是笔者临证发挥，基于老师对失眠病机在于阳不入阴的认识。患者以失眠为主，兼症尿频尿急，口干渴不欲饮，可考虑膀胱气化功能失司。"膀胱者，州都之官，藏津液而气化出焉"，代肾主水，气化津液，使清中之清者沿三焦而出，补充卫气，熏蒸于肓膜，温分肉，充皮肤，清中之浊由膀胱化溺排出。卫气通过膀胱经而出于表，亦通过膀胱经而循行于诸阳经。膀胱气化不利，卫气布散异常，故尿频尿急；津液不布，水饮停于内，则见口干渴不欲饮；水饮阻隔，卫阳活跃于外，不能入于营阴，故见夜不能寐。治疗当从化气利水，引阳入阴而论。仲景《伤寒论》云："太阳病，发汗后，大汗出，胃中干，烦躁不得眠，欲得饮水者，少少与饮之，令胃气和则愈。若脉浮，小便不利，微热，消渴者，五苓散主之"；"渴欲饮水，水入则吐者，名曰水逆，五苓散主之"。其中，不得眠、小便不利、渴欲饮水均属于水湿内停之证，故予五苓散通因通用，利水渗湿，使水饮去而阴阳和，不安神而神自安，不寐自愈。

总之，老师以交通阴阳、调肝安魂为失眠的辨治准则，巧妙应用高枕无忧汤专方专药治疗失眠症，结合辨证辨体用药，审因辨治，无不应手而效。同时还对患者进行心导，语之以其善，导之以其所便，开之以其所苦，因此能取得奇效良验。

本文刊发于《第二届国医名师高峰论坛暨学术思想及
临床经验研修班》会刊，北京，2016 年 5 月
（安洪泽）

第十六节　杨光福教授个体化分型辨治
高脂血症经验

高脂血症是导致动脉粥样硬化和心脑血管疾病的主要危险因素。临床可表现为高胆固醇血症、高甘油三酯血症、低密度脂蛋白血症、混合型高脂血症。随着人们生活方式的改变，发病率逐年上升，且呈年轻化趋势。他汀类、贝特类、烟酸类等西医降脂药物疗效肯定，但均存在不同程度的不良反应。早期发现并采用个体化分型辨证调治高脂血症对预防心脑血管病至关重要。杨光福教授是河北省首届名中医，硕士生导师，笔者有幸随其门诊，侍从左右，谨对其辨治高脂血症临床经验进行总结阐述，以飨同道参考。

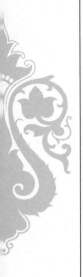

一、病因病机

中医学本无"高脂血症"病名，早在《类经》即有："膏，脂膏也。津液和合而为膏，以填补于骨空之中，则为脑为髓，为精为血。"的记载。目前多归属于"脂浊""痰浊""瘀血"等范畴。现代人嗜食膏粱厚味、久

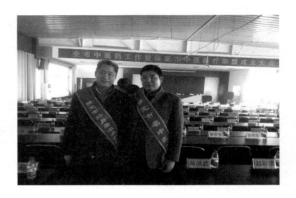

坐久卧，或忧思伤脾，均可使脾虚失运。脾胃为后天之本、气血生化之源，脾虚则水谷精微不能布行，水湿停滞，湿浊弥漫经络血脉，阻滞气机，聚湿成痰。故《本草秘录》云："人之脾胃健旺，汤水谷入腹，不变痰而变精，惟其脾胃有病也，水谷入腹，不化精而化痰。"当气血津液运化失调，则痰湿阻络，滞而为瘀，或湿邪久郁化热，湿热蕴结，弥漫三焦出现头晕、脘痞、尿赤等诸多病变；情志不遂、劳伤过度或久病体虚，气血虚弱不能推动血液周流全身，故而凝滞于脉；或肝木乘脾，木郁土壅，肝脾不调，因而气机不畅，进而膏脂输布、运化障碍而成高脂血症；"年四十而阴气自半"，老年肝肾阴虚，虚火灼津成痰，或水不涵木，木不疏土，湿积生痰，痰浊流聚脉道，痰瘀互阻而成脂浊；且"脾阳根于肾阳"，肾阳虚衰不能化气行水，阴津不足不能充养脉道，血滞于脉中而出现血脂增高。总之，本病多为本虚标实，即肝脾肾虚，痰瘀内阻。并且随体质、年龄及病程的不同，而分别表现为以下几种类型，临床需"观其脉症，知犯何逆，随证治之"。

二、个体化分型辨治

1. 脾虚湿盛型

症状：血脂升高兼见脘腹胀闷，泛恶欲呕，纳差食少，腹痛腹泻，肢体困重，

师承医腋集

舌淡胖有齿纹，苔白腻，脉濡滑。治则：调脂、健脾化湿。方药：调脂健脾汤（红参、苍术、白术、茯苓、薏苡仁、半夏、陈皮、桔梗、石菖蒲）。

2. 痰浊中阻型

症状：血脂升高兼见眩晕，头重如裹，心悸胸闷，呕恶痰涎，不思饮食，体肥肢困，舌苔白腻，脉滑。治则：调脂、化痰和中。方药：调脂和中汤（苍术、半夏、陈皮、泽泻、茯苓、姜黄、瓜蒌、石菖蒲、桔梗、天竺黄）。

3. 湿热蕴结型

症状：血脂升高兼见胁肋胀痛，口苦纳呆，口气臭秽，呕恶腹胀，大便不调，小便短赤，或阴囊湿疹，或睾丸肿胀疼痛，或带下黄臭，外阴瘙痒，舌苔黄腻，脉弦数。治则：调脂、清利湿热。方药：调脂清利汤（柴胡、龙胆草、大黄、虎杖、黄芩、藿香、石菖蒲、茵陈、泽泻）。

4. 气滞血瘀型

症状：血脂升高兼见情志抑郁，胸闷易怒，善太息，胸胁或乳房走窜胀痛，或月经不调，少腹疼痛，或咽如物梗，吐之不出，吞之不下。舌质暗，或有瘀斑点，脉涩或弦硬。治则：调脂、理气逐瘀。方药：调脂理气逐瘀汤（柴胡、香附、枳壳、丹参、赤芍、田七、焦山楂、泽兰、川芎、当归）。

5. 气虚血瘀型

症状：血脂升高兼见体倦乏力，自汗，胸痛心悸，肢体瘫痪，舌暗苔白，脉细涩。治则：调脂、益气逐瘀。方药：调脂益气逐瘀汤（红参、黄芪、茯苓、当归、川芎、桃仁、红花、赤芍、丹参、地龙）。

6. 肝肾阴虚型

症状：血脂升高兼见眩晕，健忘寐少，耳鸣如蝉，口燥咽干，烦躁易怒，腰膝酸软，五心烦热，舌红少苔，脉细数。治则：调脂、补益肝肾。方药：调脂益阴汤（熟地、丹皮、山药、山茱萸、茯苓、泽泻、枸杞子、玉竹、黄精、墨旱莲）。

7. 脾肾阳虚型

症状：血脂升高兼见畏寒肢冷，腰膝酸软，腹胀便溏，四肢浮肿，小便不利，舌质淡，苔薄白滑，脉沉细弱。治则：调脂、温补脾肾。方药：调脂温补汤（人参、黄芪、白术、茯苓、泽泻、萆薢、淫羊藿、骨碎补、杜仲、桑寄生、怀牛膝）。

三、单味降脂中草药

在个体化血脂升高基础上结合症状表现进行临床分型辨证，合理选择某种特异降脂中草药，可显著提高疗效。目前已据现代药理实验研究和临床实践发掘和整理出数十种降血脂中草药。

1. 降低血清总胆固醇（TC）为主的中草药有首乌、甘草、枸杞子、杜仲、银杏叶、葛根、桑寄生、蒲黄、泽泻、刺五加叶、灵芝、当归、川芎、沙棘、荷叶、薤白、大豆、陈皮、半夏、怀牛膝、漏芦等。

2. 降低血清甘油三酯（TG）为主的中草药有金银花、黄连、黄芩、刺五加叶、柴胡、大黄、冬青子等。

3. 降低 TC 和 TG 为主的中草药有决明子、蒲黄、灵芝、香菇、冬虫夏草、蜂乳、丹参、茺蔚子、泽泻、三七、姜黄、淫羊藿、绿豆、天花粉、大黄、何首乌、山楂、绞股蓝、银杏叶、女贞子、三七、枸杞子、桑寄生、葛根、水蛭、茶叶、大蒜、柴胡、茵陈、虎杖、黄精、马齿苋、熊胆、月见草等。

4. 具有祛痰泄浊降脂作用的中草药首选茵陈、泽泻、石菖蒲、桔梗；具有活血化瘀降脂作用的中草药首选桃仁、赤芍、田七、丹参、水蛭；具有补益肝肾清源降脂作用的中草药首选党参、白术、枸杞子、决明子、制首乌、山茱萸、熟地、桂枝、焦山楂、萆薢、丹参、泽兰、泽泻、黑白丑、决明子、参三七。

四、验方选编

1. 降 TC 方

荷叶、薤白、枸杞子、陈皮、葛根（覆盆子）、灵芝、刺五加。

2. 降 TG 方

山楂、黄连、黄芩、大黄、葛根（覆盆子）、灵芝、刺五加。

3. 降 TC、TG 方

荷叶、山楂、决明子、枸杞子、葛根（覆盆子）、灵芝、刺五加。

杨老师认为，痰湿体质是高脂血症高发的体质类型，多见于肥胖或素瘦今肥之人；对于血脂异常而无任何临床症状者，当结合年龄、体质及有无其他疾病进行个体化治疗，对临床上无明显症状而仅出现血脂升高者当以滋补肝肾治疗为主，佐以理气解郁活血之品，同时可以采取药食两用的荷叶、大蒜、海带、马齿苋、山楂、决明子、苦丁茶等进行调理，并告诫其保持良好生活习惯和愉悦的心情，忌食膏粱厚味，加强运动以舒筋活血，促进脂质转化及消耗，防止血脂蓄积升高。做好"未病先防，已病防变"的治未病观念，可以明显减少因高脂血症而引起的心脑血管疾病所带来的严重不良后果。

（安洪泽）

第十七节　杨光福教授辨证调治胰腺癌的思路和方法

杨光福教授是原河北大学附属医院中西医结合科主任，二级正高职，主任中医师，硕士研究生导师，中医药师承指导老师，国家及省级重点学科学术带头人。河北省"首届名中医"暨"白求恩式好医生"，保定市"十大终身名中医"，从医数十载，临床经验独特，效果好。现将杨老师调治胰腺癌的经验和思路概总之，供同道参阅。

一、概述

胰腺癌是一种恶性程度很高，诊断和治疗都很困难的消化道恶性肿瘤，约90％为起源于腺管上皮的导管腺癌。其发病率和死亡率近年来明显上升。5年生存率＜1％，是预后最差的恶性肿瘤之一。本病发病率男性高于女性，男女之比为（1.5 ~ 2）：1。

二、病因

胰腺癌的病因尚不十分清楚。其发生与吸烟、饮酒、高脂肪和高蛋白饮食、过量饮用咖啡、环境污染及遗传因素等有关。

三、临床表现

1. 腹痛

可发生全腹疼痛，有压痛。

2. 黄疸

其伴有小便深黄及陶土样大便，进行性加重。

3. 消化道症状

最多见为食欲不振，其次有恶心、呕吐，可有腹泻或便秘甚至黑便，腹泻常为脂肪泻。

4. 消瘦、乏力

进行性加重。

5. 腹部包块

进行性增大。

另外可发生症状性糖尿病，血栓性静脉炎，精神障碍的焦虑、急躁、抑郁、个性改变、腹水等症状体征。

四、辨证调治

胰腺癌归属于中医学"积聚""黄疸""伏梁"等范畴。为本虚标实之证，三元失衡，脾胃虚弱为本，气滞、湿热、血瘀、痰凝、毒蕴为标，调治以治标固本为总则，用药不可过于苦寒或泻下，以防伤胃，加重病情。

杨光福教授认为癌症当属正虚邪实、邪盛正衰；基本治则是扶正祛邪，攻补兼施；治实当顾虚，补虚勿忘实。癌症中晚期患者以气血亏虚、阴阳两虚为特征。癌症发病机制与三元（元阴、元阳、元神）平衡失调紊乱衰竭相关，杨光福教授首倡调理三元为辨病辨证调治肿瘤的基本原则。在精心研究分析癌瘤证治的古今名方基础上，汲取众家之长，拟定创立癌症辨病辨证调治系列配方，拟胰癌抑瘤基本方（制黄芪、桑白皮、红豆杉、仙鹤草、公英根、白桦茸、忧遁草、姜半夏、柴胡，按克计量）并随症加减调治。每日 1 剂，水煎服。30 天为 1 个疗程，停药 3～5 天继服下一个疗程。或选加胰癌参蛭慈姑控癌方（西洋参、水蛭、山慈姑、郁金、龟甲胶、鳖甲胶、吴茱萸、片姜黄、皂角刺、鹿角胶，按克计量），均为提取物，冲服或装空心胶囊服用。该方案并适宜术前、术后、放疗后、化疗后患者，获取较好疗效。

1. 气机郁滞型

主症：见于胰腺癌早期，胸胁满闷，食欲减退，恶心呕吐，口干口苦，大便秘结，舌红苔薄，脉弦数。

治则：理气疏郁，解毒散结。

选方：胰癌抑瘤方 1 号：基本方加醋香附 12g，川芎 15g，枳实 10g，炒白术 20g，鸡内金 12g，焦三仙各 10g，黄芩 10g，太子参 15g，甘草 5g。或选加胰癌参蛭慈姑控癌方，冲服或装空心胶囊服用。

2. 湿热蕴结型

主症：见于胰腺癌中、晚期，胸胁胀痛，目睛黄染，身热汗黏，腹背疼痛，皮肤瘙痒，恶心呕吐，大便干结或色如灰土或色如白垩，小便短赤，舌红苔黄腻，脉弦滑数。

治则：清泻湿热，通腑解毒。

选方：胰癌抑瘤方 2 号：基本方加茵陈 15g、生大黄 6g、生栀子 12g、黄芩 10g、黄连 10g、黄柏 10g、醋香附 12g、预知子 15g，鸡内金 15g、炒莱菔子 12g、焦三仙各 15g、甘草 5g。或选加胰癌参蛭慈姑控癌方，冲服或装空心胶囊服用。

3. 气滞血瘀型

主症：见于胰腺癌中、晚期，临床可见黄疸日久，色黄晦暗，面色黧黑，胁下肿块，刺痛时作，不思饮食，身体消瘦，舌暗有瘀斑，脉弦涩或细涩。

治则：疏肝解毒、益气活血。

选方：胰癌抑瘤方 3 号：基本方加丹参 15g、红花 12g、桃仁 10g、醋香附 12g、三棱 10g、莪术 10g、预知子 15g、鸡内金 15g、焦三仙各 15g、甘草 5g。或选加胰癌参蛭慈姑控癌方，冲服或装空心胶囊服用。

4. 中虚湿阻型

主症：见于胰腺癌晚期，胃脘胀满，肿块隐痛，恶心纳呆，大便泄泻，色如陶土，神疲乏力，面色萎黄，舌淡苔白，脉沉弱。

治则：健脾温阳，益气祛湿。

选方：胰癌抑瘤方 4 号：基本方加茯苓 15g、炒白术 20g、苍术 15g、炒扁豆 12g、炒山药 10g、莲子肉 10g、砂仁 10g、薏苡仁 30g、桔梗 10g、泽泻 15g、甘草 6g。或选加胰癌参蛭慈姑控癌方，冲服或装空心胶囊服用。腹痛较剧者加川楝子 12g、延胡索 12g、莪术 10g；恶呕重者加竹茹 15g、半夏 12g、陈皮 15g；发热较重者加板蓝根 30g、石膏 30g。

5. 阴虚热毒型

主症：见于放、化疗者，低热不退，消瘦神疲，口干，烦躁失眠，食少纳呆，腹部闷痛，大便干，小便黄，或有腹水，舌质鲜红或嫩红或红暗，少津，舌苔少或光，脉象弦细数或虚。

治则：养阴生津，泻火解毒。

选方：胰癌抑瘤方5号：基本方加石斛15g、北沙参15g、玉竹12g、制黄精30g、麦冬10g、生地10g、当归12g、鸡内金15g、焦三仙各15g、甘草5g。或选加胰癌参蛭慈姑控癌方，冲服或装空心胶囊服用。伴气虚者加黄芪量；血瘀者加丹参15g、莪术10g；腹部胀满者加八月札12g、制香附10g；腹水较多者加泽泻15g、马鞭草12g。

6. 气血俱虚型

主症：见于中晚期胰癌，除胰腺癌症状外，患者出现消瘦、乏力、低热、贫血等全身症状，舌质红、少苔，脉象弦细。

治则：益气养阴，软坚散结，扶正抗癌。

选方：胰癌抑瘤方6号：基本方加红参10g、麦冬12g、五味子6g、制黄精30g、茯苓15g、熟地10g、当归12g、川芎15g、白芍15g、制首乌15g、鸡内金15g、焦三仙各15g、甘草5g。另加胰癌参蛭慈姑控癌方调治。

7. 阴阳两虚型

主症：见于晚期胰癌，尤其是放化疗后，患者消瘦、乏力、低热、浮肿、怕冷，舌质暗绛，舌苔白腻或黄腻，脉象弦细无力。

治则：平调阴阳，软坚散结，扶正抗癌。

选方：胰癌抑瘤方7号：基本方加北沙参10g、石斛15g、玉竹12g、麦冬12g、五味子6g、制黄精30g、茯苓15g、肉桂10g、制附子10g、小茴香15g、桂枝12g、鸡内金15g、焦三仙各15g、甘草5g。另加胰癌参蛭慈姑控癌方调治。

8. 元神紊乱型

主症：患胰癌后失眠多梦，烦闷不安，忧心忡忡，思虑过度，惶惶不可终日，舌淡苔白，脉弦数。

治则：抑瘤散结，健肾补脑，调整神明。

选方：胰癌抑瘤方 8 号：基本方加仙茅 12g、淫羊藿 15g、肉苁蓉 15g、巴戟天 12g、制黄精 15g、酸枣仁 30g、柏子仁 15g、合欢花 12g、茯神 15g、远志 10g、鸡内金 12g、甘草 5g。或选加胰癌参蛭慈姑控癌方均为提取物，冲服或装空心胶囊服用。

五、典型病案

患者赵某，女性，59 岁，农民，2018 年 7 月 12 日初诊。主诉：上腹部疼痛间作半年。

现病史：半年前患者无明显原因出现上腹疼痛，进食后加重，自行购胃药治疗，症状时轻时重，效果不佳，随来我院诊治，B 超示：腹部胰腺头部肿块，建议上级医院诊治，遂去中国人民解放军总医院（301 医院）诊治，诊断胰腺癌晚期已转移，无手术指征，建议保守治疗。予日本进口药物（临床实验三期）治疗，治疗期间出现烦躁不安，意识模糊，口唇青紫，肢体躁动需 2 ~ 3 人才能按住，因不良反应巨大，遂寻中医治疗。刻下症见：上腹疼痛。神疲乏力，下肢浮肿，畏寒，烦躁，忧心忡忡，舌淡黯舌苔白腻，脉细无力。

诊断：积聚，阴阳俱虚兼元神紊乱。

治则：平调阴阳，软坚散结，扶正抗癌，调整神明。

选方：胰癌抑瘤方 7 号。

方药：基本方加北沙参 10g、石斛 15g、玉竹 12g、麦冬 15g、黄精 30g、茯苓 15g、制附子 10g$^{（先煎）}$、桂枝 15g、鸡内金 15g、川楝子 15g、延胡索 15g、合欢花 15g、远志 10g、柏子仁 15g。

煎服法：7 剂，每日 1 剂，水煎服，早晚 2 次温服。另加胰癌参蛭慈姑控癌方调治。

复诊：2018 年 7 月 19 日药证当合。上腹疼痛减轻，畏寒好转，烦躁减轻，舌脉同前。效不更方，原方续进。此方前后进服 1 年左右，方中或加焦三仙以健胃消食，或加炒酸枣仁以安神。后病情恶化去世。

体会：胰癌发生在身体的胰腺，祖国医学未论及胰腺，将其功能归属于脾，但也属全身性疾病，局部治疗是不能解决根治问题，而从整体观念出发辨证论治，既有局部治疗，又有扶正培本，对改善患者的局部或全身状况都有重要价值。本患者在治疗过程中，用中药改善全身症状和放化疗不良反应效果较好，虽不能根治胰腺癌等肿瘤，但可以延长寿命，改善腹痛、乏力、黄疸、腹水等症状，减轻痛苦提高生活质量。另外在治疗期间，根据辨病论治，可酌加抗癌中药，如红豆杉、白桦茸等药物，效果更佳。

（陈铁龙）

第十八节　杨光福教授特色医案选

杨光福教授系河北大学附属医院教授，主任中医师，硕士研究生导师。河北省"首届名中医"暨"白求恩式好医生"，保定市"首届名中医"，"十大名中医"暨"十大终身著名名中医"等荣誉称号。笔者系河北省第五批老中医药专家学术经验继承人，有幸随师侍诊，受益匪浅，不揣浅陋，现将杨老师临床运用的实践体会撷要如下，以飨同道。

一、肺占位咯血

张某，男，68岁，2018年6月8日初诊。主诉：咳嗽间作6个月，咯血1个月。患者素有气管炎病史，易外感。半年前外感后咳嗽，咳黏痰，量多，在卫生室治疗，具体药物不详，症状时轻时重，1个月前咳嗽加重，痰中带血，在村卫生室输液治疗无效，遂来我科诊治。症见：身体消瘦，乏力，活动发憋，咳嗽，咳黏痰，量多，痰中带血，纳呆，二便可，舌老红苔黄腻，脉大。CT示：右肺有不规则肿物,考虑肺癌?建议患者去上级医院诊治,患者家属考虑家庭经济情况,要求对症治疗。

中医诊断:咯血。

证型:痰热蕴肺。

西医诊断:肺占位(肺癌?)。

治法:清热解毒,化痰止咳。

方药:百部 15g,紫菀 15g,白前 12g,前胡 12g,橘皮 15g,桔梗 12g,款冬花 15g,黄芩 15g,黄连 10g,栀子 15g,甘草 6g,姜半夏 10g。

用法:每日 1 剂,水煎取汁 400mL,分早晚 2 次温服。

二诊,患者服药 7 日后复诊,自述服上方 1、2 剂咳嗽明显减轻,咯血缓解,精神好转,效不更方,原方续进。

体会:患者既往有气管炎病史,伏痰积聚于肺部,适值外感,入里化热,痰热蕴肺,故肺失宣发肃降,咳嗽、咳痰。火灼伤肺络。故痰中带血,舌老红苔黄腻是为佐证。因患者家庭生活拮据,采用中药对症治疗。据此,杨老师以化痰止咳,清热解毒,方用止嗽散合黄连解毒汤加减治疗。紫菀、百部止咳化痰,桔梗味苦辛,善于开宣肺气,白前味辛甘,长于降气化痰,两者协同,一宣一降,以复肺气之宣降,款冬花、前胡止咳。橘皮、半夏长于化痰。黄芩、黄连、栀子、蒲公英清热解毒,药证相合,效如桴鼓。

二、突发性高血压病

患者谢某,女,17 岁,学生,2018 年 7 月 3 日初诊。主诉:眩晕,头痛 7 日。患者 7 日前体检,测血压 200/110mmHg,稍有头晕,头痛,无恶心、呕吐。未影响日常生活学习,以后测血压均明显高于正常,血压最高血压 220/120mmHg,经人介绍前来就诊。症见:头晕,头痛,舌淡红苔薄白,脉弦。既往体健,否认高血压病史,实验室检查:B 超肾动脉、肾上腺、肾实质未见异常。血查肾素 - 血管紧张素 - 醛固酮未见异常。尿常规未见异常。

中医诊断：眩晕。

证型：肝阳上亢。

西医诊断：高血压症。

治法：清肝泻火，息风定眩。

方药：天麻 12g，钩藤 15g，草决明 15g，杜仲 15g，怀牛膝 15g，夜交藤 30g，栀子 10g，桑寄生 15g，茯神 15g，益母草 15g，夏枯草 15g，菊花 12g，罗布麻 15g，生龙骨 30g^{（先煎）}，生牡蛎 30g^{（先煎）}。

用法：每日 1 剂，水煎取汁 400mL，分早晚 2 次温服。

调护：调畅情志，定时睡眠。避免进食辛辣刺激之品。

7 月 16 日复诊，药证当合，头晕、头痛明显减轻，仍述血压 130/80mmHg 左右，偶有头晕，原方续进，以巩固疗效。调护同前。

体会：本例患者为少年女性，突发头晕、头痛，无高血压病史。但血压 200/100mmHg 系平素精神紧张，肝郁化火，肝火亢盛，上扰清窍所致头晕、头疼。据此，杨老师以清肝泻火、熄风定眩为治则，方用天麻钩藤饮加减治疗。天麻、钩藤平肝息风，栀子、夏枯草、菊花、草决明、罗布麻清肝泻火，杜仲、桑寄生补益肝肾以治本，牛膝引火下行，夜交藤、茯神宁心安神，龙骨、牡蛎重镇潜阳，治疗肝火上炎。诸药合用，对精神紧张引起的突发性高血压症（眩晕）有较好效果。现代药理研究：杜仲浸剂能使高血压患者血压降低，改善头晕症状；桑寄生有减慢心率、降压作用；草决明有降血脂、降血压作用；罗布麻有强心利尿、降血脂、降血压作用。临床高血压症治疗要区别对待，有些用中药就可以根治，并非要终身服药。即《伤寒论》云：观其脉症，知犯何逆，随证治之。

三、久病入络之瘀血眩晕

患者王某，男，67 岁，农民，2018 年 7 月 6 日初诊。主诉：头晕间作 10 余年，加重半年，患者头晕时轻时重，曾在不同医院诊治，服中西药物，效果欠佳，

慕名前来就诊，见前医曾用镇肝息风、滋阴息风、化痰息风等药物，症状无明显改善。刻下症：头晕，上腹痞胀，右胁不适，失眠，纳可。二便可。舌暗红裂纹苔薄白，脉弦。既往有慢性胃炎病史20余年，失眠病史15年。否认高血压病史。

中医诊断：眩晕。

证型：瘀血阻络。

西医诊断：短暂性脑供血不足。

治法：活血化瘀，化湿健脾。

方药：柴胡10g，枳实10g，白芍15g，当归12g，黄精30g，茯神15g，远志12g，姜半夏10g，川芎30g，丹参15g，红花12g，甘草6g。

用法：每日1剂，水煎取汁400mL，分早晚2次温服。

调护：调畅情志，定时睡眠。避免进食辛辣刺激之品。

7月13日复诊，头晕明显减轻，上腹痞胀好转。睡眠时间延长，效不更方，原方续进。调护同前。

体会：经云："诸风掉眩，皆属于肝"，肝风内动引起头晕，视物旋转。故前医用镇肝息风，滋阴息风，然效果不佳，杨老师考虑久病入络，瘀血阻滞，方用血府逐瘀汤合二陈汤加减治疗，柴胡、枳实疏肝理气，白芍养血柔肝。川芎、丹参、红花活血化瘀，陈皮。半夏化湿健脾，黄精补脾益气，远志宁心安神，诸药合用，切中病机，效如桴鼓。《医林改错》：叶氏《指南》有久病入络之说，徐氏非之，不知入络即血瘀也。久病入络，血脉不通，形成瘀血，瘀血阻滞，不通则痛，故头晕、头痛。杨老师认为眩晕多血瘀，供血不足所致，故用血府逐瘀汤加味治疗，常获佳效，切中病机，一剂知，二剂已。

四、芍药木瓜加减治疗颈椎病

患者吕某，女，37岁，2018年7月25日初诊。主诉：右手麻木间作5年，加重半年。患者右手麻木间作5年，项背僵硬，行CT检查示：颈椎椎间盘突出。

曾采取针灸按摩治疗。症状时轻时重，经人介绍前来就诊。刻下症：项背僵硬，右手麻木，畏寒，舌淡红苔薄白，脉弦紧。

中医诊断：项痹证。

证型：风寒湿痹阻，瘀血阻络。

西医诊断：颈椎病。

治法：祛风散寒，活血化瘀，通络止痛。

方药：白芍50g，木瓜30g，葛根15g，羌活15g，川芎15g，桑枝30g，桂枝15g，伸筋草30g，透骨草15g，地龙15g，鸡血藤30g，丝瓜络30g，甘草6g。

用法：每日1剂，水煎取汁400mL，分早晚2次温服。

调护：避风寒，枕头要适中，避免长期伏案工作。

8月3日复诊，右手麻木明显减轻，项背僵硬好转，药证当合，原方续进。

体会：颈椎病，现代人的职业病，与长期伏案工作、使用手机、电脑使用时间过长有关。在中国传统医学中并无"颈椎病"的病名，但其症状近似中医的"痹症""项强""眩晕"等描述。《黄帝内经·素问》中，对痹证有如下描述："风寒湿三气杂至，合而为痹也。"《杂病源流犀烛》中："颈项强痛，肝肾膀胱病也，三经受风寒湿邪。"说明颈椎病系风寒湿邪伤及筋脉经络所致。杨老师针对病因病机，选用芍药木瓜汤治疗。芍药、甘草酸甘化阴，养血柔筋，治疗筋脉拘挛不舒；木瓜平肝舒筋，治疗湿痹拘挛；葛根，羌活祛风寒、通经络；透骨草、伸筋草、丝瓜络通经活络，改善项背僵硬；桂枝温阳祛风；鸡血藤、川芎活血化瘀；地龙逐瘀通络。诸药合用，效果斐然。杨老师的经验：脊柱疾病可用芍药木瓜汤加味治疗，颈椎病加葛根、羌活，胸椎病可加狗脊、羌活，腰椎病可

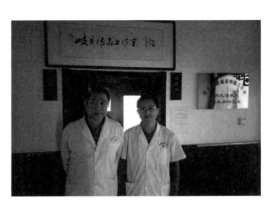

加桑寄生、怀牛膝治疗。方中芍药用量要大，效果才好。

五、自拟方三金鱼脑石胶囊治胆石症案

患者柴某，女，64岁，农民，雄安新区安新县济世堂家属，2018年6月22日初诊。主诉：右上腹胀痛伴呕吐5日。患者5日前无明显诱因出现右胁下及上腹部胀痛，伴恶心、呕吐，呕吐物为胃内容物，饮食减少，大便秘结。患者于2018年6月21日查B超显示胆囊大小正常，壁厚0.3cm，欠光滑，其内可见一强回声斑，其后伴声影，随体位改变而移动，大小约1.9cm×0.8cm。诊为慢性胆囊炎伴胆石症前来就诊，刻下症同前，舌淡红苔薄白微黄，脉弦硬，要求中医治疗。查体：脉搏67次/分，血压130/90mmHg，发育正常，营养中等，形态不胖。双肺呼吸音粗，可闻及少量干啰音，未闻及湿性啰音。心前区无异常隆起及搏动，未触及震颤，心界不大，各瓣膜听诊区未闻及杂音。腹软，肝脾未触及，全腹叩鼓音，肠鸣音存在，不亢进。双下肢无水肿，神经查体未见异常。辅助检查：B超：胆囊炎伴胆石症。

中医诊断：胁痛。

证型：湿热结聚，积久结石。

西医诊断：慢性胆囊炎伴胆石症。

治则：清泻湿热，利胆溶石。

方药：自拟三金鱼脑石胶囊，每次5粒（0.5g/粒），每日4次，30日为1个疗程，停药3～5日，继服下1个疗程。2018年8月10日复诊，患者服药一个多月，于2018年8月9日在雄安新区某医院复查B超显示胆囊壁欠光滑，其内无异常回声，于2018年8月10日再次复查B超未查到胆囊内回声光团，证实患者原有的胆囊内1.9cm×0.8cm结石消失，且无不适主诉，追问患者近1个月未出现右胁及上腹疼痛，即无排石表现。证明患者胆囊结石溶化掉了。

体会：本案为胆囊炎伴胆石症，属中医"胆胀""胁张""黄疸"等症范畴。病机为胆腑湿热互结，凝聚结石，治宜清泄湿热，利胆化石，杨老师总结并遵循

"三位一体疗法"调治胆石症，即采用排（溶）石、体位与叩击、饮食调摄三位一体，相互配合之综合疗法，每每获取良效。方中鸡内金、海金沙、郁金、鱼脑石均有化石溶石作用，此案表明：患者胆囊结石的消失，是三金鱼脑石胶囊化石溶石作用的疗效结果。

（陈铁龙）

第十九节　范新发老师中医心病诊治经验
（结业论文）

一、中文摘要

冠心病作为临床常见疾病，虽不见于古代文献，但根据其常见症状，如胸闷、心痛、心悸、憋气等，散见于胸痹、心痹、心痛、心悸等相关古代文献中。多年来，中医界从冠心病的致病因素，包括脏腑的气、血、阴、阳的亏虚及气滞、寒凝、痰浊、瘀血等方面进行了许多卓有成效的研究，取得了许多可喜的成绩；但同时，我们也看到，湿邪在冠心病发病中的作用尚未引起足够的重视。

随着人们生活水平的提高，生活方式的改变，大气污染的严重，与湿有关的冠心病有逐渐增多之趋势。《素问·至真要大论》云："百病皆生于风寒暑湿燥火，以之化之变也。""湿"在中医病因病机学中占有相当重要的位置。朱丹溪认为："六气之中，湿热为病，十居八九。"叶天士也说："吾吴湿邪害人最多。"湿病及与湿有关地证候，如寒湿、湿热、风湿、暑湿、痰湿、湿瘀等，存在于中医的临床各科之中，冠心病中亦不乏见。《素问·至真要大论》云："湿淫所胜……民病积饮，心痛，耳聋，浑浑焞焞，嗌肿喉痹。"《难经·五十难》云："假令心病，中风得之，为虚邪，伤暑得之为正邪……中湿得之为贼邪。"

指出湿邪能导致心痛、心病，可以说是湿邪与冠心病相关的最早记载；化湿法最早是经方学家最为常用的治疗胸痹心痛的方法，如被尤在泾誉为"医方之祖、杂病之宗"的《金匮要略》一书中，将胸痹心痛设专篇详论，在病因病机和辨证治疗的论述上已形成体系，可以说《金匮要略》在胸痹心痛证治上奠定了现代治冠心病的基础，书中所记载治疗胸痹的"茯苓杏仁甘草汤""薏苡附子散"实际上就是用醒脾化湿法、散寒除湿法论治冠心病的良方，这种从湿论治冠心病的方法在宋代以前一直是医生们治疗该病的主要方法。近年来，有关活血化瘀法治疗冠心病的研究取得了令人瞩目成绩，取得了很好的疗效，但同时我们也看到活血化瘀法并不能涵盖所有冠心病的治疗。

中医传统理论认为，感受湿邪导致体内津液代谢失常，水液停滞于体内某些部位产生"湿郁"，"湿郁"干扰血脉的正常运行从而产生痰浊、瘀血。湿性弥漫，痰性阻滞，由湿到痰到瘀是一个病变由轻浅逐渐加重的病理过程，湿邪是产生痰浊、瘀血的重要致病因子之一，可以说化湿即是化瘀，在瘀血形成之前运用化湿法治疗冠心病实际上是将冠心病的治疗位点前移，更能体现中医"治未病"的思想。

范老师认为"诸病皆因湿、热、郁"在不同的阶段用不同的方法以祛湿利湿、疏肝解郁、柔软散结、豁痰开窍而达到活血通脉之目的。认为心绞痛即胸痹的主要病机，为上焦阳虚，阴气上逆，正如张仲景所说"脉当取太过不及，阳微阴弦"即胸痹而痛。所以然者，则其极虚也，今阳虚之在上焦，所以胸痹心痛者，以其阴弦故也。治以宽胸降气，消痰开结，通阳化气。他认为中医治疗心病的指导思想在于整体恒动观和重视个体特征。通过望、闻、问、切四诊即凭借肉眼观察，耳闻手切，详细询问获得临证资料再进行分析，对病因、病机、定位、病势和病情做出综合判断。通过辨证而且重视疾病阶段性的"证"情变化，注重全身病理的反映，诊断上既整体又动态，既见病又见人，判断比较全面、客观、精确。在治疗上则着重调节疾病累及或相关脏腑的气血功能，纠正因气血痰寒虚等导致的盛衰异常，调节集体的内外环境达到新的平衡并且注重"防重于治"

师承医腋集

辨证论治乃心病取效正道，是中医学学术框架的主轴。

二、治学之道

1. 勤学

范老师常言"医者，病家性命所系，为医者既要有割股之心，又需医道性良，方能拯救难恶"他主张学医者首先要有坚强的意志和百折不挠的献身精神，精勤不倦，持之以恒，方能攀登医学高峰。从医几十年来，对自己严格要求，对学生海而不倦，昼则应诊，授课，夜则读书，撰文嗜书成癖，临证遇难。或求教于前贤，或切磋于同道，反复思索以述真谛；读书有误，则验之临床以期而证，靠这种不屈不挠的毅力和勤奋学习的精神，在祖国医药学这一伟大的宝库中汲取营养，不断奋发向上，反复学习，不断积累，学验俱丰。范老最大的特点就是一个"勤学"。他常用"学无止境，勤能补拙"来勉励自己。勤体现在四个方面即勤读、勤思、勤学、勤问。

（1）勤读：即读熟经典，博览群书，博中有专。范老师在长期实践中深深体会到，要在医学领域中有所作为，必须在中医经典原著上下功夫，中医学术理论源远流长，要溯本求源，就必须以经典原著为基础，根基牢固，日后才能根深叶茂。而经典著作中，尤要学好《内经》《伤寒论》《金匮要略》《温病学》它们既能解决中医基础理论问题，又是理论和实践相结合的典范。在此基础上，在阅读历代诸家名著，从源及流，博采众长。以《内经》而言，他所阐述的阴阳五行、脏腑经络、病因病机、辩证治则等有关理论，是我们的祖先在长期的医疗实践中积累起来的，结合了当时自然科学的成就并受当时朴素唯物论和自发的辩证法的哲学思想而逐渐形成的。因此，《内经》中运用了古代哲学阴阳五行学说的理论观点，并与人体内外相互联系、相互制约的整体观和自发的辩证思想贯穿在整个理论体系之中。迄今仍有效的指导临床，历用不衰。一个医师如果不能很好地领会《内经》的理论，就如同无根之木，无源之水，要想在医疗领域中有所作为，是比较困难的。首先，在读书方法上，认为粗读与细读并重，通篇粗读才能初步了解《内经》的全貌。找出它的重要篇章和关键词句，为精读打下坚实的基础；其次，刻苦精读，深入研究其某一句、某一章节的内容，找出其精髓所在，如此粗读于精读并重，才能学以致用；再次，学与用紧密结合，才能深刻领会原文的精神实质。这样才能更深入地理解和掌握中医学理论体系学术思想和学术原则。

（2）勤思：古人言："学而不思则罔"熟读还需精思，思而得悟。举一反三，范老师认为：学习前贤理论，务必领会其要旨，神而明之，不可执而不化。对经典名著中的精辟论述，要精研细读，反复玩味，去粗存精，突破前人理论和治

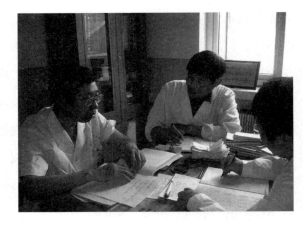

疗上的局限，进行创造性发挥，临证才能得心应手。如对《伤寒论》的学习，老师认为它是一部辨证论治的书，是理法方药一脉贯通的书，它是临证医学的指南针。伤寒中有"杂病"，疾病的发生发展比较复杂，往往牵扯着多方面的因素，应当考虑很多的问题，伤寒也是如此。尤其是它与杂病的关系是很密切的，不知道这一点，就体会不了《伤寒论》的辨证地位。所以，对待疾病不能孤立的、片面地去认识。为什么有的人只见伤寒而不知有杂病呢？就在于没有深入《伤寒论》中而有杂病这一事实。比如以《伤寒论》的挟虚证来说吧，不是有小建中汤证和炙甘草汤证吗？不还有挟饮气的小青龙汤证；挟宿食的大承气汤证，挟里寒的桂枝人参汤证；上热下寒的黄连汤证吗？如此种种，不言而喻，伤寒中确有杂病。因此它既论伤寒又论杂病。通过许多的而又复杂地证例，以提高临床认识，锻炼辨证思维，最后达到辨证论治的目的。《伤寒论》的治疗法则，贯彻两个宗旨：一是"保胃气存津液"；二是"阴阳自和，必自愈"，贵在灵活二字，既要正确评价《伤寒论》也要学以致用，把它的辨证论治与各科临床

师承医脮集

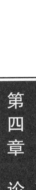

紧密结合起来，且《伤寒论》中法中有法，方中有方，只有学以致用善于结合临床实践，才能融会贯通，其效益彰。

（3）勤问：即不耻下问，作为医者要有虚怀若谷，谦逊向贤的美德，信守"三人行必有我师"之古训，除在学习上辛勤砥砺，孜孜以求，认为道之所存师之所在。它除虚心向前贤及同道质疑求教外，还注意时时处处向群众学习，收集民间单方验方，总结群众防病治病经验。集众之长，融会贯通，从而形成了自己独特的治疗风格。

（4）勤写：即善写笔记，勤写心得，不断积累经验，善记笔记，以备后学，学术有年，临证日久，则注意总结治疗的经验教训，掌握规律，以便更好地指导临床。一贯重视收集和积累资料，并按记载的详尽而认真，患者的主诉、证候、所用处方药物剂量一一写明，留存以备查阅分析，揣摩总结，先后撰写医学论文30余篇，出版专著一部，参编著作一部。

2. 德才兼备，仁术济民

范老师不仅医术精湛，艺术神奇且医术高尚，体察民疾。每天他总是早早地来到门诊，接诊病患。为不耽误给外地患者看病，加号诊治，经常错过午饭时间。下午1点多吃午饭是常有的事，午饭后马上又投入到下午的门诊中。工作完一天，天都黑了，累得腰都直不起来。他总是任劳任怨，待患者如亲人，处处体现了一个共产党员全心全意为人民服务的高尚品德，实现着他学医济世的远大抱负。勇于承担责任，2003年"非典"肆虐，范老师积极参加到中医专家组，会诊患者，处方用药，为中医抗"非典"的胜利做出了应有的贡献。他认为人体就是一个玄妙的小宇宙，其复杂微妙容不得一个医者的丝毫懈怠。病理有内同外异，内异外同，五脏血脉有盈虚之分，通塞之别，差之毫厘，误人性命。所以教育我们学习医术应该是一项严谨而苛刻的事业，每一个有志于救死扶伤，为别人排忧解患的人都应当在求学的路途上对自己要毫不手软，严苛的对待自己的技术，孜孜以求不断苛责自己的医学知识，只有这样才是对病患的尊重。

在"大医精诚"的思想指导下，老师谆谆告诫我辈"为医之法不得炫其声名，

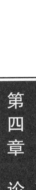
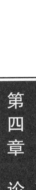

不得恃己所长，专心经略财务，但作救苦之心，于暝道道中，自感多福者耳"，社会是物欲的，不管何人都有可能一不小心跌入五光十色的物欲世界，忘记了当初选定的方向，名利都是能把人高高抛起的东西，所以从古至今都有无数人前赴后继孜孜以求，但这不是一个行医之人应当追求的。对一个医者而言还有什么能比给患者解除病痛之后的欢欣更让人觉得荣耀。作为医者一定要对名利保持清醒的认识，忠于自己的追求，严格律己，穷其心智所要得到的应当是生命本身的褒奖。

三、综述

《内经》名心痛，《金匮要略》名胸痹。均指胸膺满闷不舒、疼痛时作而言，如以通闷并作，满闷为著则称之胸痹，如以心痛为主者责称为心痛。对于心痛，《内经》论述颇多，如《灵枢·五邪》"邪在心，则病心痛"。《素问·藏气法时论》"心痛者胸中痛，胁支满，胁下痛，膺背肩胛间痛，两臂内痛"。《内经》较详细地论述本证的临床特点，并指明本证病位在心，又关联于肺脾肝肾诸脏。于心痛之治疗，《内经》着重提出了针刺治疗的穴位和方法。《灵枢·五味》"心病宜食薤"之记载，为后世创立方药，初奠基础。

《金匮要略》以"胸痹心痛短气病脉证并治"为篇，予以专门论述，仲景认为：阴乘阳位，痰浊内阻胸膺，以致胸阳不通或胸阳不振为其主要病机，辛温通阳，温补阳气为其治疗大法。仲景所创瓜蒌薤白白酒汤、瓜蒌薤白半夏汤、枳实薤白桂枝汤、橘枳姜汤、薏苡附子散、桂枝生姜枳实汤、乌头赤石脂丸诸方，至今仍有效地运用于临床。

金元时期之危亦林《世医得效方》所创之苏合香丸"治卒暴心痛"丰富了胸痹治疗方法。

至明代，王肯堂辨胸痹、胃脘痛之别。强调用活血化瘀为主治疗心痛，始自《症因脉治》。《证治准绳》用大剂红花、桃仁、降香、失笑散，陈修园用丹参饮，王清任之血府逐瘀汤，皆胸痹治疗之发展。

必须指出：肯堂、中梓诸家虽剖判心、胃痛、心、胸痛之别，然所指心痛之部位在歧骨陷处，即今之剑突下。显然多为胆道病变，故亦袭九痛之分，且每论及虫痛。与《内经》之论，与现今之心痛，仍有不同，此又不可不知。

叶天士于胸痹之治疗既上承仲景及诸前贤，而自有发挥。如血络痹阻之用桃仁延胡方；劫伤营络，心营阳伤之用大建中汤加减；营血不足之用当归枸杞子方。当细绎叶案，味其精髓。

《类证治裁》于胸痹之论述，较切实用。尽管辛通化瘀已被广泛运用，但其疗效并不尽人意。通过近年来的深入研究，又提出本虚标实，阴阳气血同病，虚实错杂的病机特点。治疗则主张标本兼顾，调补气血阴阳的同时酌用化瘀、豁痰、利气、通阳诸法。

顾景琰先生于80年代即研究了冠心病的发病规律，以肝肾阴虚，心气亏虚，血瘀气滞最为多见。并对其治疗规律多有探讨，证据确凿，见解深刻，堪为临证之准绳。

焦树德教授，辨析心痹病机，详明证治大法，自成规律。岳美中教授，论病乃浊阴弥漫，苔黄而非尽属热，用药勿过阴柔，非经验丰富老道，不能臻此。

朱锡祺先生擅治心血管疾病，驰名申江，其于诊断思维决策之过程，用药主次之规律，阐发尤详。可为临证龟镜。

李斯炽、方药中、任应秋、邓铁涛、袁家玑诸先生，多以扶正为主，兼以用通，曲尽通补兼施之能事，各积心得。

李介鸣先生主张调达气血贯彻始终。

沪上临床大家曹惕寅先生，重宣肺解郁，主以调畅气机；吴德兴先生力倡从肺论治心绞痛；曹永康先生，药取清芬以治心肺，皆重视从肺论治，颇应细细玩味。

一些医家每从脾胃论治。奚凤霖先生，总结心胃同治10法，燮理中焦，以畅枢机；路志正先生论从脾胃，淋漓酣畅；李聪甫先生亦主张胸痹应从脾胃论治，每宗四法；曹永康亦每用温疏以理脾胃。

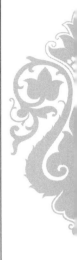

重视治肝者，如路志正先生，肝心痛责之气血失调，疏肝活络，必求其通，所论洋洋洒洒，洵为佳构；陈道隆先生之柔肝疏气，金梦贤之重肝肾，各有奥理，足以启迪来者。

冉雪峰先生论病每重痰热内阻而夹瘀血，主张先通后补，用小陷胸汤加味；蒲辅周先生，治疗心痛应重在活血顺气，反对破血攻气，用两和汤和气血，通补兼筹。

赵锡武先生重通补兼施而以通为补，或心胃同治，或宣痹通阳，或活血利水，每宗瓜蒌薤白半夏汤随证化裁，出神入化。顾兆农先生擅用《医醇賸义》之双解泻心汤，运用灵活，得心应手。

乔仰先先生，善用鹿角、水蛭，亦资借鉴。

四、指导老师学术思想和临床经验的整理

1. 学术思想

通过多年的临床实践，研制出治疗心血管系列中药自制剂。治疗心病（即心血管疾病、冠心病、心肌炎等出现心绞痛、心律失常、心悸气短、胸闷发憋、失眠多梦即头晕目眩等）为其特长。他认为"诸病皆因湿、热、郁"在不同的阶段用不同的方法以祛湿利湿、疏肝解郁、柔软散结、豁痰开窍而达到活血通脉之目的。认为心绞痛即胸痹的主要病机，为上焦阳虚，阴气上逆，正如张仲景所说"脉当取太过不及，阳微阴弦"即胸痹而痛。所以然者，则其极虚也，今阳虚之在上焦，所以胸痹心痛者，以其阴弦故也。治以宽胸降气，消痰开结，通阳化气。研制出治疗心肌缺血、心绞痛的"心脉通1号心脉疏通煎剂"，研制出治疗心率失常的"正搏灵""炙草复率丸""温心复率丸"在临床上取得较好的疗效。主研"地温心复率丸治疗病窦综合征临床研究"获河北省卫生厅医学进步三等奖；"心脉通1号治疗无症状性冠心病的临床研究"获保定市科技进步一等奖，"治疗室性期前收缩的临床研究"获保定市科技进步二等奖；"正搏灵对冠心病患者血管调节肽作用的研究"获保定市科技进步三等奖；"厚

朴抗氧化活性成分的鉴定及抗衰老作用机制的研究"获保定市科技进步一等奖。

老师认为中医治疗心病的指导思想在于整体恒动观和重视个体特征。通过望、闻、问、切四诊即凭借肉眼观察，耳闻手切，详细询问获得临证资料再进行分析，对病因、病机、定位、病势和病情做出综合判断。通过辨证而且重视疾病阶段性的"证"情变化，注重全身病理的反映，诊断上既整体又动态，既见病又见人，判断比较全面、客观、精确。在治疗上则着重调节疾病累及或相关脏腑的气血功能，纠正因气血痰寒虚等导致的盛衰异常，调节集体的内外环境达到新的平衡并且注重"防重于治"辨证论治乃心病取效正道，是中医学学术框架的主轴。

（1）临床辨证善于抓主证和舌脉：临床上进行辨证论治，首先要抓住主证和舌、脉的变化。主证：胸闷、心悸、气短、咽干、嗳气、心胸疼痛、胸膺肩背肩胛间痛，甚则左臂内侧沿心经路线窜痛见此证候即可诊断。结合舌、脉和病机四诊合参辨证。

舌诊：心痹者，由于血脉不通畅，故可见舌质较暗。一般患者舌质无明显变化，有热像或阴虚者，可见舌质发红，瘀血所致者，可见舌有瘀斑。舌苔一般多为薄白。湿致可见白厚苔；痰浊盛者，可见白厚腻滑那边难退之苔。饮食积滞者可见白厚垢积难化之苔。寒甚者，有的可见灰黑之苔，热盛者，可见舌苔黄褐少津。

脉象：寸脉沉者，胸中痛引背；关上沉者，心痛吞酸。沉弦细之脉，多为气痛证；见于寸，多为心痛；见于关，多为腹痛；见于尺，多为下腹、前后阴痛。心痛者中，脉沉而迟者易治；坚大而实，伏大而长、滑、数者难治。脉涩者有瘀血、死血。右手脉紧实为有痰积之证。

（2）确定病机的思维过程：在确定病机前，进行初筛，范老师头脑中存在判断病机的核心综合征。举例来说，只有痰浊壅塞，痰瘀交阻达到一定指标痰浊的病机才能确定。但这个思维过程极短，只有经验丰富的老中医才能做到。

病机的确定，依靠特定的综合征。中医理论和经验表明，孤立的单个症状

和特定的综合征对于证型的确立意义是不同的。如患者有心悸、气短、畏寒、动则汗出、舌质淡胖的症状。病机为气阳两虚。

在复合病机中确立主病机和次病机。当两个病机一虚一实时，除胸痛、胸闷程度严重，或虚证的症状相对较少时，范老师将"本虚"的病机置前，而将表示"标实"的病机放后。

（3）确定随症加减的决策过程：兼证加药分别对待，即有些兼证一出现就考虑加药。如便秘一证，只要患者主诉就加药，因为胸痹患者保持大便通畅是非常重要的。头晕一证轻微的不加药，严重时再加药。

兼证较多时，按经验有先加和后加，一般与胸痹关系密切的如疼痛、失血考虑先加。

加药习惯药对，视物模糊加密蒙花、谷精草；疼痛加金铃子、延胡索；肝郁加柴胡、白芍等。

2. 临床经验

（1）范老师对胸痹的认识：以胸痹为例，通过老师对几个内科疾病认识简介老师的学术思想和临床经验：胸痹是指胸阳不振，气血痹阻而言，以胸部憋闷、疼痛，甚则胸痛彻背、短气、喘息不得卧等为主要表现的病症。本病为本虚标实之证，虚为心之气虚、血虚、阴虚、阳虚，可累及脾、肾；实为寒凝、气滞、痰浊、血瘀。近年来对胸痹多以血瘀、痰浊立论，或痰瘀同治。

1）理论溯源

A. 脾虚湿盛是胸痹的基本病因：《灵枢·邪客》篇谓："宗气积于胸中，贯心脉而行呼吸。"宗气又名胸中阳气，其生成有赖于脾的运化水谷功能，脾气旺则宗气盛，心脉运行流畅，如脾虚不运则聚湿生痰，《医原》曰："湿微则物受其滋，甚则物被其腐，物如此，人可知矣。"湿浊中阻，上蕴胸中，闭阻心脉，则痹塞不通。正如喻嘉言所说："胸中阳气，如离照当空，旷然无外，设地气一上，则窒塞有加，故知胸痹者，阳气不用、阴气上逆之候也。"脾胃为气机升降之枢纽，心肺虽居上焦，实赖脾胃之健运。故《素问·平人气象论》

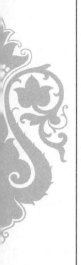

篇说："胃之大络，名曰虚里，贯膈络肺，出于左乳下，其动应衣，脉宗气也。"《金匮要略·胸痹心痛短气病脉证并治》较早提出了从脾胃论治的观点："胸痹，心中痞气，气结在胸，胸满胁下逆抢心，枳实薤白桂枝汤主之，人参汤亦主之。"

B. 痰湿瘀阻是胸痹的病理因素：痰浊凝滞，易阻气机，津运障碍，因痰致瘀，血运失调，因瘀致痰。故《灵枢·百病始生》云："凝血蕴里而不散，津液涩渗，著而不去而成积。"明代秦景明《证因脉治》云："心痹之因……痰凝血滞。"清代龚信《古今医鉴》提出："心痹痛者……素有顽痰死血。"《症因脉症·胸痛论》提出："痰凝气结，或过饮辛热，伤其上焦则血积于内，而胸闷胸痛矣。"指出痰瘀阻络，导致胸痛。痰瘀互结，则胶固难化，而使病程延长，迁延难愈。

C. 瘀热化毒是胸痹的病理过程：《诸病源候论》提出"热结心痛"的概念，认为其病机为"因邪迫于阳气，不得宣畅，壅瘀生热"。《古书医言》记载"邪气者，毒也。"《金匮要略·心典》曰："毒，邪气蕴结不解之谓。""毒"邪侵淫人体与湿、痰、瘀、热胶结，壅滞气血，损伤心络，发为胸痹。故所谓"无邪不有毒，热从毒化，变从毒起，瘀从毒结也。"岳美中认为："年高者，代谢失调，胸阳不振，津液不能蒸化，血行缓慢郁滞，易成痰浊、血瘀"。痰、瘀等久恋不去，蕴结体内，壅塞络道，郁久腐化，久则凝聚成毒，从而形成痰瘀毒相互交结的病理局面。

D. 郁而化热加速胸痹病情进展："郁"有气、血、痰、火、湿、食之异，也有情志、脏腑之别。《灵枢·口问》曰："故悲哀忧愁则心动，心动则五脏六腑皆摇。"《证治汇补》曰："气郁痰火，忧恚则发，心膈大痛，次走胸背。"沈金鳌《杂病源流犀烛·心痛源流》曰："七情除喜之气能散于外，余皆令肝郁而心痛。"叶桂在《临症指南医案》中指出："七情之郁居多，如思虑伤脾，怒伤肝之类也，其原总由于心，因情志不遂，则郁而成病矣，其症心脾肝胆居多。"宋·陈无择明确了其症状特征"脏腑神气，不守正位，为喜怒忧思悲恐惊，郁而不行，遂聚痰饮结积，坚牢有如痞块，心绞痛，不能饮食，时发时止，发则欲死。"明《薛氏医案求脏病》云："肝气通则心气和，肝气滞则心气乏。"

《素问·藏气法时论》云："心痛者，胸中痛，胁支满，胁下痛，膺背肩胛间痛，两臂内痛"。由此可知肝、心两脏生理相关、病理相应，情志因素在胸痹心痛发病中起着重要作用。

2）病因病机：范老师将胸痹的病机概括为：脾虚湿盛，痰湿瘀阻，郁久化热，热聚成毒，热毒犯心，胸阳不振，心脉不通。现代人多嗜食肥甘厚味，烟酒过度，少动懒行，脾失健运，水谷精微不布，进而聚而成湿，停而为痰，痰浊滞留脉络内外黏缠难解，闭阻心胸则气血不通成痹。痰来自津，瘀本乎血，而津血同源，故痰瘀同病同源又互相转化，痰瘀久郁而化热化毒，上犯心胸清旷之区，清阳不展，心之脉道不畅，遂成心痛；冠脉支架成形术（PTCA）是严重的痰瘀痹阻心脉时所采取的紧急救治措施，"金刃所伤"势必使局部经脉脉体损伤，影响心脉运行气血，导致局部瘀血内停，蕴积日久化生为毒。毒邪易与火、热、痰、瘀、湿诸邪胶结心络，壅滞气血，可致胸痹反复发作。同时，大多患者存在不同程度的精神及经济负担，病情经常随情绪波动而变化。影响肝之疏泄功能，此为因病致郁。肝属木，喜条达而恶抑郁，情志内伤、所欲不随，引起肝气郁结，疏泄失调，气郁、血瘀、痰浊互为因果，交互为病。朱丹溪云："气血冲和，万病不生，一有怫郁，诸病生焉，故人生诸病多生于郁。"明代医家王纶曾说："盖气、血、痰三病多有兼郁者，或郁久而生病或病久而生郁或诸药杂乱而成郁。"所以，湿（痰）、热（毒）、郁三者始终贯穿于胸痹的发病过程，而"郁"是胸痹发病及病情转机的关键。

3）辨证论治

A. 脾虚湿盛

临床表现：胸闷胸痛，头晕昏重，呕恶食少，倦怠乏力，口黏不爽，腹胀，舌胖、苔滑厚腻，脉濡细或沉滑。

治法：健脾化痰，理气和中。

方药：二陈汤加味。药用陈皮、制半夏、茯苓、苍白术、甘草、厚朴、枳实。

加减：兼脘痞纳呆加白豆蔻、砂仁、佩兰以醒脾运脾；兼见口苦而黏，小便

师承医腋集

黄，苔黄腻加黄连、黄芩、茵陈以清热祛湿；头晕明显加白芷、葛根、天麻、菊花；乏力明显者加党参、黄芪。

B．痰瘀闭阻

临床表现：胸闷如窒，或痛引肩背，咯吐痰涎，大便干，舌质暗红或紫或有瘀斑，舌苔黄腻，脉滑或涩。

治法：化痰逐瘀，开痹通阳。

方药：枳实薤白桂枝汤合小陷胸汤、丹参饮加减。药用瓜蒌、薤白、半夏、桂枝、丹参、檀香、砂仁、厚朴、枳实、黄连。

加减：胸痛剧烈者加延胡索、川楝子；便秘加酒大黄；舌底脉络紫暗迂曲明显者加桃仁、水蛭。

C．热毒内蕴

临床表现：胸闷而痛，心悸怔忡，脘闷气短，舌质暗红或紫暗，舌底脉络迂曲，舌苔白腻或黄腻，脉弦滑。

治法：清热解毒，化湿宣痹。

方药：四妙勇安汤合黄连温胆汤加味。药用金银花、玄参、当归、甘草、丹参、瓜蒌、枳实、黄连、陈皮、茯苓、竹茹。

加减：下肢肿加葶苈子、桑白皮、茜草；泛酸烧心加吴茱萸。

D．肝郁气滞

临床表现：胸痛如刺，胸胁闷痛或胀痛，气息短促，脘闷嗳气，心烦少寐，苔薄白，脉弦。

治法：疏肝解郁，理气止痛。

方药：柴胡疏肝散合栀子豉汤加减。药用柴胡、赤白芍、郁金、厚朴、枳壳、丹参、淡豆豉、栀子。

加减：心悸失眠加生龙骨、生牡蛎、珍珠母；肝郁气滞明显者加香附、郁金；心烦急躁加黄芩、龙胆草；恶心呕吐加半夏、陈皮。

范老师认为，胸痹之病因复杂，证情各异，要辨别胸闷、心痛的不同，胸闷多发生在病初，或病之轻者，即胸部满闷，或有紧束感、窒息感等。心痛多发生在胸骨或其临近部位，也可出现在上腹至咽喉之间。重者可心痛彻背，既一般胸闷轻者，常无明显心痛；而心痛者则大多兼有胸闷。正如张潞玉所言："五脏之滞，皆为心痛"（《张氏医通·诸痛门·心痛胃脘痛》）。故对胸痹的治疗应四诊合参、辨证求因、广开思路，不宜固守上述几个证型，应从整体出发，或温经散寒，或益气养阴，或调补肝肾等，具体情况具体分析，才能取得较满意的疗效。现将老师临证中运用湿、热、郁理论治疗心病验案介绍如下：

4）临床验案

A．胸痹

王某，男，54岁，因胸痛及左上肢疼痛半月于2009年12月19日初诊。高血压病史10年。近半个月来无诱因出现胸闷、胸痛，并累及左上肢及肩背部，活动后加重，饮食尚可，二便调。查其舌质红，苔黄，舌底脉络迂曲紫黯，脉象弦滑。血压：21/12kPa（160/90mmHg）。心电图提示ST-T段缺血性改变。中医诊断：胸痹。证属热瘀互结，痹阻脉络。宜清热养阴，宣痹通阳之法。方用：金银花15g，玄参20g，当归20g，甘草6g，牛膝20g，瓜蒌15g，黄连10g，清半夏10g，薤白10g，桂枝12g，丹参30g，檀香6g，砂仁6g，厚朴10g，枳实10g，葶苈子20g，延胡索10g，川楝子10g，赤芍10g，白芍10g。7剂，每日1剂，水煎服。二诊症状明显减轻，前臂内侧稍不适，舌淡，苔薄白，脉弦。治以振奋阳气，活络止痛。处方：瓜蒌15g，黄连10g，清半夏10g，薤白10g，桂枝12g，丹参30g，檀香6g，砂仁6g，厚朴10g，枳实10g，葶苈子20g，延胡索10g，川楝子10g，赤芍10g，白芍10g，三七粉（冲）3g，茜草20g。每日1剂，水煎服，7剂后诸症消失。

按语：胸痹是指胸部闷痛，甚则胸痛彻背，短气，喘息不得卧为主症的一种疾病。《金匮要略·胸痹心痛短气病脉证治》云"胸痹不得卧，心痛彻背者，瓜蒌薤白半夏汤主之"，现代人群大多体力活动减少，过食肥甘厚味，损伤脾胃，聚湿生痰，阻滞经络，气血运行失常，痰瘀互结，致心脉痹阻或挛急而不畅。

师承医腋集

郁久化热化毒，上犯心胸，清阳不展，心脉痹阻，遂成胸痹。故以四妙勇安汤清热解毒，活血养阴；瓜蒌薤白半夏汤是治疗痰饮壅盛、痹阻胸阳的有效方剂；现代药理学研究表明：丹参能扩张冠状动脉、增加冠状动脉流量，改善心肌缺血和心脏功能，调整心律，扩张外周血管，改善微循环；檀香辛散温通，行气止痛，解结气而除心痹；葶苈子可泻肺利水，改善心功能。二诊时热毒已祛大半，故加活血凉血、通络止痛的三七粉、茜草而终获全效。

B．瘿痈

李某，女，58岁，因颈部肿痛1周于2009年1月4日就诊。1周前颈部疼痛到社区医院予阿莫西林口服，效果不明显。刻诊：颈部淋巴结肿痛，伴有胸闷气短，头晕，恶心，少寐，舌黯红，脉弦滑。中医诊断：瘿痈，胸痹。病机为热毒壅盛，痹阻胸阳。治宜清热解毒，宣痹通阳。处方：金银花20g，玄参20g，当归20g，甘草6g，牛膝20g，瓜蒌15g，黄连10g，清半夏10g，薤白10g，桂枝10g，丹参30g，檀香6g，砂仁6g，厚朴10g，枳实10g，延胡索10g，牛蒡子10g，赤芍10g，白芍10g，茜草20g，夜交藤30g，水红花子20g。7剂，每日1剂，水煎服。二诊颈部肿痛明显减轻，效不更方，服21剂愈。

按语：范老师在临证中多以经方辨证论治，但患者有时主诉较多，这就需要通过四诊合参，抓住反映疾病本质的临床表现，对疾病有全面的认识，并对症治疗。瘿痈相当于西医的急性甲状腺炎。病机为风温、风火客于肺胃，或肝郁胃热，积热上壅，灼津为痰，蕴阻经络，以致气血运行不畅，热毒瘀结、凝滞于肺胃之外系，结于喉部而成。《素问·痹论》云"痹在脉者，血凝而不流"。故组方选用《验方新编》四妙勇安汤清热解毒，活血凉血；瓜蒌薤白半夏汤提振胸阳。牛蒡子利咽散结，解毒消肿。范老师善用茜草、水红花子，取其清热凉血，改善微循环。药证合拍，故收效。

C．心悸

牛某，女，50岁，主因心慌气短伴面部丘疹1月余于2009年3月10日就诊。

曾到外院心内科、皮肤科就诊效果不明显。刻诊：心悸，胸闷气短，活动后加重，面部丘疹痒痛明显（满面通红），体胖，舌胖，有齿痕，舌苔厚腻，脉结代。中医诊断：心悸，丘疹。辨证：气血虚损，痰湿化瘀，瘀久化热，上犯头面。治宜清热解毒，活血化瘀，补养心气。处方：金银花20g，玄参20g，当归20g，牛膝20g，炙甘草6g，柏子仁10g，黄连10g，苦参10g，阿胶10g^{（烊化）}，甘松6g，地肤子10g，葛根30g，刘寄奴10g，槲寄生20g，槐花10g，茜草20g。7剂，每日1剂，水煎服。嘱忌食辛辣刺激及油腻食物。2009年3月17日二诊：心悸、胸闷、气短较前明显减轻，面部丘疹痒痛明显减轻，舌胖，有齿痕，舌苔厚腻，脉结代。效不更方，原方加紫草10g、白鲜皮10g、淡豆豉10g。以奏活血凉血、清心除烦之功。继进7剂。2009年3月24日三诊：心悸、胸闷、气短较前大减，面部丘疹痒痛消失（面部颜色基本正常），大便干，体胖，舌胖，有齿痕，舌苔薄白，脉细数。辨证以热邪伤阴津为主，治宜以清热养阴、凉血活血为法。方用：生石膏30g，生地10g，麦冬10g，知母10g，牛膝20g，地肤子10g，白鲜皮10g，浮萍10g，茜草20g，紫草20g，槐花10g，苦参10g，当归20g，赤芍10g，白芍10g，川芎10g。7剂，每日1剂，水煎服。取效，继以健脾化湿之法调治，半年后随访未复发。

按语：患者形体肥胖，为痰湿之体，湿邪停聚，阻滞经络，气血运行失畅，致局部血滞成瘀；湿邪日久化热，上犯头面，出现面部丘疹，痒痛难忍。热毒之邪损伤心络而发为心悸。治疗当以清热解毒，活血凉血。三诊时，症状改善，病机发生变化，以清热养阴凉血之法，后以调理脾胃而收功。

痰湿、痰瘀、痰热是多种疾病的病因基础，毒邪涉及多种疾病，是决定疾病发生、发展和转归的重要因素。从现代医学看，外来毒邪包括病原微生物及其毒素、各种理化因素导致的中毒等。内生之毒则包括组织细胞功能障碍，机体一系列病理生理生化过程的产物。中医认为，内生毒邪是由于机体阴阳失和，脏腑功能和气血运行紊乱使机体内生理和病理产物不能及时排出，蕴积于体内而化生。四妙勇安汤以金银花、玄参为君药，金银花清热解毒，玄参滋阴凉血清热，共奏滋阴解毒功效，直击病本，当归养血活血，化瘀散结以治其标，甘草调和诸药，全方具有清养结合、毒瘀并驱的功效，且量大力专，为治脱疽专方，也是清热解毒、滋阴活血法的代表方剂。临床研究表明，四妙勇安汤对周围血管性疾病、心血管系统疾病的治疗都有明确疗效。

（2）范老师对糖尿病的认识：历代医家从阴虚燥热立论，治取养阴清热为主，然而糖尿病临床症状变化多端，并非燥热所能概括，该病发展到一定阶段必将影响气血的运行不畅导致血液停滞，阻滞经络从而产生气滞血瘀、气虚、阳虚、阴虚、血瘀以及痰浊互结证"久病入络""久病多瘀"大凡气虚、气滞、气逆、阳虚、寒凝。热结、痰凝、湿阻、津亏液少均可导致不同程度的血瘀发生。从现代研究资料表明，糖尿病至少存在以下病理生理改变：血液流变血，微循环改变，器官和组织因缺血缺氧而导致的功能失调功能障碍，因代谢障碍导致病理反应。总之，在糖尿病中瘀证与虚证，均存在普遍性，两者之间关系密切。而糖尿病的血瘀证根本原因在于在气虚因此，宜采用益气补肾活血法进行论治。

消渴并症的治疗，痰浊瘀血是糖尿病发生发展的主要致病因素。既可单独致病又可同时诱发。瘀血内阻，血不行则为痰，痰浊滋生，气血不畅则为瘀，痰瘀互生交结不解，变证由生。当以益气养阴、清热祛痰、活血化瘀为主要法则。

另外值得一提的是，从瘀论治并不单指药物而言，同时包括饮食与运动疗法。节制饮食，减轻脾胃负担以断湿热滋生之源很重要；适度的运动有利于脾主肌肉四肢的作用，它可通过促进气血运行以达到润中焦气机使脾运得健。

（3）范老师对脾胃病的认识：气血生化之源在于脾胃，故脾胃强者，气血盛；脾胃弱者，气血虚，此乃脾胃与气血相互关联，互为影响。故脾胃病有在气分者，有在血分者，或气血兼病者，故对脾胃病须气血论治。

1）脾胃气虚：主要为脾胃阳气不足，纳化失调，故其症状为脘腹胀满，胃脘作痛，纳食减少，大便溏薄，神疲四肢乏力，面色白，脉濡，舌淡苔白，治宜参苓白术散。若脾胃虚而一身元气不充，可用四君子汤加黄芪、山药，即六君子汤。若作痛者可加肉桂、白芍、良姜、乌药等。若服补脾胃之剂效不明显者，可补肾。即"虚则补母法"如菟丝子、补骨脂、熟地等温暖下焦。

2）脾胃气滞：外感暑湿风寒，或内伤饮食生冷油咸难化之物，或忧思郁怒情志所伤，皆能使脾胃受伤，运化失司，而使脾胃之气运化积滞影响其纳化之功。故病者常为脘腹胀满，食难消化，嗳腐吞酸，脘胀作痛，胃不思食，便泄不畅，其舌苔厚腻故治法宜理气化滞消积为主，如平胃散、神香散。有邪郁化热者，口干、舌黄、大便秘结，可加黄连、山栀甚则大黄以通之。有热呕吐者以温胆汤。有寒者平胃散加干姜、丁香。

3）脾胃病而病及血分者，一为血虚之证，常见者为心脾血虚，二为血瘀之证。心脾血虚：脾胃为气血生化之源，故脾胃虚弱水谷精气乏于输布滋荣。血者水古之精气也，饮食入胃不能化赤而为血，故血少。血瘀脘痛有在气分和血分之分。"初痛在经，经主气，久病入络，络主血"就是说胃脘痛如久痛不愈则其病入于血络，故治法宜用辛润通络法。若胃痛不仅在于胃脘，而且联及胁背，痛久不愈者此为痛入于络，每用通络法而获效；若胃痛大便色黑，口干不欲饮水，亦宜以血分论治；若胃痛白天较轻，而每于夜间较重者以夜间属阴，血属阴，病入阴分，故亦宜从血分论治；若病在血分，以辛热逐寒，刚燥之剂则燥伤血，血络闭塞故痛反增加，故宜辛润之法，还可用活血化瘀药而效。

（4）范老师对眩晕病的认识：眩晕证即眼前发黑为眩；头目旋转为晕，两者相互并见。发生的病理较为复杂《内经》："诸风掉眩，皆属于肝""髓海不足则脑转耳鸣"此外，"无痰不作眩""无虚不作痰"。实际上临床上未必多见，而更多的是虚实兼有。一定要详细分析患者的临床表现，四诊汇集明确诊断用药方能有效。肝主筋，肾主骨生髓。肝肾不足，日久则髓海空虚，筋脉失养，若遇过劳、过食肥甘等因素即可诱发眩晕。痰瘀内生，阻滞脑络更加剧了内风暗动的病理过程。由于风痰互结，故头蒙于上则眩晕加剧，阻于络则筋脉失养，可出现肢麻痛、僵硬不遂或沉重无力。初始以风痰上蒙阻络，病久则风痰瘀互结而病情加重。

（5）范老师对中风病的认识：《素问·五脏生成》篇云"诸髓者，皆属于脑"

《素问·海伦》亦云"脑为髓之海"。脑居颅内，由髓汇集而成。而脑髓的充养，依靠肾的藏精。肾中精气充盈，髓海得养则听觉灵敏精力充沛，反应敏捷。如果肾中精气亏虚，脑髓得不到适当的补充，则出现精神意识活动障碍，如头晕、目眩、多梦等。如《灵枢·海伦》云"髓海有余，则轻劲多力，自过其度。髓海不足，则脑转耳鸣，胫酸眩冒，目无所见，懈怠安卧。"《灵枢·口问》亦云"上气不足，脑为之不满，耳为之苦鸣，头为之苦倾，目为之眩。"清代汪昂在《本草备要》中曾言"人之记忆皆在脑中，小儿善忘者，脑未满也；老人健忘者，脑渐空也。"

脑血管病及老年性痴呆、脑萎缩最多出现头晕、目眩、记忆力差、多梦。王清任则明确将其归于脑病。其在《医林改错·脑髓说》中指出："灵机记忆性不在心在脑。"并认为该病的病机是年高髓海渐空，脑气虚或脑缩小所致："高年无记性者，髓海渐空"又说"脑气虚，脑缩小……脑髓中一时无气，不但无灵机，必死一时"张锡纯在《医学衷中参西录》中进一步指明：痴呆及脑血管的形成在于脑髓空虚，"人之脑髓空者……甚或突然昏厥，知觉运动俱废"。

肾中精气与脑功能的关系主要表现为作为脑功能物质基础的脑髓地化生来源于肾中精气。一方面，先天禀受的父母之精化生脑髓，成为新生命之神的物质基础。"故生之精为之神，两精相搏为之神"，"人始生，先成精，精成而脑髓生"；另一方面水谷精微产生的后天之精也不断生髓充脑，以维持脑的生理功能。如王清任《医林改错》云："灵机记性在脑者，由饮食生血，长肌肉，精汁之清者，化而为髓，由脊髓上行入脑，名曰脑髓。"因此，肾之精气的盛衰直接关系到脑髓的充盈及大脑功能的正常与否。

随着中医脑说的创立，逐步认识到心与脑共同参与思维活动，张锡纯《医学衷中参西录》指出："人之精明有体用，神明之体藏于脑，神明之用出于心。"也说明老年脑血管病的发生与五脏均有关系。但其根本原因为肾精气亏虚。肾精不足，髓海失冲，元神失养或者肾气日衰，温煦推动无力，脏腑功能失常，气血运化失常，为痰为瘀痹阻清窍均可导致此病。

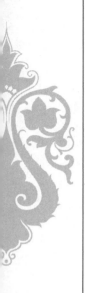

（6）范老师对郁证的认识：郁证是由精神情绪引起的一大类中医病症的总称。由于疾病的精神压力，患者对病情疑虑重重，对治疗失去信心，进而出现胸闷、心烦、纳呆、焦虑紧张，夜间失眠甚而悲观厌世，对生活失去兴趣等。

肝为体阴用阳之脏，肝藏血，肝以血为体，肝主疏泄，以气为用。随着肝郁病程之延长，肝之体用进一步障碍。一方面肝体阴血暗耗，出现肝阴虚，进一步累及肾阴，出现肝肾阴虚表现头晕目眩、耳鸣、五心烦热。另一方面肝郁气滞将侵犯其他脏腑，其中脾胃首当其冲。表现为脾胃升降失常，脾失健运，聚湿生痰，痰湿阻络，上蒙清窍，使清阳不升，浊阴不降，更可郁而化火，扰乱心神。

郁证的治疗：郁证以七情过伤为主，如怒伤肝、喜伤心、思伤脾等。郁则气滞，升降失度肝郁气滞，心脾气结，故以肝胆、心脾之症为多。郁久化热，津液精血暗耗，每致五脏俱虚，易于成劳。故郁证始病在气，继而及血，久则成劳。治疗以医"心病"为主，其次宜舒畅气机、宁心安神，出现虚损，才可言补。

值得提出的是，许多郁证患者久治不愈，常与误补或误攻有关。郁则气滞，其滞或在形躯，或在脏腑，必有不舒之现症，盖气本无形，郁则气聚，聚则似有形而实无形，如胸膈似阻，心下虚痞，胁胀背胀，脘闷不食，气瘕攻冲，筋脉不舒，医家不察，误认有形之滞，放胆用破气攻削殆尽越治越剧，专方又属呆补。此不死于病，而死于药矣。此教训，值得借鉴。

（7）范老师对心悸的认识：心悸多有久病而成，其证时时发作，全身情况较差，病情较重。可见心悸是从病症而言，惊悸是从病因而言，怔忡是从病情而言。故惊悸、心悸都属于心悸的范畴，其成因有外感和内伤之说，也有认为心被邪扰或心虚失养者。

心悸辨证应注意以下几点：①掌握心悸发展规律，如心悸涉气、涉血都病浅，伤阴者深，阴伤及阳者病重，阳衰欲脱者危；②掌握"心主血脉"的意义；③心悸者每因兼证而发作加重。如青年常因感冒而发，老年则多心肺同病，常因痰饮内阻而久治不愈，女子多于经期而证情加重；④心主神又主血脉，心脉的搏动心血的运行必借心阳之鼓舞及心神之调节从而主持者正常的心率、心律

师承医腋集

228

和血液循环。

（8）范老师认为中医治病的方式：辨方证论治，依据为方剂具有对证候治疗的属性。首先，通过望、闻、问、切将四诊病情资料，概括患者的主要症状和体征。其次，回忆经典条文，找出与临床表现相对应的条文，直接投用条文中相对应的方剂，必要时酌情加减变化。在运用中有两个方面的难点：①患者的临床症状和体征往往较多，错综复杂，这就要求要抓住反映疾病本质的临床表现，并对疾病有全面而深刻的认识；②需要背诵大量《伤寒论》《金匮要略》《温病学》等经典条文并熟记于心。

辨证型论治的依据是方剂的对症治疗。

验方治病，由单味药物组成的验方，其治病依据是中药的对症治疗。由多味药组成的验方，其治病依据是方剂的对证候治疗。

（9）范老师应用"药对"体会："药对"就是治疗由"单方"发展为方剂过程中的产物。在疏肝解郁方面有几对：

1）柴胡、白芍：柴胡：苦辛微寒。入心包络。肝胆、三焦经。可疏肝解郁，解表退热，升举阳气。白芍：苦酸微寒入肝经。可养血敛阴，柔肝和血，缓急止痛。柴胡辛散主入气分，白芍酸收主入血分。

2）柴胡、枳实：枳实：味苦微寒。入脾胃经，可破气消积，泻痰除痞。柴胡质轻而清，味薄气升，可升清阳，疏肝解郁。枳实质重而沉、主降泄，可下气消痞，破滞气，行痰湿，消积滞，为脾胃气分之药。一升一降，调理肝脾。

3）香附、川芎：香附：味辛微苦甘、入肝、胃、三焦经。可疏肝理气，调经止痛。川芎：辛、温。入肝胆，心包经。可活血行气，疏风止痛。香附辛苦香燥，为行气开郁要药。上行胸膈，外达皮肤，下走肝肾，外彻腰足，能行经络滞气；入血行血分之气，可调经止痛，为妇科常用。川芎辛温香窜，走而不守，上行巅顶，下达血海，旁通四肢，外彻皮毛，为血中之气药。香附偏于气，川芎偏于血，二药为伍，既理气解郁，又活血止痛。

4）金铃子、延胡索：金铃子苦能胜湿，寒可泄热。凡胸闷腹胀、头痛胁痛、

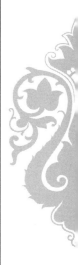

疝痛等因于肝肾不足，不能以先香燥行滞者，可用清润柔肝之金铃子。

延胡索辛散温通，即入气分，又入血分，能行气血，长于活血散瘀，利气止痛，治气滞血瘀之一身上下诸通。两者为伍，清热除湿，行气活血，理气止痛。

（10）范老师用药特点：范老师认为：具有多功效的单味中药在复方中功效的发挥方向与其配伍组合的药物所形成的配伍环境密切相关，即配伍环境是决定药物功效发挥方向的主要因素。桂枝在复方中要发挥散寒解表的功效常与相应的发散风寒药配伍，而且不同的时代桂枝所配伍的发散风寒药物是有差别的。在所研究的202首从汉代到近代的方剂中，桂枝与麻黄、生姜的配伍频次总体上是由多到少，而与防风、荆芥等的配伍是由少到多。配伍防风的频次最高，配伍麻黄的频次居第二位。其次是羌活、白芷、生姜、荆芥，配伍荆芥的频次虽不高，但在现代都具有很好的实用性。

茯苓为《神农本草经》上品。原文味甘平。主胸胁逆气忧惊恐，心下结痛、寒热烦满咳逆，口焦舌干、利小便。久服安魂养神，不饥延年。茯苓为多孔菌科真菌茯苓的菌核，味甘性平，主要具有利水渗湿的功效，广泛用于水湿内停所致的水肿、痰饮、泄泻、小便不畅等多种病症，究其机制，系利小便之功也。

"口焦舌干"非津液不足所致，而是津不上承所致，如明代医家方容认为，茯苓的"治渴"是利水活津之妙。口渴一症，多系津液不足，不能上承与口所致，治当滋阴生津。而茯苓治渴非津液亏乏，而是水液在体内分布不均所致，临床表现如《伤寒论》中提到的渴欲饮水、水入即吐、消渴、烦渴等。茯苓药性平和，即能健脾渗湿，又可扶正祛邪，有补而不峻、利而不猛的特点且无明显的不良反应，适宜长服。

陈皮功效多端，其功效随配伍药物变化而不同，同补药则补，同泻药则泻，同升药则升，同降药则降，除可助肝理气行滞外，还可导滞消痰，调中快膈，运胃气，利水谷，止呕逆。恰和胃失和降病机。有文献报道陈皮水煎液能促进胃排空。

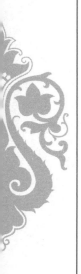

五、范老师学术经验的临床研究

1. 肩凝案

樊某，男，48岁。患肩周炎、颈椎骨质增生1年余，经多方医治，疗效不显，近2个月来症状加重，前来就诊。现症：左侧肩部疼痛，活动受限，生活不能自理，夜间疼痛加重，不能取左侧卧位，经常被痛醒。察其面色苍白，精神萎靡不振，舌质淡红，苔白，脉细缓。此乃肺虚卫外不固，复受风寒之邪，寒凝血滞。治宜黄芪桂枝五物汤。处方：黄芪30g，桂枝15g，赤芍15g，大枣15枚，生姜12g，当归12g，鸡血藤12g，威灵仙30g。每日1剂，水煎服。服上方4剂后疼痛减轻，亦能入睡。仍用原方加再进10剂。复诊，臂已不痛，活动基本正常，守方再服10剂巩固疗效。

体会：肺气不足，卫外不固，易受寒邪。寒性收引，寒邪阻滞肩臂部经脉，气虚血滞，故肩臂疼痛，活动受限。夜间阴寒更盛，是以入夜疼痛加重。黄芪桂枝五物汤中重用黄芪补肺益气，辅以桂枝散寒通络，赤芍活血止痛，佐以姜、枣散寒和营卫，《本草正义》言："威灵仙，以走窜消克为能事……"，能通行十二经脉。鸡血藤活血通络。诸药合用，共奏益气散寒、和营通络止痛之功，故收效甚捷。

2. 眩晕案

罗某，女，51岁。主因间断头晕目眩3年，加重2天就诊，发作时头晕不能自主，视物旋转，如坐舟车，双目紧闭不敢睁开，甚则跌仆错倒，有时伴恶心呕吐，甚或耳鸣如蝉。曾多次就诊，查头颅CT、MRI以及经颅多普勒等各种检查，均未见异常。前医以龙胆泻肝汤、四君子汤合当归补血汤、天麻钩藤饮、归脾汤等均无寸功，后服半夏白术天麻汤，药后症减，但久服效亦欠佳。诊见：形体肥胖，喜吐痰涎，舌质暗边有压痕，苔薄白而润，脉弦滑。询其大便溏泄。此证属痰饮上蒙清窍，当温化痰饮，方以半夏白术天麻汤合苓桂术甘汤。药用：半夏10g，陈皮10g，天麻10g，炒白术15g，茯苓30g，泽泻20g，牛膝10g，

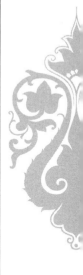

桂枝 12g，炙甘草 6g。服 1 剂即头晕减轻，3 剂后眩晕基本缓解，大便成形，7 剂后痼疾若失，饮食倍增而愈。

体会：脾阳不足，健运失司，则聚湿成痰为饮。湿阻中焦，横逆犯胃则恶心呕吐。痰湿上蒙清窍，清阳不展，而见头晕目眩。苓桂术甘汤与半夏白术天麻汤，两方均为治疗痰饮之剂。虽同取白术健脾升清，但前者得桂枝、茯苓，重在温通中州血脉，运化痰饮水湿。而后者配天麻、半夏，长于燥湿化痰，平肝息风。祛痰化饮，各有侧重，合二为一则能兼收并蓄。故两方合用，温阳化饮、祛痰息风而获痊愈。

3. 寒冷性荨麻疹案

李某，女，39 岁，2009 年 10 月 25 日就诊。自述近 4 年来每到冬季遇冷风、冷水刺激时，肢体及头面等裸露部位皮肤随即起瘾疹团，瘙痒难忍，得热则舒，虽加衣覆盖仍有发病。多方治疗无效。诊见：颜面、指掌皮肤颜色紫黯、冰凉，手部可见轻度冻疮，查其舌淡苔白，脉沉细而缓。此证为寒冷性荨麻疹，属寒凝厥逆之证。当以温经通脉散寒为法，方用当归四逆汤加味：当归 20g，桂枝 15g，白芍 15g，通草 10g，细辛 6g，附子 10g ^{（先煎1小时）}，炙甘草 10g，大枣 30g，地肤子 15g。3 剂。水煎，每日 1 剂，温分 3 次服。二诊时症状明显减轻，效不更方。继服 10 剂，并以药渣加水 500mL 煮沸熏蒸并浸泡手足，每次 20 分钟，每日 2 次。三诊时症状消失，冻疮痊愈。虽接触冷水未再发生痒疹，但手脚仍有发凉，继用当归四逆汤原方十余剂。随访 1 年未复发。

体会：本例荨麻疹以寒冷刺激为诱因，发病于肢端，并有厥逆现象，此为营血虚弱，寒凝经脉，血行不利所致。素体血虚，复因寒邪凝滞，血行不利，阳气不能达于四肢末端，营血不充，出现手足厥寒、冻疮、脉细欲绝。故用当归四逆汤温经散寒，养血通脉。方中当归和血养血；桂枝温经散寒，以畅血行。细辛散表里内外之寒邪，能通达三阴，外温经而内温脏，助桂枝温通血脉；加附子助桂枝、细辛温经通阳散寒。白芍养血和营，助当归补益营血。桂芍相配，调和营卫；通草善开关节，内通窍而外通营；重用大枣，既合归、芍以补营血，又防辛、桂燥烈大过，伤及阴血；加地肤子祛风止痒。全方共奏温经散寒、养血通脉之效。同时利用足部穴位的调理气血、疏通经络的作用，汤剂药渣温水泡脚，以增疗效。

六、后记

通过 3 年的时间，采取跟师学习，独立临床实践，理论学习的形式进行，完成了继承任务，跟师学习不少于 180 个工作日，独立实践不少于 250 个工作日。集中理论学习不少于 2 个月，考核合格。学习期间刻苦努力，工作认真，遵守纪律，尊敬老师，师徒关系和睦融洽。通过以精读古典医籍为主的理论学习，拓展了知识领域，加深对中医理论的理解，运用中医理论进行辨证论治的水平有较大提高。积极参加省中医药管理局集中安排的中医经典理论学习讲座和国家中医药管理局第二批全国优秀中医临床人才研修项目培训班，聆听了国医大师们的教诲，尤其是经方辩证治疗疑难病、急危重症等，受益颇深。学习之余，到长春、成都、南京中医药大学参观考察，汲取中医文化精髓。孙光荣教授倡导的"明医之路"就是"读经典、做临床"，国家对中医药事业的大力扶持，更增加了我对中医学习的热情。除坚持正常工作外，定期跟师，每日温习经典视频并认真做好读书笔记外，还购买了各种医学书籍。完成了学习任务，撰写医案 60 余篇，心得体会 36 篇。发表老师经验论文两篇，整理老师学术思想的科研课题"从湿、热、郁论治心肌缺血的经验探讨"获河北省中医药学会科技进步二等奖。

七、致谢

时间荏苒，河北省第三批师带徒学习已近结束。回顾 3 年学习历程，深觉受益匪浅。首先感谢河北省中医局给了我这次学习的机会，为我们学员提供了优越的学习环境，且为每位学员配备了学习用的电脑及 4 部经典光盘。感谢院领导及同事们对我学习的支持。随着临证经验的不断积累，也得到更多患者的信赖和认可，它将时时鞭策鼓舞我为振兴中医事业做出应有的贡献。

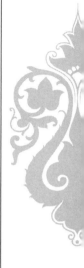

第四章 论文篇

跟师学习中也有不足之处，因为工作繁忙、时间紧张关系，有时不能按时跟师学习及坚持观看经典视频讲座。另外我感觉自己愚钝，领悟老师的学术思想比较浅显，不能反映老师的全貌。在以后的学习中，要着重经典理论的学习，对 4 部经典及相关专业书籍反复研读，为下一批省级优秀中医药临床人才的选拔做积极的准备，立志做一名铁杆中医。

（安洪泽）

师承医腋集